医学的随机行为

Random Acts of Medicine

影响医生、患者和塑造我们健康的隐藏力量

[美] 阿努帕姆·杰纳
(Anupam Jena)
[美] 克里斯托弗·沃舍姆
(Christopher Worsham)
著

徐婉清 译

中信出版集团 | 北京

图书在版编目（CIP）数据

医学的随机行为 / (美) 阿努帕姆·杰纳 , (美) 克里斯托弗·沃舍姆著 ; 徐婉清译 . -- 北京 : 中信出版社 , 2025. 4. -- ISBN 978-7-5217-7304-0

Ⅰ. R45

中国国家版本馆 CIP 数据核字第 2025KD8861 号

医学的随机行为
著者：［美］阿努帕姆·杰纳 ［美］克里斯托弗·沃舍姆
译者：徐婉清
出版发行：中信出版集团股份有限公司
（北京市朝阳区东三环北路 27 号嘉铭中心 邮编 100020）
承印者：北京联兴盛业印刷股份有限公司

开本：787mm×1092mm 1/16 印张：20.5 字数：247 千字
版次：2025 年 4 月第 1 版 印次：2025 年 4 月第 1 次印刷
京权图字：01–2025–0585 书号：ISBN 978–7–5217–7304–0
定价：88.00 元

致我的妻子妮娜，感谢她的友情和陪伴；致安尼卡和艾登，感谢孩子们每天带给我欢笑；致我的父母普鲁和特里普蒂，是他们的付出和奉献成就了今天的我。

——**阿努帕姆·杰纳**

致我的妻子艾米丽，感谢她无尽的爱与支持；致我的儿子卢克和亚当，感谢他们带来的欢乐；致我的弟弟亚历克斯，感谢他的友谊和信任；致我的父母詹姆斯和唐娜，两位新闻工作者对我写作的影响无处不在。

——**克里斯托弗·沃舍姆**

目　录

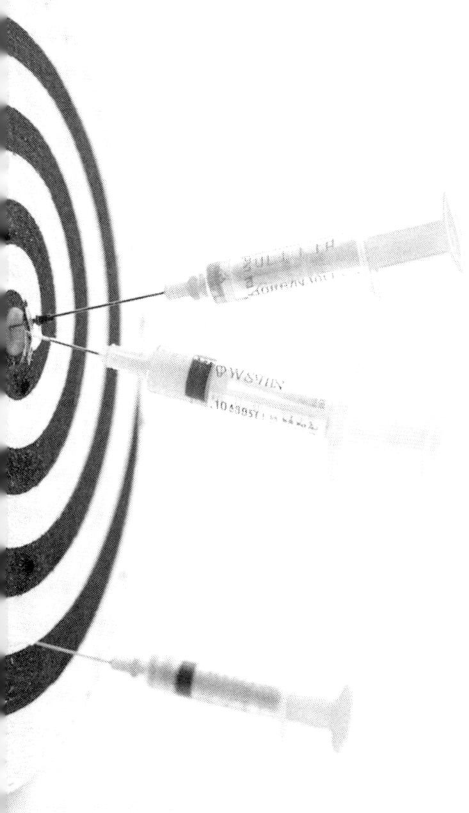

第 1 章

我们生活在充满随机性的世界

随机事件总是在改变我们的生活轨迹。试想一下，航班因暴风雪取消，一对情侣因此在机场相识相恋；几位企业家因在陪审团工作期间恰好坐在一起，进而共同商讨出了一整套商业计划；一位因开会超时错过公交的女士在步行回家途中恰巧路过动物收容所，因此收养了自己的新宠物朋友……

这些都是不可预知的时刻，机会在不经意间闯入我们的生活。回想一下，我们或许都能想起人生中那些使生活走向不同道路、或好或坏的随机事件。这些事件有很多常见的名称：随机性、运气、凑巧、机缘、巧合、意外或侥幸。

随机事件甚至可以决定生死。比如一位退休人士因心脏病发作摔倒在超市里，医护人员对他进行心肺复苏后将他送往医院，但由于道路封闭，救护车延误了。两周后，患者死于心脏病。如果他在前一天道路畅通时昏倒，是否还会因此去世，我们就不得而知了。再举个例子，由于诊所流感疫苗暂缺，一个孩子在年度例行的体检中没有接种流感疫苗，他的父母后来也没有去诊所预约流感疫苗注射。而恰好在那年冬天，这个孩子感染了流感，并传染给了他的祖母，最终两人双双住进医院。如果在他进行年度体检时诊所能够提供流感疫苗，他很可能就会完成注射，那么他和他的祖母也许就不会生病。

仔细想想，随机事件对我们的健康、生活和死亡有着多么惊人的影响。我们常常认为，如果做正确的事情——吃得健康、系好安全带、戒烟、按时按量遵医嘱吃药，我们就能掌控自己的身体健康和生命。

医生也是这么想的。医生通常认为自己为病人做出的决定，如开药、做手术、做检查，都是基于科学研究和统计数据，并经过深思熟虑的，不是简单的随机行为。但现实是，医学治疗也可能是混乱、复杂且不确定的，随机性会在很大程度上影响我们提供和接受的医疗服务。

大多数人倾向于从“好运气”和“坏运气”的角度来思考问题：好运气是到车站时公交车刚好到站，坏运气是开车碾到钉子导致爆胎。但在日常医疗中，人们会被一些他们可能从没考虑过的因素影响——比如扭伤脚踝那天急诊室的值班医生是谁，或者在医生来查房之前和哪位病友一起在候诊室等待。扭伤脚踝这件事不会因为发生在星期二就是“好运气”，发生在星期三就变成“坏运气”——它就像掷骰子一样随机。然而，一个人在哪天扭伤脚踝可能会决定是哪位医生在急诊室为其提供治疗，从而决定他获得阿片类止痛药的可能性，而这种药物有导致长期滥用的风险。一项重要研究表明，由于不同医生开具阿片类药物处方的倾向各不相同，患者碰巧遇到的医生可能会对他们产生持久的影响。同样，一起共用一个候诊室的病友本身也不会带来“好运气”或“坏运气”。但是，如果这个人恰好感染了流感病毒，那么一次随机的相遇就可能导致患者在两周后患上流感，尤其是对小孩和老人来说，流感可是很严重的事情。

在本书中，通过深入分析我们以及其他科学家所做的关于真实世界的研究，我们将探讨随机事件是如何以一种隐秘但可以预见的方式影响我们的健康和医疗系统的。比如，当患者在紧急情况下无法由他们期望见到的专家接诊时，会发生什么，以及为什么在这种情况下由其他在岗医生治疗可能对患者更有利。还有，为什么患者在过重要的生日前后去外科医生处就诊会影响医生对患者是否应进行重大手术的判断（以及这种现象怎么用众所周知的杂货店定价策略来解释）。在一个健康医疗日益被政治化的时代，我们还将讨论医院里主管医生的政治立场是否会影响患者所接受的治疗。

我们要做的不仅仅是单纯地观察这些事件，更重要的是从中获得启示：在当今的医疗领域，到底什么是有益的，什么是无效的。我们虽然无法消除生活中的随机性，但可以从中学习，避免自己成为随机事件的牺牲品。

• • •

经济学家、流行病学专家和社会学家时常会提到一个概念——“自然实验”。自然实验之所以“自然”，是因为其发生过程不受任何操纵者的影响。比如，一个人在某邮区长大，而另一个家就在他家街对面的人，却属于另一个邮区；一个婴儿在干旱季节出生，而另一个婴儿则出生在创纪录的雨季。这种自然实验没有研究人员设计研究，没有病人报名参加，也没有特意施行新的医疗干预措施。这些都是随机的实验条件，是自然发生的科学。

自然实验与我们在使用“实验”一词时可能想到的情况截然不同。在医学领域，随机对照试验是科学的金标准。研究人员将受试者随机分配到治疗组或对照组，对他们进行跟踪研究。这是我们研究因果关系最有力、最受欢迎的工具，是我们了解干预措施是否真正有效的最佳途径。几十年来，我们一直使用这种研究来证明当今使用的降压药、癌症疗法和疫苗的疗效。

但随机对照试验并不完美，它可能在实际操作中存在各种困难，比如费用昂贵、要耗费大量时间，甚至与伦理道德完全相悖。设想一下，你想要研究空气污染对人类健康的影响，但作为科学家你不可能简单地将人类试验对象分配到空气污染程度不同的地区，然后观察结果。或者想象一下，假设你想研究屏幕使用时间对儿童的长期影响，即便能克服这种对照研究的复杂伦理问题，你仍然可能需要等待数十载才能看到结果，到那时，你的研究可能就没有意义了。

因此，一些领域（尤其是经济学）的研究人员在工作中开始依赖自然实验。为什么呢？让我们回到空气污染这个话题。研究者不可能故意让人们暴露在污染的空气中，但如果科学家们能够分离出一个自然发生的过程、一种随机现象，让其中部分特定人群暴露在空气污染程度高于另一部分人的环境中呢？如此一来，我们就可以从这些结果中得出可靠的结论。

在一项研究中，普林斯顿大学经济学家珍妮特·柯里和加州大学伯克利分校经济学家里德·沃克正是这样做的。他们的研究表明，对比居住在宾夕法尼亚州和新泽西州拥堵高速公路收费站附近的家庭，在 E-ZPass 自动付款系统推出之前出生的婴儿，比在 E-ZPass 系统推出之后出生的婴儿更容易早产和出生体重过轻。而在 E-ZPass 系统推出之后，空气污染水平与交通拥堵程度也有所下降（因为汽车不再需要在收费站排长队等候）。

你可能会怀疑这个结论。也许是其他因素在起作用呢？如果在 E-ZPass 系统使用前后，居住在收费站附近的母亲类型有所不同，比如年龄更大或更小、身体本身就更健康或更不健康呢？研究人员也有同样的疑问。但他们并没有在两组的分析中发现任何显著差异，即使对吸烟情况、青少年怀孕比例、受教育程度、种族和出生顺序（母亲生第二胎还是第三胎）等细微差异进行统计调整后，总体结果也没有变化。研究人员甚至考虑了这一结果是不是具有健康意识的潜在购房者知道该地区的空气污染会减少，因而更多地搬入该社区造成的。如果确实如此，那么更大的需求应该会推动房价上涨。但他们发现，E-ZPass 系统推出前后，收费站附近的房价并无差异。因此，只能得出结论：E-ZPass 系统的推出和使用意味着空气污染的减少，这改善了附近地区的新生儿情况。

再举一个自然实验的例子，伊利诺伊大学厄巴纳－香槟分校的经济学家塔季扬娜·德鲁吉娜、诺兰·米勒、戴维·莫利托和朱利安·赖夫，以及佐治亚州立大学经济学家加思·休特尔对空气污染对老年患者健康的影响很感兴趣。研究人员对特定患者的死亡率进行了研究，比较了风吹向某个地区并带来污染空气的时间段与风带走污染空气、将污染空气吹至其他地方的时间段。要说明随机性的作用，还有比"风往哪边吹"更纯粹的例子吗？果然，经济学家们发现了令人信服的证据（用专业说法，就是找到了"统计学意义上显著的"证据），即空气污染越严重的日子，该地区老年人的住院率和死亡率越高。

以上的两个例子，在E-ZPass系统在其住所附近推出后刚好分娩的母亲，以及健康结果受到风向影响的老年人都受到了随机因素的影响。但在这两个例子中，随机性的作用又都是可以衡量的。这不仅仅是有趣的数据，它还帮助我们严格量化了空气污染对我们健康的影响，而这是任何随机对照研究都无法从道德角度实现的。

• • •

我们两位作者都是执业医生，当然非常热衷于优秀的随机对照研究。然而，由于我们特殊的学术背景，我们对自然实验也非常感兴趣。

作者之一，阿努帕姆（他通常使用他的中间名巴普），在麻省理工学院完成了经济学和生物学的学业，随后在芝加哥大学完成医学课程培训，同时获得了经济学博士学位。这使他成为世界上极为少见的医生兼经济学家。如今，他是哈佛大学医学院的医疗保健政策与医学教授，并在波士顿麻省总医院为病人提供医疗服务。在本书中，我们为你讲述的许多故事和研究都来自他作为一名医生的亲身经历。在治疗病人的同时，他可以从经济学家的角度思考问题。不过，巴普本来从未打算成为一名医生兼经济学家。这也是随机事件，他本打算在学医的同时攻读生物学博士学位，而芝加哥大学一位颇有名望又有些古怪的教授随口建议他考虑一下改成攻读经济学博士学位。希望他提出这个建议不是因为他觉得巴普作为生物学家没有前途。不过无论是什么原因，这都是过去的事情了。

另一位作者叫作克里斯（克里斯托弗的简称），是马萨诸塞州综合医院的肺科和重症监护科医生，同时也是哈佛大学医学院的一名医疗政策研究员。克里斯在达特茅斯医学院就读时，从新罕布什尔州的乡村患者身上学习了医学基础知识，后来又在波士顿医疗中心和波士顿退伍军人医院担任住院医师。克里斯在哈佛大学完成了医学亚专科学习和公共卫生培训。他目前是一名重症监护科医生，同时也在从事医学自然实验研究。

我们当然希望疾病都是独立的事件——医生能够找到罪魁祸首，明确致病原因，然后帮助患者治愈疾病。然而，作为医生，我们的经验是，现实中的疾病通常非常复杂。医院中的病人很少只出现一个问题，病人的病情还可能在毫无征兆的情况下突然恶化。医生往往必须利用不完善的信息迅速采取行动来拯救病人。

特别是在医院的急诊治疗过程中，在各种特殊情况下应该采取什么措施，往往缺少确凿的科学依据。医务工作者常常不得不依赖自身对人体知识的了解、从业经验和直觉做出快速反应。还好在大部分情况下，这样做出的医疗决策都是有效的。但医生和患者可能都没有意识到，在这样的场景中随机事件可能会带来多大的风险，我们应当从中汲取经验和教训。本书旨在通过医生和研究人员的视角，探讨随机事件在医学领域中的作用，我们希望这有助于提升患者的健康水平，并对整个社会的福祉产生积极影响。

• • •

医学中的自然实验到底有何特别之处，以至于如此深刻地吸引我们，甚至需要专门撰写一整本书来深入研究呢？实际上，自然实验不仅有助于揭示医疗保健系统中那些使用传统研究方法无法轻松解决的问题，更重要的是，它们还能指引我们找到潜在的解决方案。这可不是说说而已，自然实验研究已被证明是一种强大的工具。现代自然实验研究的一些先驱，如戴维・卡德、乔舒亚・安格里斯特和吉多・因本斯，在 2021 年获得了诺贝尔经济学奖。他们的工作引领了该领域的一场所谓的“可信度革命”，他们开发的这种科学严谨的方法几乎可以应用于经济学的各个领域，包括健康经济学。

尽管经济学在现代自然实验研究中发挥了重要作用，但实际上最早的自然实验研究发生在医学领域。这项研究影响深远，以至于许多人把撰写这项研究报告的医生约翰·斯诺博士称为“流行病学之父”（流行病学是研究特定人群中疾病和健康情况的科学）。

在1854年，伦敦暴发了霍乱疫情，这种疾病会引起严重腹泻，经常导致患者脱水死亡。当时，人们对霍乱的传播机制一无所知。鉴于霍乱会引起胃肠道症状，斯诺假设霍乱患者摄入了某种致病物质，然后对某个暴发霍乱疫情的社区居民，展开了详尽的调查。斯诺发现，尽管该社区集中出现了几十例死亡病例，但奇怪的是，部分居民完全不受影响。他仔细调查研究了那些患病或死亡的人，发现他们都曾饮用过某个水泵提供的水（当时伦敦人通过水泵获取饮用水）。与之相比，健康的居民虽然在生活条件、收入水平和食物来源上都与霍乱患者相似，但他们所饮用的水却来自附近的另一个水泵，取自不同的水源。因此，水源很可能就是导致疫情的唯一罪魁祸首。

这就是一次自然实验。实验结果支持了斯诺的假设，即患者摄入了导致霍乱的物质。为了进一步证实这一点，斯诺拆除了污染水泵的把手，阻止当地居民从那里取水。结果如何呢？霍乱病例当然减少了。

最终结果发现，该水泵的供水受到了一个早期感染家庭的污水污染。由于他的实验是“自然”的，所以他无须在显微镜下观察细菌，也无须进行我们如今依赖的任何现代检测，就能确定因果关系。他只是简单地收集数据，并分析因果关系。现在我们知道斯诺是对的：霍乱弧菌是导致霍乱的病原体，它会通过食物或饮用水传播。

我们今天面临的健康问题与斯诺时代的健康问题已经大不相同（不过传染病仍然是一种严重的健康威胁）。但是，改善健康、延长寿命和治愈疾病仍然是现代医学的首要任务，而自然实验作为一种重要研究工具，现在仍具备和 1854 年时一样强大的功能。

• • •

在医疗保健领域或其他学科中识别和研究自然实验所面临的挑战在于，自然实验的发生并不总是显而易见的（这也是为什么我们在做研究的同时仍然需要一份有报酬的工作）！要发现数据中隐藏的自然实验，需要练习，不是每个人都具备像约翰·斯诺那样的直觉。事实上，我们发现研究课题的方式往往是随机的，就像在研究中发现任何其他事情一样，比如与爱人一次不经意的谈话，在排队买咖啡时一次随机的邂逅，与病人或同事之间发生的其他经历。

通过本书，我们希望告诉大家，不管是医生还是患者，都可以从这些自然实验中学到很多东西。我们可以揭示医疗行为中隐藏的力量，这种力量能使两个原本相似的人走向截然不同的医疗选择。通过研究这些随机事件，我们可以洞察它们在医学和日常生活等更广泛背景中的影响。在阅读完本书后，你将具备一个全面的思维框架，来更好地应对生活中的随机性。无论是在医生的诊所、医院，还是在医疗背景之外的其他场合，掌握这些知识都有助于让我们自身以及整个社会更健康、更幸福。

但首先，我们需要熟悉自然实验中常用的语言和概念。在接下来的章节中，我们将简要探讨随机事件在生活中扮演的角色，比如这些事件对总统或者职业橄榄球运动员意味着什么。之后，我们将分享患者的经历、我们自己的经验和相关科学研究的故事。我们将向你展示医疗服务的随机性，以及随机事件是如何创造出帮助我们理解和驾驭现代医学中的灰色地带的自然实验的。这些故事可能对你和你的父母、孩子或邻居都有参考价值，并且许多故事也与医生息息相关（你完全可以在下次就诊时将本书带到候诊室翻阅）。

经过这么多年对随机性的研究，我们认识到医生（包括作为医生的作者二人）可能和其他人一样，未必能察觉这些潜在的因素。这并不能归咎于任何一方。但是，我们如果能够意识到随机性在医疗过程中的作用，就能避免这种失察。

• • •

在继续下一章之前，有一些关键要点需要注意。

- **每项研究都有很多方面的内容。**为了突出重点，我们不会对本书探讨的每项研究的方方面面都进行讨论。在学术期刊上发表研究文章，需要经过同行的评审和编辑。当我们分享某项研究时，我们会尽最大努力诚实、简洁地解释它对我们的意义，但同时每项研究都含有结合其研究背景的其他内容。如果你对我们提到的任何研究感到好奇并想了解更多信息，我们准备了一份详尽的参考文献列表，你可以自行查阅。

- **科学研究是一项团队活动。**本书中介绍的大部分研究都是由多位专家跨机构合作完成的。我们深知让读者了解研究背后的团队成员至关重要，但由于篇幅限制，我们无法在正文中列举每一位贡献者。同样，如果你有兴趣了解更多信息，我们建议你查阅本书末尾的参考文献。
- **需要注意讲述口吻的转换。**你会注意到，我们通篇会使用第一人称讲述故事或描述研究。大多数时候，“我们”指的是我们两位作者，但在讲述个人故事或描述我们两个人中其中一人的团队所做的研究时，偶尔也会换成用“我”来叙述。为了避免混淆，在进入新的部分再次展开叙述之前，我们会明确指出我们接下来使用的“我们”或“我”具体指的是谁。
- **为保护隐私，我们修改了一些小细节。**每当讲述特定病人的故事时，我们都会改动一些小细节，或者将几个事件杂糅在一起，讲述典型病人可能经历的代表性故事。我们的目的是在不侵犯所有患者隐私的前提下，真实、完整地描述医院里发生的故事。

了解了这些要点之后，现在让我们开始深入探讨自然实验吧。

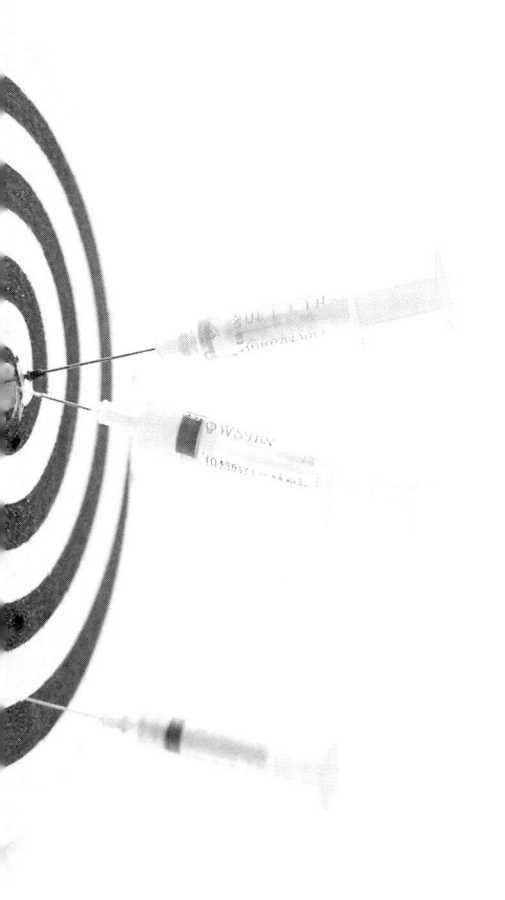

第 2 章

自然实验

美国总统贝拉克·奥巴马刚上任不久，人们就注意到他的外表发生了微妙的变化，他的白发似乎正在逐渐增多。有人怀疑，也许他只是不再染发了。毕竟，他上任时已经 47 岁，虽然作为总统来说还很年轻，但肯定已经属于“Just for Men”（男士染发产品）的目标群体了。还有人认为，长白发的原因符合研究人员根据历任总统情况得出的一种结论：总统的工作重担会导致一个人加速衰老。

2010 年，奥巴马就任总统还不到两年，CNN（美国有线电视新闻网）的一篇报道就曾这样调侃：“在财政危机、两场战争和大规模石油泄漏的压力下，怪不得奥巴马先生头发花白。”CNN 还对奥巴马的发色进行了连续报道，在芝加哥一家理发店的街头采访中，一位顾客指出，奥巴马的情况并非个例。“看看比尔·克林顿和乔治·W. 布什（小布什），他们都是这样，咱们这位总统头发花白也是迟早的事儿。”

奥巴马本人也深有同感。卸任几年后，他在2018年与职业篮球运动员维克托·奥拉迪波一同参加的印第安纳州活动中发表讲话："10年前，我正在竞选总统，当时我还没有白发。维克托·奥拉迪波给我看了一张我们的合影，他看起来和今天没什么区别，但我变化已经很大了。你们知道吗？这些白发可是我自己挣来的。"

奥巴马的言下之意是，虽然两人都比照片中的年龄大了10岁，但在这10年间，他比奥拉迪波老得更快。但是，比别人"老得快"意味着什么呢？如果衰老是引导我们从出生到死亡的过程，那么衰老得更快一定意味着我们以更快的速度走向死亡。换句话说，死得更早。

现在，假设我们想要弄清楚担任总统是否确实会导致更快的衰老和提前死亡，你会采取哪些步骤来验证这一猜想呢？

如前文所述，最理想的方法是进行一项随机对照试验。我们选取一组总统候选人，然后把他们随机分为两组，一组成为美国总统，另一组不成为总统，然后我们持续追踪他们的生存状况，记录他们的寿命。我们需要一个合理规模的样本才能使证据更具说服力，比如说，收集50位总统的数据。然后，我们可以比较被指定为总统和未被指定为总统的两组人的平均寿命。如果结果显示两组之间存在任何寿命方面的差异，我们就可以合理地推断这是因为担任总统职务加速了衰老。之所以能够确定这一点，是因为随机化处理可以确保试验中没有其他因素的干扰。

机敏的读者会注意到我们提出的试验计划存在几个问题。第一，美国宪法不允许对总统进行随机分配，哪怕做科学研究也不行。第二，由于每次只有一位总统，这项研究可能需要很长时间。第三……好吧，不需要再列举了，大家应该能看出来，随机对照试验根本行不通。

但自然实验可以。

为了进行自然实验，必须体现随机性，将不同的人引向不同的选择——在本例中，也就是成为总统或不成为总统。他们的选择必须是随机的，这样就产生了两组人：一组人曾担任总统职务，另一组则由各种条件类似但未担任过总统职务的人组成，称为对照组。如果这两组人在其他方面都相似，那么对照组的经历就能告诉我们，如果这些总统没有当选，他们会经历什么。

哲学上，描述“如果事实不是这样，则会发生什么”的概念被称为“反事实”（实际发生的事情则是“事实”）。请放心，在本书中，我们不会用太多专业术语，但“反事实”这一概念是自然实验和我们对健康及医疗中随机性研究的核心。考虑到这个概念可能有点儿抽象，让我们来看一个来自 20 世纪 80 年代经典电影的例子。

在电影《回到未来》的开头，我们认识了少年马蒂·麦克弗莱。1985 年，马蒂父母的婚姻生活并不幸福，父亲乔治是个懦弱无能的人，而母亲洛林则是因为她的父亲在 1955 年开车撞了乔治之后，出于对乔治的同情才嫁给了他。经过一系列随机事件，马蒂乘坐时光机回到了 1955 年，他遇到了当时还是高中生的父母。马蒂最终成功帮助十几岁的父亲反击了高中时欺负父亲的恶霸。在这个过程中，马蒂的母亲最终以全新的眼光看待他的父亲。当马蒂回到 1985 年时，他发现父母的生活轨迹完全改变了：他们现在深深相爱，父亲自信又成功。

电影最终为我们呈现了两条截然相反的时间线。一条显示了如果马蒂没有穿越时空、回到过去并进行干预，将会发生的事情（父母婚姻不幸），另一条时间线则显示了他对过去进行干预后发生的事情（父母婚姻幸福）。因为我们知道每条时间线上都发生了什么，而两条时间线之间唯一的区别就是马蒂的干预，所以我们可以把发生在 1985 年的事实和反事实之间的任何区别归因于马蒂和时光机，并得出结论：马蒂在 1955 年的行为使他的父母拥有了幸福美满的婚姻。

现在，说回我们的总统假设，我们需要一个对照组来比较奥巴马和其他领导人。但与《回到未来》不同，我们没办法使用时光机回到过去，干预佛罗里达州的选举，让阿尔·戈尔在 2000 年成为总统（这是一条符合事实且很有可能发生的反事实时间线），去看看如果小布什没有成为总统会发生什么。

一种解决方案是，将总统与由落选者组成的对照组进行比较。毕竟，总统竞选者（除个别情况外）都是备受瞩目的政治家，他们总体而言与实际总统有着相似的工作经历。总统们如果没有当选，很有可能会与他们有相似的未来发展。

科学实验倾向于采用随机方法是有充分理由的：随机分配到干预组或对照组有助于确保没有其他变量影响实验结果。但总统选举远非随机事件，美国宪法对此有明确规定——选举代表人民的意愿。这可不是掷硬币。

如今，绝大多数选民投票选举总统是因为他们是某个政党的成员，或者因为他们喜欢候选人提出的政策，还有可能只是因为他们凭直觉认为某位候选人会是合适的人选。不论出于何种原因，可以确定的是，选民在投票时通常不会考虑某位候选人患脑卒中、心脏病或癌症等疾病的长期风险。候选人的年龄可能会影响选举结果（这种情况确实发生过），但选民即便在投票时考虑了候选人的年龄，可能也不会去想这位 50 岁的候选人的期望寿命或患病风险是否超过其他同龄人。

因此，就我们的研究目的而言，可以认为选举的输赢是随机的。选举结果本身并不是随机的：公众情绪和国家政治情况决定了选举结果。但我们可以认为，候选人和其他同龄人的期望寿命长短都是随机的。我们可以说，哪位候选人将当选总统，并承受总统工作的压力，哪位不会当选，几乎和他们未来的健康状况一样随机。

如果我们从《回到未来》的角度来思考我们的总统自然实验，选举日就有点儿像马蒂·麦克弗莱的时光机在 1955 年降落时的关键时刻。在选举日当天，时间线会立即发生分裂：一名候选人成为总统，而我们所有人都将进入该候选人成功中选的时间线。有了时光机，我们就可以回到过去，通过干预改变选举结果，启动一条新的反事实时间线。在这条时间线中，另一位候选人获胜，然后我们可以比较两条时间线，看看候选人在两种情况下的寿命分别有多长。可我们没有时光机，所以只能利用我们现有的“落选者们”。

当一名候选人当选总统时，他将获得总统职位所带来的回报（权力、名誉、豪宅、高级波音 747 飞机），承受其所带来的压力（比如奥巴马所面对的“财政危机、两场战争和大规模石油泄漏”）。而落选者通常的选择是（如果当前总统未能连任也会面临相同的处境），保持其高知名度，担任一些其他重要但非总统性质的职务（例如，在输给小布什后，阿尔·戈尔成了美国最知名的环保活动家。这份工作自然也会带来一定的压力，但相较于总统职务来说肯定会轻松一些）。

因此，与当选者相比，落选者们成了一个非常合适的反事实对照组，通过他们的经历，我们可以了解如果总统竞选失败会发生什么事。

至此，这个自然实验的设计思路已经相当成熟。我们（巴普、哥伦比亚大学经济学家安德鲁·奥伦斯基和纽约大学整形外科医生马修·阿博拉）决定开始进行研究。我们使用了全球 17 个国家的数据，研究了担任类似职位（总统、总理、首相）的民选政府领导人的死亡情况。与美国一样，这些领导人的当选方式几乎和其未来健康状况一样随机。我们收集了从 1722 年英国大选到 2015 年（我们进行研究时）的所有选举数据。

我们的目标是收集候选人在选举后的平均寿命数据，对比获胜者与落选者的情况。在这个过程中，我们必须考虑一些更为复杂的因素，例如，如何处理那些竞选失败但随后再次参选并获胜的候选人（比如美国早期总统约翰·亚当斯和托马斯·杰斐逊，他们在早期的选举中名列第二，因此根据当时的规则，他们在后来获胜之前均担任副总统职务），以及如何消除不同国家和不同时期的期望寿命差异。最重要的是，我们需要考虑到选举时候选人的年龄和性别差异。[①]

为了解决上述问题，我们首先记录选举获胜者在选举之后活了多少年（即他们去世时与首次当选时的年龄差），将这个数据与选举当年同性别的人的剩余期望寿命进行比较——这样就得出了选举获胜者在当选后的生存年数与预期生存年数之间的差异。我们对落选者也做同样的处理：先计算他们落选后的生存年数，然后根据当时的年龄和性别，将这一数字与对应的剩余期望寿命进行比较。最后，对比两组候选人的差异，这样我们就解决了不同年龄、性别、地区或历史时期的期望寿命差距的问题。

我们的研究结果证明，大众的直觉是对的，头发日渐花白的总统们的寿命的确减少了！在校准了年龄和性别等差异后，结果显示选举获胜者比落选者平均少活了 2.7 年。换句话说，当选政府首脑使选举获胜者的衰老进程比落选者快了 2.7 年。

这个结果能确切地说明为什么选举获胜者没有落选者更长寿

---

① 最后一点尤为重要。如果年龄较大的男性候选人更有可能在选举中获胜，我们就可能得出错误结论。因为实际上年龄较大的候选人，尤其是男性候选人，其剩余期望寿命可能本就低于年轻或女性候选人。当不同组在某些额外因素上存在差异，比如年龄或性别，而这些因素与我们感兴趣的暴露因素（在本例中为候选人是否赢得选举）和相关结果（在本例中为候选人是否比预期更早去世）都相关时，研究人员就需要排除一种被称为“混杂”的情况。我们将在后面的章节中详细讨论“混杂”（confounding）和“混杂因素”（confounders）的概念。在本书中，当我们说“调整了”或“排除了”某些因素的影响时，意思就是该研究为规避混杂对实验结果的影响做出了一些统计处理。

吗？并不能。这项研究提供的证据仅能证明，总统或首相职位，以及获胜者任期之后发生的所有事件，可能会降低其期望寿命。但仅从这些数据来看，我们无法证明造成这种结果的原因究竟是什么。有可能是因为当选后，高压力的生活导致领导人吃得更差、睡得更少、抽烟更多、锻炼更少，或者染上了其他一些不健康的习惯，并把这些不良习惯带到了任期之后的个人生活中。总之，所有这些看似合理的解释都可以归结为“压力”，所以我们最终的结论是，作为政府首脑所面临的压力确实会让人衰老得更快。（还有一些民选领导人会死于暗杀，这显然缩短了他们的寿命。不过可能由于这种情况比较罕见，将暗杀导致的死亡个例剔除后，分析结果也没有发生变化。）

还有，本研究的结果并不能告诉我们，如果你明天突然成了总统会发生什么。它只能体现那些离政府首脑之位仅一步之遥的人群情况。借用科学家的术语，这项研究的结论并不能“推广”到你身上。（前提是你不是总统或国家领袖，如果你已经是了，谢谢你，G20 峰会的参与者们，感谢你阅读本书！）我们也无法说明本研究涉及的 17 个国家之外的政府首脑的情况。最后，大家必须记住，“2.7 年”只是一个平均值，可能对某些总统来说，影响没这么大，或者影响比这更大。无论如何，仅凭现有数据，我们无法得知首脑职位本身对具体某一领导人的影响到底是怎样的。

我们来回顾一下这个自然实验。我们想知道担任政府首脑的人是否会比不担任政府首脑的人衰老得更快，也就是死得更早，但我们无法合理地进行随机对照试验以找出答案。而就候选人的期望寿命而言，选举结果可以算作一个“随机事件”，这意味着候选人在选举后会被随机分成两个均衡的群体：当选者和落选者。他们的经历互为反事实：落选者的遭遇可以代表当选者在没有当选的情况下会经历的遭遇，反之亦然。最终结果显示，这两组人的期望寿命相差 2.7 岁，这一数据代表了因担任政府首脑而加速衰老的平均值。

明白了吗？好的，现在让我们继续探索下去。

• • •

总统竞选并不是唯一一个可以将输赢作为随机事件的比赛。喜欢看奥运会的观众都知道，金牌和银牌之间的差距往往只是零点几秒，或者是裁判主观打分的细微差别。进入奥运会当然不是随机事件，运动员们经过多年的不懈努力才能达到竞赛水平。但我们不难想象，随机事件很有可能会让一个人的速度慢上几百分之一秒，从而导致金牌变成银牌、银牌变成铜牌，甚至从铜牌变成无缘奖牌。

乌得勒支大学经济学家阿德里安·卡尔维伊就从这个角度发现了一个潜在的自然实验：他想看看奥运会的输赢是否会影响精英运动员的寿命。当然，奥运选手的身体都非常好，他们的平均寿命可能也比我们普通人的要长，可比赛成绩是否最终会影响奖牌获得者的期望寿命呢？再具体来说，卡尔维伊想知道：获得银牌造成的心理影响是怎样的？会对健康产生长期影响吗？为更好地总结自己的假设，他引用了喜剧演员杰瑞·宋飞在1998年喜剧特辑中的一段话：“如果我是一名奥运选手，我宁愿得最后一名，也不愿拿银牌，仔细想想：赢得金牌，那感觉肯定很好；赢得铜牌也行，可以告诉自己，‘好吧，至少我有收获’；但如果获得的是银牌，‘恭喜你，你差点儿就赢了。在所有的失败者中，你是第一名……你是头号失败者’。”

在这项2018年的研究中，卡尔维伊解析了1904—1936年间的奥运会数据（这些获奖运动员中仅剩两名在世，因此选择这个时间段，我们可以尽可能地收集到最多的寿命数据），来研究金牌、银牌和铜牌获得者之间的寿命差异。平均而言，因为他们的身体素质差不多，这些运动员在参加奥运会时的期望寿命应该是一致的，从这个角度来说，谁获得金牌、银牌和铜牌都是随机的。

不出所料，金牌和铜牌获得者的期望寿命相差无几：铜牌得主的寿命为74.8岁，金牌得主为73.2岁——从统计学角度看，两者之间的差异并不显著。然而，银牌获得者的情况就不一样了，他们的期望寿命只有70.8岁，显著低于金牌和铜牌获得者。看来宋飞是对的：未能成为“世界第一”的心理影响会让人减寿数年。

• • •

现在，也许你仍然对这些结论是否可靠有些怀疑。你可能会认为我们的假设不严谨：即便小布什和奥巴马没有当选，以当前时间线来说，发生在阿尔·戈尔和米特·罗姆尼身上的事情也未必就会同样地发生在另一条时间线上的小布什和奥巴马身上。还有，假设奥运金牌得主与银牌得主除奖牌使用的金属不同之外，其他所有方面都基本相同，这未免也太理想化了——如果你这么想，就说明你正在批判性地思考我们提出的这些实验！那可真是太好了，非常值得鼓励。我们衷心地希望读者们在阅读本书时能够保持独立思考。

我们会尽量抱着怀疑的态度来做自然实验研究。正因如此，我们只深入研究并发表了我们构想的全部自然实验中的一小部分。能被公之于众的结论必须经得起严格的科学检验。即便如此，如果有其他团队用不同的数据和方法来试图解决相同的科学问题，它们也有可能得出不同的结论。在科学研究中，这是很常见的情况。

在接下来的章节中，我们将介绍更多的自然实验，但我们的目的并不是让你相信我们所介绍的结论和发现就是绝对真理。所有类型的研究都有局限性。有时整个研究可能建立在理想化且难以验证的假设之上，因此我们不可能完全信任任何一项研究的结果。我们的目标是向读者展示这些实验是如何在随机性的基础之上建立的，并激发读者得出自己的结论（当然，我们也会毫不吝啬地分享我们认可的研究结果）。

不管你是否持怀疑态度，阅读至此，我们已经一起研究了几个自然实验的设计思路，并成功解决了一些原本难以回答的科学问题。让我们再看一个例子。

1987年，NFL（美国国家橄榄球联盟）球员协会（代表NFL职业球员的工会）成员因合同纠纷举行罢工。不过，NFL的各支球队并没有因为缺少球员而取消比赛，而是用替补球员来参加原定的比赛（2000年基努·里维斯主演的电影《十全大补男》正是基于这一事件改编的）。这些替补球员本身也是技术高超的橄榄球运动员，职业背景与NFL球员相似，他们过去只是没有机会参加这样最高级别的比赛。原本他们的职业生涯也许不会有进一步的突破了，但在机缘巧合之下，NFL的球员们的罢工让他们获得了出场机会。不过，这些替补球员最终只打了三场比赛，罢工就结束了，原来的球员们复出打完了整个赛季。

在这场罢工过去之后的几十年里，人们一直相当关注橄榄球运动员的健康，尤其是因为头部反复受伤而形成的慢性创伤性脑病（CTE）的影响，更不用说职业橄榄球运动员生活中可能接触到的其他有害物质也可能对健康有影响。虽然有研究表明，NFL球员比普通人更长寿（可能是由于他们的身体素质本身就很好，还拥有较高的收入，并且能获得更多高质量的医疗服务），但没有任何研究能回答在NFL打球是否会对球员的健康造成伤害，从而导致他们平均寿命较短。

和总统案例一样，我们也无法进行合理的随机对照试验来回答这个问题。即使有时你会觉得自己支持的主队“打得这么艰难，是不是掷飞镖随便乱选的球员啊”，但实际上球队中的球员肯定是经过精挑细选的。1987年的球员大罢工为我们（巴普、心内科医生马希尔·甘达瓦迪和该研究的主要作者宾夕法尼亚大学经济学家兼内科医生阿坦达·文卡塔拉马尼）提供了一个很好的自然实验思路，我们也许可以尝试量化职业橄榄球比赛对球员寿命的影响。

1987 年的那批替补球员可不是菜鸟，他们大多在大学或 NFL 以外的其他职业联赛中都能保持很高的竞技水平。替补球员与罢赛球员的主要区别在于天赋和技术。如果他们在不同的时间或地点入行，或者打不同的位置，其中一些或许一样可以在 NFL 效力。所以，与普通人相比，即便这些替补球员原本不是 NFL 球员，他们在身体素质和健康水平方面应该也是相似的。

也就是说，从长期健康状况的角度来看，运动员能否进入 NFL 效力其实是随机事件。这些替补球员，就像前例中的总统候选人一样，为我们提供了一条反事实时间线。他们的经历可以代表，在其他情况下，NFL 球员的生活会是什么样子。

我们研究了 879 名替补球员，并将他们与 2 933 名在罢工前后 5 年内开始职业生涯的 NFL 球员进行了比较。我们从各种渠道收集了两组球员的死亡信息，比如美国疾病控制与预防中心（CDC）保存的所有美国人的死亡证明、在线讣告和新闻报道等，这可费了好大一番功夫。我们不仅关注这些运动员是否离世的信息，还收集了 30 年间他们的死亡原因。

最终我们发现，在被列入调查名单的这些球员中，4.7% 的 NFL 球员和 4.2% 的替补球员已经过世了。在排除了几个可能导致这两组之间死亡率差异的其他因素（如球员的出生年份、体重、身高和所打的位置）后，研究结果显示，每年NFL球员的死亡概率都比替补球员高出38%。虽然由于大罢工之后的30年里，死亡人数相对较少，这组数据不具备统计意义上的显著性，但对我们来说仍有借鉴意义。也就是说，我们无法断定NFL球员的期望寿命会低于相同水平的其他球员，但我们的研究结果提示了这种可能性。也许随着观察时间的延长、球员年龄的增长，这种现象会更加明显。

除此之外，我们还观察到已故的NFL球员和替补球员的死因往往和同龄男性常见的死因相同，包括心脏病、自杀、外伤和癌症。但是重要的区别在于，NFL球员死于交通事故、意外伤害（通常是由于用药过量）和神经系统疾病的比例要高于替补球员。这些死亡原因往往与球员反复遭受头部创伤导致的慢性创伤性脑病有关。

在解释这项研究的结果时，我们需要牢记，实验组的NFL球员和对照组的替补球员有着大致相似的背景。这些运动员可能都是从小就开始打橄榄球，直至大学毕业。之所以强调这一点，是因为这个年龄段是大脑发育的关键时期，反复的头部创伤可能会使他们面临慢性创伤性脑病的风险。在有资格参加NFL比赛之前，运动员们就已经承受了类似的压力。他们需要极度努力地训练，甚至有些人还会采取一些不健康的措施，如使用合成代谢类固醇，这可能会导致其患心脏病的风险增加。根据现有的结果，我们无法推断球员在加入NFL之前身体是否已经受到了长期损害。而我们的研究应主要关注两组球员的不同之处，而非其相似经历。

• • •

现在，我们已经研究了几个不同背景下的自然实验，了解了自然实验可以解决什么样的科学问题。如果这些专业概念还有些难懂，别担心，我们会从不同的角度、在不同的场景中继续深入探讨。你可能还对这些研究结论的可靠性感到怀疑，这是一件好事。在接下来的章节中，保持这种批判性思考将对你大有裨益。现在，该进入正题了，让我们来看看医疗卫生系统中由随机事件引发的自然实验吧。这些案例的情况更加复杂，参与者不再是总统、奥运选手或职业橄榄球运动员，而是我们普通人。

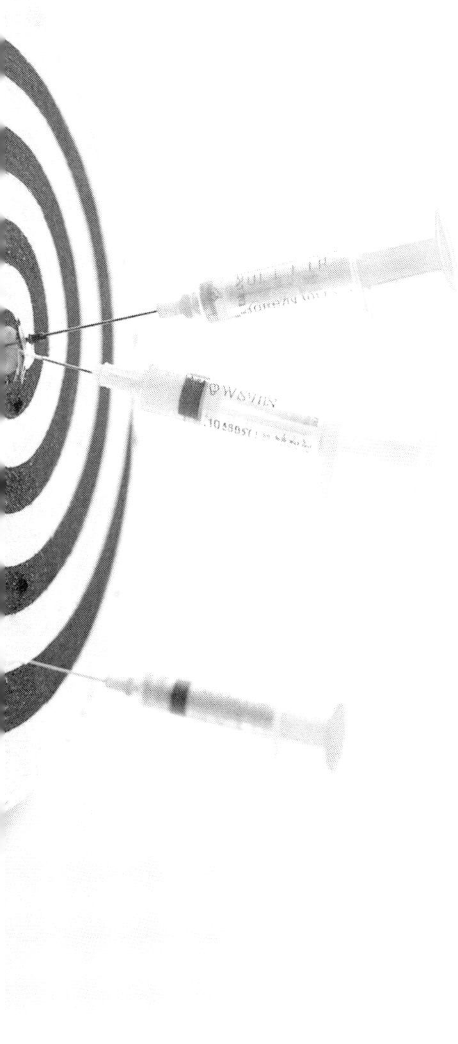

第 3 章

为什么夏季出生的孩子更容易得流感？

相信所有身为家长的人都有这样的感受：只要有孩子，就意味着需要频繁前往儿科医院。根据目前的医疗指南，健康的孩子在 3 岁之前需要进行多次体检，至少需要前往儿科医院 14 次。更不用说儿童还很容易生病，也需要经常去医院就诊。因此，几乎每位幼儿的父母都对儿科医生的办公环境了如指掌，包括候诊室里的不太舒适的椅子、色彩鲜艳的壁画、老旧的杂志以及性格各异的工作人员等。

新手父母们也很快就会明白带孩子去医院有多麻烦。在这一点上我们两位作者都深有体会，我们各自有两个年幼的孩子。像我们这样夫妻都在工作的双职工家庭，一旦孩子生病，其中的一方就不可避免地要请至少半天假，开车或者乘坐公共交通带孩子去医院，除此之外还要坐在候诊室里等待，跟护士和医生沟通，在打完针或做完检查后安慰孩子，再把孩子送回托儿所、学校或其他照看孩子的地方，最后再回去工作。对部分家长来说，带孩子去医院不仅费时费力，甚至还可能影响工作收入。可是为人父母，我们都希望自己的孩子健康成长，所以家长们都会尽力克服困难。

几年前，我（作者巴普）有一次带着蹒跚学步的儿子去儿科做年度体检。他是 8 月出生的，所以预约的体检时间自然也是在当年的 8 月。检查结束时，护士告知我，目前医院没有流感疫苗，要等到 9 月才会有。她建议我在几周后打电话预约儿子的流感疫苗注射。根据美国疾病控制与预防中心的推荐，儿童和成人应该在每年秋季接种流感疫苗[①]，最好在 10 月底之前完成接种。

尽管我不太愿意再次前往医院，但作为一位负责任的父亲，我还是给诊所打了电话，希望能在几周后预约疫苗接种。可是在我有空的时间段，没有一家诊所有预约名额。于是，我又联系了当地的连锁药店，比如 CVS 和沃尔格林（Walgreens），但它们当时也没有库存。经过一番努力，最终我还是成功地带我儿子去了医院并接种了疫苗，过程颇为艰辛。而我自己也在机构组织的疫苗接种活动中完成了流感疫苗的注射，整个过程只用了 5 分钟。

如果像我这样一个工作时间灵活的医务人员，都会在带儿子打流感疫苗时遇到这么大的麻烦，那么从事其他职业的情况类似

① 口语中，一些人可能会用“流感”（flu）一词来形容任何使人感到不适或发热的呼吸道疾病，比如把普通感冒也叫作流感。从医学角度来看，“流感”或“流行性感冒”（influenza）指的是流感病毒本身或由流感病毒引起的急性感染，而由其他病原体造成的“感冒”并不能被称为“流感”。为了便于理解，我们将使用“流感疫苗”一词来指代流行性感冒病毒疫苗。

的家长，很可能就会放弃让孩子接种当年的流感疫苗了。这次经历让我意识到，如果我的儿子出生在 9 月而不是 8 月，那么他在生日前后的年度体检中，完全可以直接接种流感疫苗，也就不用再多去一次医院了。

后来，我与本书的另一位作者克里斯分享了这个故事。他深有同感，因为他的儿子也是在 8 月出生的。我们一致认为：这个问题有着远超我们两个家庭的重要意义，完全可以就此主题策划一个自然实验！毕竟，流感是美国一项重大的公共卫生挑战，每年导致数千人丧生，耗费高达数十亿美元的医疗支出，还会造成数百万天的经济生产力损失。尽管对大多数身体健康的年轻人而言，感染流感可能不算是一个大问题，但他们很可能会将流感传染给儿童和老年人，而对这两个群体来说，流感仍然是相当危险的传染病。

我们的许多研究课题就是这么产生的。在家庭的日常生活中，或者在医院工作时，常会发生一些随机事件让我们突然灵光一现。“如果事情的进展不同，会发生什么？”当你开始以这种方式观察世界时，你就会发现科学方面的问题无处不在。比如，“如果不是因为暴风雨导致停电，这个病人还会来急诊科吗？”“如果当班的医生不同，还会做出这个罕见的诊断吗？”“如果产科医生的上一位产妇分娩没有出现问题，他这次还会选择让产妇剖宫产，而不是自然分娩吗？”

每周，我们两人都会与研究所的其他同事聚在一起，讨论各自的想法。作为一个团队，我们不断完善、思考、权衡各种自然实验的潜力。用这些方法能否回答一个严肃（或有时不太严肃[①]）的科学问题？我们是否有足够的数据进行研究？

大多数情况下，这两个问题的答案都是否定的。很多项目都无法通过“脑洞阶段”。但偶尔也会有一两个有价值的想法——它看起来值得研究，而且我们有能力做相关研究。

那天，当我们坐在一起讨论夏天出生的孩子接种流感疫苗的情况时，我们首先考虑的是，这个问题是否具备进行自然实验的条件？换句话说，出生日期不同的孩子在接种流感疫苗时会遇到不同的情况，这是否完全是随机事件呢？答案很可能是肯定的。8 月出生的孩子，或者 6 月、3 月出生的孩子，很可能在年度体检时无法顺利接种流感疫苗。相比之下，9 月、10 月或 11 月出生的孩子更有可能完成疫苗接种。（如果出生日期在 11 月之后，孩子们可能就会在流感最严重的季节中没有足够的免疫力。）也就是说，我们可以这样分类：秋季出生的孩子容易接种流感疫苗，而其他季节出生的孩子则较难接种流感疫苗。

那么，这种情况究竟是不是随机的呢？从接种流感疫苗这个

---

① 我们也做过一些不那么严肃的研究，比如考察医生在医院之外的行为。举个例子，很多医生都喜欢打高尔夫，那么哪些专科的医生最喜欢打高尔夫呢？研究结果发现，在美国高尔夫协会的数据库中，骨科、泌尿科、整形外科和耳鼻喉科等专科的外科医生最多，而胸外科医生、血管外科医生和整形外科医生的高尔夫球技更高超（他们的高尔夫差点指数最低）。还有另一项研究利用佛罗里达州高速公路巡警的数据，对收到超速罚单的医生进行了调查。结果显示，精神科医生最有可能因超速而被开罚单，他们每小时至少超速约 32 千米，而被抓到超速的心内科医生则最有可能开着豪车。参见克普勒维茨等人的论文《内科医生和外科医生的高尔夫习惯》，以及齐默尔曼等人的论文《对速度的需求》。

角度来说，是的。在生理或医学上，我们没有理由认为 4 月出生的人与 10 月出生的人在接种流感疫苗时会有什么区别，也没有证据表明春季出生的婴儿比秋季出生的婴儿更容易感染流感。

让我们再用马蒂·麦克弗莱和他的时光机来解释一下这个实验：马蒂通过时光机回到过去，用某种方式改变了孩子们的出生月份（用了什么方法我们不得而知）。这时，与之前不同的是，我们需要的不是两条时间线，比如总统与落选人、金牌得主与银牌得主，或者 NFL 球员与替补球员，而是 12 条不同的时间线！按照每年 12 个月，我们依据生日将孩子们分为 12 个组，这样就可以观察到出生月份对这些儿童接种流感疫苗的影响。

你也许已经看出来了，我们根本不需要时光机。如果生日是随机的，那么在任何特定月份出生的孩子都应该与其他 11 个月份出生的孩子互为反事实（也就是说，假如 8 月出生的孩子出生在 9 月，那么现实中在 9 月出生的孩子的情况就是他们会经历的情况，反之亦然）。

到这里，我们似乎可以认为这个自然实验值得进行下去。下一个问题是我们是否有足够的数据。我们［克里斯、巴普以及布朗大学的经济学家吴宰旻（音译）］研究了一个大型数据库，其中包含数百万美国个人及其家庭在雇主提供的医疗保险下的保险索赔记录。为什么使用保险索赔数据？只要病人使用医疗保险来获取医疗服务，就会生成一份保险索赔记录。在这种情况下，当孩子去儿科做年度体检，由保险公司向医生支付诊费时，就会产生保险索赔。如果进行了流感疫苗注射等操作，也会产生相应的费用。

虽然不论是医生还是患者，都觉得保险流程十分麻烦，但保险索赔数据却对研究非常有帮助。这些资料不包括患者的姓名或地址等任何身份信息，却能告诉我们患者获得了哪些医疗服务（是否进行了手术或检查、是否开具了处方）以及是什么时候获得的。此外，索赔单还会详细列出诊断结果，从中我们可以了解到患者为什么需要接受这些医疗服务。我们积累了数百万患者多年来的丰富信息，这些数据为我们发现这类自然实验提供了宝贵的支持[①]。

在拥有合适的数据资源后，我们的首要任务是验证一个核心假设：儿童是否通常在生日前后进行年度体检。如果这一假设不成立，那么实验将失去意义。如果体检时间与出生日期无关，那么就没有理由将8月和9月出生的孩子进行比较。当然，从我们自己孩提时的经验以及作为父母的经历来看，这一假设似乎非常合理。美国儿科学会也是如此建议的：监护人应该将孩子的生日作为提醒日期，以确保孩子每年都进行体检。

所以我们的问题是：在生日当月去做体检的孩子占多大比例？（我们把这个范围扩大到了生日前后两周的范围内，因为大

① 计算机技术的进步不仅改变了医疗卫生事业本身，也改变了我们能够在这个行业里进行的研究类型。我们拥有来自医生诊所和医院的电子健康记录、来自保险公司的医保使用记录，以及可以处理数百万或数十亿数据的强大计算机。配合经济学、统计学和流行病学的工具，这些技术进步在过去几十年里极大地扩大了研究的范围。

多数孩子应该不会在生日当天去看医生。）利用包含数百万儿童的数据库，我们检索了年度体检的医疗保险记录，收集了这些体检的日期以及孩子们的生日。针对数据分析，我们排除了两岁以下的幼儿，因为他们前往医院的频率更高，很可能在非生日时间段接种疫苗。此外，6 个月以下的婴儿也不具备接种流感疫苗的资格。考虑到儿童与稍大年龄的青少年之间可能存在差异（实验结果也证实了这一点），我们进一步按年龄对数据进行分组。

结果显示，对像我们俩的儿子这么大的幼儿来说，在生日前后进行年度体检的情况确实很普遍——大多数两三岁的孩子都会在生日当月或生日前后两周内进行体检。然而，有趣的是，随着年龄的增长，孩子们在生日前后接受体检的可能性逐渐减小。大约有 1/3 的 5 岁儿童在生日前后接受体检。而到了青少年时期，在生日前后体检的孩子所占比例不会超出我们的预期（假设体检机会在全年均匀分布）。

与青少年相比，幼儿在生日前后去做年度体检基本上是合理的。幼儿去儿科医院的频率更高，他们需要接受儿童疾病筛查，确保正常发育，同时还要定期接种常规（非流感）疫苗。青少年则没有类似的时间限制，大部分青少年只需要在一年中的任意时间进行体检，完成常规筛查、运动检测或接种疫苗即可，而且他们接种疫苗的时间范围也比幼儿更宽松。因此，随着年龄的增长，孩子们的年度体检时间越来越不规律也就不足为奇了。

因此，我们的第一个假设是正确的，即大多数幼儿会在生日前后去进行年度体检。现在，我们就可以把分析重点放在 2~ 5

岁的孩子身上。(我们也并没有放弃青少年的相关数据，后文会详细介绍。)

至此，我们可以总结一下本自然实验的所有前提。首先，就接种流感疫苗而言，儿童的出生月份是随机事件，因为不同月份出生的儿童的接种需求不会有不同。在某个随机月份出生的孩子在身体功能上，与出生在其他月份的孩子也不会有明显差异。其次，学步阶段的幼儿大概率会在生日前后进行年度体检。这一点非常关键，因为我们的研究目的就是探究儿童的出生日期对流感疫苗接种结果的影响。

根据目前的研究结果，我们可以合理地推断，秋季出生的孩子更容易接种流感疫苗。

为解决这一问题，我们下一步需要计算：每个月出生的孩子中接种流感疫苗的比例是多少？

为此，我们调查了两个流感季节中 112 万名 2 ~ 5 岁的儿童。结果也符合预期①。

秋季出生的孩子接种疫苗的比例明显高于其他季节出生的孩子。例如，在疫苗储备充足的 10 月出生的孩子接种率为 55%，

---

① 为了确保结果的准确性，我们还进行了回归分析。因为不同月份出生的孩子特征可能不完全一致，这种不平衡可能导致我们的结果出现误差。例如，如果某个月份出生的孩子中有更多的人患有哮喘等肺部疾病，而哮喘患者接种流感疫苗的概率更高，这就会影响我们对最终结果的判断。此外，我们还分析了儿童的其他慢性疾病、父母的慢性疾病和平均年龄等因素可能造成的影响，并统计了我们研究的两个流感季节之间的差异。经过这些调整，研究结果基本保持不变，这证明，与我们的期望相符，研究对象的出生月份的确是随机分布的。

而 5 月出生的孩子接种率仅为 40%。这是一个非常大的差异。这意味着，每 100 个在 5 月出生的孩子中，就有 60 个没有接种疫苗，而这 60 个中的 15 个孩子如果出生在 10 月就会成功接种疫苗。从全美范围来看，这代表着至少有数十万名儿童仅仅因为出生时间而错过疫苗的接种——这可能会导致其中相当一部分孩子罹患流感。

根据我们目前讨论的所有结果，我们的初步看法是，造成这种差异的原因在于 10 月出生的孩子“容易接种流感疫苗”，而 7 月出生的孩子“难以接种流感疫苗”。是否有更好的方法来验证我们的假设？

还记得我们之前提到的青少年吗？随着孩子们年龄的增长，他们的年度体检时间与生日越来越不一致，可以预期出生月份与流感疫苗之间的相关性会逐渐减少。到了青少年时期，由于他们的体检时间并不固定在生日附近，我们预计出生日期对疫苗接种的影响会完全消失。因此，除了 2~5 岁的幼儿，我们对其他年龄段的儿童也进行了按出生月份划分的疫苗接种率调查，以验证现实情况是否与我们的猜想相符。

我们观察到，随着年龄的增长，出生月份与流感疫苗之间的关联性逐步消失[①]。这进一步证明，对 2~5 岁的孩子来说，他们

① 你可能已经发现，随着年龄的增长，不管出生在几月，所有儿童接种疫苗的比例都在下降。通常情况下，年龄越大的儿童接种流感疫苗的可能性越低。此外，年龄较大的儿童还可能不通过医保接种疫苗，这种接种方式的数据我们无法收集，在本研究的统计范围之外。

的出生月份决定了他们接种流感疫苗的难易程度。

这里的关键问题不仅仅是是否接种了流感疫苗。流感疫苗的作用是预防流感，每年的注射都有显著的预防功效。如果出生月份会影响儿童接种流感疫苗的概率，那么我们会联想到，夏天出生的孩子接种流感疫苗的概率会更低，患流感的概率也会更高。实际情况也确实如此吗？

为了解答这个问题，我们重新分析了 2~5 岁的幼儿群体，并再次按出生月份对他们进行了分组。这次，我们关注的不是流感疫苗注射情况，而是这部分儿童中被明确诊断患有流感的比例。

• • •

与之前我们讨论的流感疫苗接种情况恰好相反：夏季出生的孩子（接种率较低的分组）比秋季出生的孩子更容易得流感。[①]

巴普的直觉是正确的，像我们俩的儿子这样出生在夏季的儿童，与出生在秋季的儿童相比，更难接种流感疫苗，因此也更容易感染流感。

正如我们之前提到的，随着孩子年龄的增长，出生月份与疫苗接种之间的关系会逐渐减弱。如果流感疫苗真的能预防流感感染，那么在流感感染率方面，我们就会看到类似的出生月份效应，即在幼儿中，夏季出生的孩子比秋季出生的孩子更容易感染

① 在进行了与流感疫苗研究类似的回归分析后，结果没有发生变化，这证明研究对象的出生月份的确与我们的预期一致，是随机分布的。

流感，而在青少年中，出生月份不同的孩子的感染率应该没有显著差异。我们的统计结果也确实印证了这一点：

青少年不会专门在生日前后进行年度体检，他们在接种疫苗方面没有显示出与出生月份相关的差异，因此他们的流感感染率也与生日无关。

对我们来说，这是令人兴奋的发现。这些分析为我们提供了有力的证据，它们证明了，去儿科医院接种的重重阻碍会导致幼儿无法接种流感疫苗，最终使得更多的幼儿感染流感。

但众所周知，流感是一种传染病。我们的研究并没有到此结束。

• • •

几年前，巴普刚刚搬进波士顿郊区的新家。在与当地银行的一位出纳员聊天时，对方问起了巴普的职业。在听说巴普是一名医生后，他提起自己 90 多岁的父亲因严重流感住进了重症监护室。

他的故事是这样的：几周前，这位出纳员两岁的儿子请一位小朋友来家里玩。当时那位小朋友有点儿咳嗽，还在发烧。但因为觉得这个年龄的孩子经常会生病，孩子的父母没有太过担心，依然带他来到了出纳员家里。几天后，出纳员的父亲（两岁孩子的爷爷）在半夜因呼吸困难而醒来，甚至一度出现了心脏停搏。他很有可能是通过与小孙子接触而感染了流感病毒，进而导致肺炎，引起了心肌缺氧。他们迅速将老人送往急诊室，使用了呼吸机。不久后，老人就被送进了重症监护室。

作为一名呼吸科医生，克里斯明白这在重症监护室中是很常见的情况。对许多年长的患者来说，生活中几乎没有什么能比他们的孙子孙女更让他们感到开心的了。祖父母们喜欢含饴弄孙，许多人也乐于带孩子去看望长辈。更别说还有一些忙于干事业的中年人，不得不时常让老人们帮忙照看年幼的儿女。即使在新型冠状病毒感染疫情出现之前，与儿童的接触也是导致老人感冒或感染流感的主要原因。

不过，我们反复强调，年幼的孩子确实经常生病。有时人们会把小孩叫作“鼻涕虫”，这也不无道理。尽管祖父母们已经习惯了孩子每年流好几阵儿鼻涕，但他们可能不知道，根据最近的一项研究，约一半的老年流感患者都是由于接触患病的儿童而感染的。克里斯曾治疗过众多类似的老年患者，他们大多不觉得自己被感染有多奇怪，因为通常在他们生病之前，家中已经有其他人感冒了。真正令人感到措手不及的是，这些老人的感染症状很有可能会变得非常严重，甚至有人形容自己就像被卡车碾过一样，浑身疼痛。

这位银行出纳员的故事并不少见，值得庆幸的是，他的父亲最终康复了。对他父亲这个年龄的人来说，这算是一个非常幸运的结局。

如何更好地防止孩子感染、生病以及将流感病毒传播给其他孩子和家人呢？答案当然是接种流感疫苗。与其他疫苗的工作原理相同，流感疫苗可以使我们的身体提前接触到当年预计会流行的流感病毒株的非活性微粒，这有助于我们的免疫系统建立对该病毒的防御能力，在真正感染时能够更好地抵御它[①]。这样我们感染流感病毒的可能性就会降低，即使感染了，症状也不会非常严重，传播病毒的风险也会减小，从而有助于保护社区中的老年人和身体较弱的群体。

关于儿童在社区内传播流感病毒的作用，我们可以通过一个日本的案例来简要概述。在经历了 1957 年的一次严重流感疫情后，日本政府将控制流感列为首要任务。而鉴于儿童是主要的病毒传播者，日本从 1962 年开始令学龄儿童接种流感疫苗，并于 1977 年强制实施。1987 年，日本又出台了一项新法律，允许家长选择性地为孩子接种流感疫苗，不再强制全体接种。而到了 1994 年，日本政府最终彻底停止了令学龄儿童接种流感疫苗的计划。

随后，科学家就此开展了一项研究，调查了日本在 20 世纪下半叶的人口死亡情况，包括由各种原因导致的死亡以及在寒冷和流感季节内由流感和肺炎导致的死亡。无论是哪一方面的数据，在 20 世纪 60 年代、70 年代以及 80 年代的大部分时间内，人口死亡率都呈下降趋势。然而，在 20 世纪 80 年代末和 90 年代，尽管日本社会繁荣发展，医疗技术不断进步，基础设施和生

① 流感疫苗的推广面临一项重要挑战，那就是流感病毒会定期变异，导致不同的病毒株可能随时在全球流行。通常，我们在秋季接种流感疫苗，旨在让身体能具备免疫力来对抗当年预计会流行的病毒株。由于流行病学家无法百分之百准确地预测哪些病毒株会流行，所以流感疫苗的预防效果可能并不稳定。即使疫苗不能完全匹配当年流行的病毒株，它仍然可以提供一定程度的保护。

活水平持续改善，经济也在稳步增长，但儿童流感疫苗接种率的下降，还是导致了整体死亡率和流感、肺炎季节的死亡率上升。研究人员认为，导致流感季节死亡率上升最可能的原因正是1987年废除强制接种法案以及1994年终止面向学龄儿童的流感疫苗接种计划，降低了儿童接种率。

至此，我们已经了解到儿童容易将流感病毒传播给亲密接触者，而疫苗接种可以有效阻止这种传播。现在，让我们进一步思考一下，如果那些在春季或夏季出生的幼儿很少接种流感疫苗，因此更容易感染流感，这是否也意味着他们更有可能将流感病毒传播给家人呢？答案似乎也显而易见：你也许也经历过这种情况，比如抱起一个两岁的孩子，对方直接开始朝着你的面部和嘴部咳嗽；又或者拿起一个儿童玩具，才发现上面沾满了神秘液体（很有可能是孩子们的口水或者鼻涕）。这些都是潜在的传播途径。

为了用数据验证这个猜想，我们重新回顾了医疗保险信息库。由于这些数据中的儿童与他们的父母有关联，我们可以轻松地查看在某个流感季节内是否有其他成年家庭成员被诊断出感染了流感。然后，我们根据家庭中孩子的出生月份来对这些患病的成年家庭成员进行分组。

结果，我们计算出的组间差异很小，但仍然具有统计学上的显著性。这也不足为奇，毕竟最初数据中也只有百分之几的儿童被诊断出患有流感。总之，我们完全可以得出结论，不仅在秋季出生的儿童更不容易感染流感，在秋季出生的儿童的其他家庭成员也更不容易感染流感[①]。

我们的猜想最终被证实：在打疫苗这件事上，出生时间的确很重要。

• • •

这些研究结果对于我们的医疗系统有何启示呢？我们应该如何改进儿童疫苗接种的流程？回想一下，为了给儿子预约时间合适的疫苗，巴普不得不四处打电话寻找接种点，而他自己只需在工作场所就能轻松接种。要求儿童在特定时间前往儿科医院接种流感疫苗并非易事，实际上，这是一个巨大的障碍。请记住，出生在 9 月的幼儿流感疫苗接种率比出生在 8 月的幼儿高出整整 15%。

当然，我们并不是率先提出疫苗接种难题的研究团队。阅读到这里，你可能已经深入思考了一些有关是否愿意接种某种疫苗的理由（关于这一点，我们将在第 10 章中新型冠状病毒的部分再详细讨论）。无论是在美国还是在全球范围内，疫苗推广方面的困难都屡见不鲜。

世界卫生组织（WHO）提出，人们抗拒疫苗接种的原因主要基于三个核心因素，它们被称为“3C”：盲目自信（complacency），即无法正确评估疾病风险，低估了不接种疫苗可能造成的危害；缺乏信任（confidence），即对疫苗、卫生系统和政府机构的不信

---

① 在这项分析中，我们对家庭的特征进行了校正，包括年长家庭成员的平均年龄以及他们是否患有慢性疾病这两个特征。

任；易获得性（convenience）较差，即不容易获得疫苗、无法负担疫苗价格以及接种不方便。我们认为，不同出生月份的儿童及其家庭在“盲目自信”和“缺乏信任”这两点上应该没有明显区别。对3月出生和10月出生的儿童来说，他们的父母在对流感风险的认知水平，以及对疫苗制造商、医生或政府的信任程度上都不会有太大差异。

但是，当涉及第三个因素，即“易获得性”时，我们的研究就能说明很多问题了。在秋季之前出生的孩子常因为流感疫苗的“易获得性”较差而放弃接种。具体来说，这些孩子需要在年度体检之后再次前往医院接种疫苗。对那些需要请假且会被扣工资的父母来说，这种不便是可以用经济损失衡量的，即使疫苗本身不需要额外付费（现实中大部分流感疫苗也确实是免费的），这也为接种疫苗增加了额外的障碍。

那么，我们应该采取哪些措施，让儿童流感疫苗的接种更方便呢？首先，当然不可能让所有孩子都在9月或10月出生。我们知道，随着儿童年龄的增长，从临床上来说，他们可能逐渐不再需要在儿科诊所这类专业机构的照护下接种疫苗。比如，年龄较大的孩子和成年人可以直接在当地药店接种流感疫苗，这些药店通常离家更近、营业时间更加灵活，而且可能也不需要提前预约，总体上更加便捷。[克里斯在一家塔吉特（Target）超市的CVS药店里购物时，只花了几分钟就接种了最新的流感疫苗。]

新型冠状病毒感染疫情改变了我们生活的方方面面，也包括疫苗接种模式。在疫情初期，各个年龄段的患者都不愿意前往医院或诊所，导致像麻疹、脊髓灰质炎和水痘等常规儿童疫苗在2020年的接种率急剧下降，这是非常危险的。全美各地的儿科医生和公共卫生领域的专家都发出了警告。新冠病毒的确危险，但我们仍然需要严格防控其他长期威胁人类健康的传染性疾病。由于太多人不愿前往医院，儿科医生们在疫苗接种方面面临了新的挑战。他们不得不开始思考：如何使儿童疫苗的接种更加便捷呢？

儿科医学专家想了很多办法。在2020年4月疫情刚开始的阶段，阿肯色儿童医院开设了一个供儿童定期接种疫苗的免下车式接种点，孩子们无须下车就可以接种疫苗。波士顿医疗中心与一家救护车公司合作，派遣护士前往儿童家门口，在空闲的救护车后舱为他们接种疫苗。这样的临时解决方案不仅有助于减少患者感染新冠病毒的风险，还可以保留相应的工作岗位，避免使相关的医务人员在新冠病毒肆虐、救护车使用需求大幅降低的情况下失业。①

如果儿童长期无法接种其他危险疾病的疫苗，可能会造成另一场严重的公共卫生危机，因此，联邦政府进行了干预。在2020年8月，美国卫生与公众服务部出台规定，允许各州的药剂师为3岁及以上的儿童接种常规疫苗。在此之前，许多州规定，药剂师只能给5岁及以上的儿童提供接种服务。如果这一干

---

① 一项关于美国紧急医疗服务启动情况的研究发现，在新冠病毒感染疫情的封锁时期，市民因受伤等原因拨打911电话的数量大幅减少，这倒也不奇怪，因为人们从事那些易发生事故的危险活动的情况也减少了。然而，当救护车到达后，患者当场死亡的情况却增加了。这表明急救需求减少的原因之一可能是人们在紧急情况下不愿因医疗问题拨打911，这有可能是因为担心感染新冠病毒，却导致了严重的医疗延误。

预措施能够在疫情后长期持续下去，并且药剂师能够获得提供这些服务所需的相应资源，那么三四岁儿童的家长在带孩子接种流感疫苗时，就能有一个新的选择。同时，前文中根据出生月份划分的“容易接种”和“难以接种”两个群体之间的差距可能也会逐渐减小。

• • •

大家应该非常清楚，便捷性问题、资源缺乏和经济障碍不仅仅影响了儿童的疫苗接种，实际上这些困难在我们的医疗体系中普遍存在。在接下来的章节中，我们会继续详细讨论这些领域，现在的关键问题是：为什么便捷性仍然是21世纪医疗服务的最大障碍？

在大多数情况下，答案很简单：人性使然。当面临一个容易的选择和一个困难的选择时，我们通常更倾向于选择容易的那个。即使经过认真思考后我们能明白，从长远角度看，较困难的选择可能更有利，人们通常还是会选择最不费力的路径。比如，虽然我们明白流感可能带来各种损失，这些损失远远超过了多去一次儿科医院的不便，但仍然会有人选择不接种当年的流感疫苗。

甚至医生群体也会这样。尽管我们接受了大量的医疗训练，积累了多年的经验，可以获取比普通人更多的健康信息，但我们也会在工作和生活中陷入同样的模式。在另一项研究中，巴普与杜克大学的经济学家和律师迈克尔·弗雷克斯以及麻省理工学院的经济学家乔纳森·格鲁伯合作，共同研究了医生在身份转变为患者时的行为。结果发现，在很多情况下，比如选择糖尿病的最佳治疗方案和接种推荐疫苗时，医生对医嘱的遵从性也只比普通患者高一点点而已。只不过与许多患者不同的是，医生在不遵医嘱时不能以无知为借口。

作为医生，其实我们自己也很难坚持遵循那些平时给患者提出的建议，比如健康的饮食和生活方式，所以这项研究的结论也不算出乎意料。不论是谁，想坚持做到定期看医生、取药并按时服用药物，以及对日常生活方式进行其他改进等，都是一件很困难的事情。

要改变这一情况，一种方法是重新定义我们的“默认选择”。对 10 月出生的孩子来说，默认选择是在体检时顺便完成流感疫苗接种，如果不想接种，他们的父母需要专门为他们取消这一项目。而对 4 月出生的孩子来说，默认选择是无法在体检时接种流感疫苗，如果希望接种，孩子的父母就需要在下半年疫苗上市时专门预约。

芝加哥大学的诺贝尔奖获得者、经济学家理查德·塞勒和奥巴马政府官员、哈佛大学法学院学者卡斯·桑斯坦对环境如何引导我们做出某些决策进行了深入研究。他们认为，解决这一难题的方法不在于更强烈地敦促人们去做困难的事情，而在于让困难的事情变得简单，让人更容易做到。

他们谈到了两个概念：助推与阻滞。助推通常可以促使人们做出更好的选择，而阻滞通常会使人坚守更糟糕的选择。你也许也曾面临这样的抉择，比如在餐厅菜单上看到一道美味的意大利面，可它的热量高达 1 300 卡路里，因此出于健康方面的考虑，最终你可能会选择点一份沙拉。政府要求餐厅标记食物的卡路里计数，其动机正是为了引导公民做出更健康的饮食选择。还有一个例子是，当试图取消某些订阅服务时，我们会发现唯一的方式是拨打电话号码，等待 10 分钟，然后电话那头的业务员会竭力劝说我们不要取消订阅（没错，我们说的就是某些有线电视公司）。这正是这几位专家所提到的阻滞，旨在增加退出难度，让你继续保持原来的选择。

如果一个人真的想享用那份意面或者真的想取消订阅，助推或阻滞并不足以影响他们。但是，如果阻碍人们做出理想选择的只是便捷性，那么为什么不把这个选择变得比其他选择更容易呢？

研究人员已经探究了如何使接种流感疫苗成为“默认”选项。在 1996—1997 年的流感季节，圣迭戈的美国海军日托中心进行了一项临床试验，对所有在日托中心就读的儿童都进行了流感疫苗接种。对这些孩子来说，接种流感疫苗成了默认选项。结果也不出所料，这些儿童对流感病毒的免疫力更强，感染率更低。此外，他们家中的其他成员也表现出较低的感染率，因此较少在工作中缺勤。这部分人群也较少出现与流感相关的耳痛症状，他们的就医频率和对抗生素疗程的需求也有所减少。

在 2004—2005 年流感季节进行的另一项研究中，研究人员在 11 所美国学校为不同年龄的孩子接种了流感疫苗，并与附近的 17 所学校组成的对照组进行了比较，后者不提供专门的校内流感疫苗接种。实验组这11所学校的孩子们也可以在其他医院或诊所接种疫苗，但他们的父母需要为此单独签署一份同意书。对照组学校的孩子们则可以按照自己既往的习惯接种流感疫苗。

根据我们之前了解到的其他研究结论，这项研究的结果也符合预期。在接受校内流感疫苗注射的儿童家庭中，流感相关疾病的报告率较低，感冒和流感药物的使用频率以及就医可能性也较低。这些发现均证实，在校内为孩子们接种流感疫苗可以有效遏制流感病毒在儿童群体和更大社区内的传播。

科学家也曾在成年人群中进行过类似的试验。在2009—2010年的流感季节，罗格斯大学的研究人员将成年员工随机分为两组：对于其中一组员工，研究人员直接为其安排了流感疫苗的接种预约，员工只需在自己预约的时间在学校内接种即可；而对于另一组员工，研究人员仅提供了如何预约的信息。第一组的参与者在默认情况下会直接接种流感疫苗，除非他们有不同的意愿，需要“自主选择退出”；[①]而第二组则需要“自主选择加入”，他们需要自己选择是否预约接种。你应该也已经猜到大概的结局了，“自主选择退出”组的疫苗接种率比另一组高出12%（“自主选择退出”组的接种率约为45%，而“自主选择加入”组的

① “默认选项”这种思路还有助于提高器官捐献率。当医院默认患者同意死后捐献器官时，如果家庭成员有宗教信仰或持反对意见不愿捐献，他们就需要提出额外申请以退出捐献流程。而如果医院默认患者不捐献器官，想要捐献的患者和亲属需要自行申请器官捐献，那么捐赠率就会降低很多。参见阿巴迪和盖伊的研究《默认捐献法案对器官捐献的影响》。

接种率为 33%）。这与我们在研究幼儿接种率与出生月份的关系时观察到的情况大致相似。

如今，众多学校、公司、卫生机构及其他组织都在采取各种措施提高流感疫苗接种率，如实施特殊计划或延长接种时间。然而，从国家层面来看，我们的接种率仍然有待提高。即使在接种率最高的年份，美国也仅有大约 2/3 的儿童和一半的成年人接种了流感疫苗。许多人仍对疫苗持观望态度，这是一个亟待解决的问题。但所有相关研究均表明，提高接种率的关键在于简化接种流程。因此，如果我们想让更多人接种疫苗，那么让接种变得简单易行至关重要。

• • •

到目前为止，我们尚未深入探讨财务成本问题。众所周知，美国的医疗体系费用高昂。根据 2019 年的估算，美国每年在医疗保健方面的支出约为 3.8 万亿美元，人均支出高于其他所有高收入国家。这相当于美国国内生产总值的 17.7%，平均每人每年在医疗方面的花费约为 11 582 美元。花了这么多钱，我们得到了什么？与其他发达国家相比，我们的医疗保健系统仍然存在效率低下、资源分配不公平以及效果不佳等问题。正是因为我们在医疗保健上花了高昂的费用，却未能得到应有的回报，所以在寻找改善医疗体系的方法时，医疗成本一直是大众关注的焦点。这也是理所当然的：医疗成本如果过于高昂，可能会阻碍人们获得应有的医疗服务。患者和保险公司的预算都是有限的，但国家必须保障公民的基本医疗需求能够得到满足。

正是由于这些经济负担，保险公司一直在想方设法地减少他们认为“不必要”的医疗服务，比如规定患者必须“符合资格”才能接受手术，规定医生在给患者开昂贵的药物时需要先让保险公司完成“预审核”。这些都是有意为之的“阻滞”，这种医疗系统内部的障碍可以确保保险金被用在“真正需要”医疗服务的患者身上。（我们这里使用了很多引号，因为对于什么是“必要的”存在着广泛的解释空间。我们将在后续章节中深入讨论这个话题。）

但是，除了这些明面上的金钱支出，我们所接受的医疗服务还伴随着一些潜在的经济成本，这些成本可能没有被量化，也没有得到大众的充分重视。流感疫苗的研究就是一个很好的例子：对大多数人来说，接种流感疫苗并没有直接的经济成本，但如果一个孩子或家庭成员感染了流感，却会造成一笔不小的花销。这种成本对保险公司或患者的影响通常难以量化，但肯定远不止医生收取的350美元诊金或实验室检测花费的200美元。想想家长的时间成本和因缺勤而导致的收入损失（一两天的工作时间可能价值数百美元），更不用说白白付给托儿所的费用。综合考虑这些直接和间接成本，可以说，流感疫情每年可能会给美国带来数十亿美元的经济损失。

难以衡量的隐性成本可能会成为人们获得理想医疗服务的阻碍，这一观点并非危言耸听，2011年发表的一项针对心脏病患者的研究就探讨了这一问题。哈佛大学内科医生尼泰什·乔杜里、卫生机构官员兼内科医生威廉·施兰克及其同事将 5 800 多名心脏病发作后出院的患者随机分为两组：一组免费获得所有治疗心脏病的基本药物，另一组则需要自己支付药物费用。结果显示，两组患者都难以遵医嘱按时按量服药，其中完全免费服药的患者遵医嘱的比例稍高一些：免费组患者平均服药率为 44%，而自费组患者平均服药率为 39%。

这意味着，即使研究期间免费组患者可以少花费约 500 美元的药物费用，仍然存在一些无法用金钱衡量的成本，阻碍着患者按理想状态认真服药。换句话说，尽管获得了免费的药物，患者遵医嘱的比例仍不足一半，而且这些患者患的还是心脏病这样严重的疾病！那么，到底是什么导致了这种现象呢？当人们在默认情况下不需要服用任何药物时，每个月领药需要耗费的时间和精力，每天服用药物对日常生活造成的干扰，潜在的药物副作用导致的不适等，都是患者需要克服的阻力，阻碍了其规范用药。实际上，当我们研究为什么医疗行为不能获得理想的回报时，直接的经济成本只是原因中的一小部分，更大的隐性原因在于这些医疗行为给日常生活带来的不便。

这样的隐性成本可以影响医疗护理的方方面面。举例来说，大型医疗中心一般可以提供全方位的急症医疗护理，比如在应对心脏病急性发作等疾病时，可以快速及时地进行抢救。但像这样的医疗中心主要分布在城市地区，这就导致居住在乡村地区的患者往往难以获得这种先进且及时的医疗服务。再以长效避孕手段为例，口服避孕药需要每天在同一时间服用（这种服药方式非常麻烦），而打一针避孕针可以避孕数月，宫内节育器则可以让避孕效果持续数年，输精管结扎或输卵管结扎等手术甚至能够实现永久避孕。与每天服用口服避孕药相比，上述每种避孕方法的总体成本都更低，同时也更有效。因此，我们认为，这些更有效的避孕方法所带来的经济花费是值得的。

本章的流感疫苗研究并没有明确提出最方便的儿童疫苗接种方案。这一系列研究向我们传达的信息是，医疗行为的不便捷性可能会导致严重的公共卫生后果。每个社区和家庭都有各自的特殊情况，没有放之四海而皆准的解决方案。我们如果想最大限度地提高每年的流感疫苗接种率，必须确保有多种便捷的途径可供每个家庭选择，以便为孩子们接种疫苗。

这不仅适用于流感疫苗接种，也适用于其他医疗行为。几乎每一种医疗服务都伴随着一些不便之处。无论是在候诊室等待医生叫号时，还是在药房窗口等着配药时，或者是在咨询保险公司时听着电话里让人“心神宁静的”等待音乐时，你都会有这样的感受①。但不管是医生和护士对患者进行诊治，科学家对医疗行为进行研究，还是卫生部门官员们制定相关政策，大家通常关注的都是改善对患者的护理，却忽略了这些隐性成本。

人人都知道医疗费用昂贵。但科学研究一再告诉我们，阻止

---

① 一项关于 1994 年佛罗里达州保护服务系统虐待举报热线的研究发现，在 5 种不同的音乐风格（古典、乡村、爵士、流行和轻音乐）中，等待音乐为轻音乐时，电话被挂断的次数最多，为爵士乐时，电话被挂断的次数最少。参见拉莫斯的研究《电话等待音乐对全州虐待保护服务热线提前挂断次数的影响》。

人们做出正确的医疗决策的往往不是经济成本，而是那些难以用金钱衡量的隐性成本。这些被忽视的因素阻碍了我们遵循医嘱，使我们未能做出对自己、家庭和社区最有利的选择。

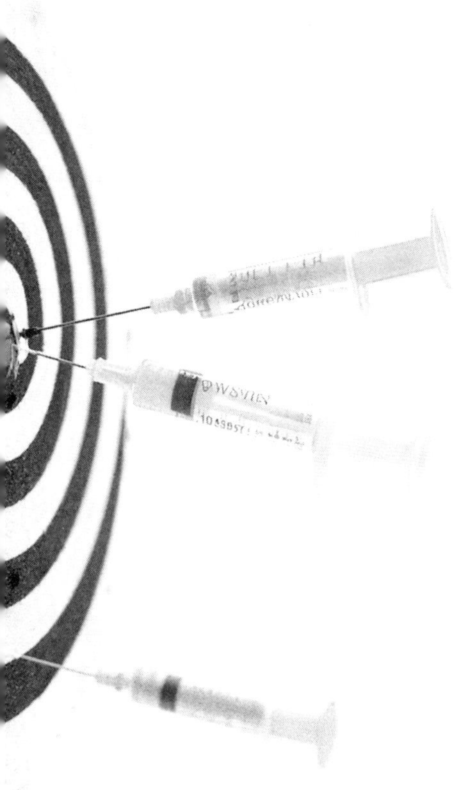

第 4 章

汤姆·布拉迪、ADHD 和严重头痛

人们对波士顿人有许多刻板印象，比如口音、驾驶技术、对唐恩都乐快餐（Dunkin' Donuts）的痴迷等。然而，至少对像我们这样的非波士顿本地人而言，这些刻板印象中最显著的一点就是波士顿人对职业球队的极度热爱，尤其是新英格兰爱国者队。这是一支非常成功的橄榄球队，由史上最伟大的四分卫汤姆·布拉迪领衔，征战了20个赛季。

作为医生的我们在职业生涯中漫长的成长岁月里，每日在波士顿医院查房，亲眼见证了汤姆·布拉迪和新英格兰爱国者队在NFL的辉煌统治，他们赢得了无数次超级碗（我们常常能看到病房里的患者们热切地观看电视上的比赛新闻）。用“传奇”和“英雄”这两个词似乎都难以完全概括波士顿人对布拉迪的崇敬之情。即便在2020年，布拉迪离开新英格兰爱国者队，转投坦帕湾海盗队，他也依然是人们日常讨论和新闻报道的永恒话题。

尽管如今布拉迪毫无疑问已经成为四分卫领域的代表人物，

但在1995年，当他刚开始大学生涯时，没有人能够预见他会在橄榄球历史中达到如此高的地位。当时，布拉迪是密歇根大学的一名新生，远非明星球员，只是球队中的第七号四分卫。然而，他渴望上场比赛，专注于不断提升自己的运动能力。布拉迪成了一名所谓的“红衫球员”[①]（将正式参赛资格推迟到大学二年级的大学生运动员，以便在大学一年级与球队一同训练，同时在运动和学业上获得更多的发展机会），他不懈努力，还接受了专业运动心理学家的指导。到了大三，布拉迪成了球队的首发四分卫，并最终被选入新英格兰爱国者队。

这位当年在NFL选秀中排名第199位的新秀球员，即将成为爱国者队的第四号四分卫，并且将会成为整个橄榄球界和这座城市的传奇人物。

这个故事引出了一个问题：在密歇根大学作为红衫球员的那一年对布拉迪的职业生涯究竟有多大影响？在反事实的世界里，如果他没有多花一年时间进行自我提升，他还会被选入NFL并成为今天的他吗？除非像马蒂·麦克弗莱那样使用时光机进行干预，否则我们永远无法得知答案。在职业体育的精英层级，所有球员都是出类拔萃的，一年的额外发展时间很有可能成为他们从默默无闻走向载入史册的卓越职业生涯的关键分水岭。

对那些可能会陷入与1995年的汤姆·布拉迪类似情况的年轻运动员来说，我们如何才能确定，额外一年的训练是否对整个

① 红衫球员（redshirt）：这类球员在训练时可能身穿红色球衣，以区别于主力队员。

职业生涯更有益呢？我们不能仅仅通过观察全体红衫新生，来判断他们是否更有可能进入 NFL，因为有太多因素可能会影响结果，比如大学团队中其他球员的水平，还有一些学术、社交或身体方面的压力（比如受伤），这些都可能会影响运动员是否选择推迟获得正式比赛资格。而且，我们无法合理地进行随机试验，没有教练会允许我们用抛硬币的方式来决定一个球队的首发阵容。不过要真能那么做，比赛得多有趣啊。

你应该已经猜到我们要提出什么了——自然实验完全可以揭示职业体育中额外训练经验的价值。马尔科姆·格拉德威尔在《异类》一书中提到了 20 世纪 80 年代对职业冰上曲棍球运动员的研究。该研究提出了一种生日效应，与我们在前一章中讨论过的流感疫苗研究思路非常相似。当时，青少年曲棍球运动员会按照出生年份被分成不同的组别。这意味着，在某一年 1 月出生的孩子会和一群几乎都比他小的孩子一起打球。1 月出生的孩子平均要比同组的其他孩子大五六个月，比当年 12 月出生的孩子大将近一岁。对青少年来说，几个月的年龄差异在身体和心理发育上都会产生显著的影响。而作为冰上曲棍球运动员，年龄的增长可以让他们在滑冰方面多积累几个月的经验（更不用说其中很可能还包括一两个月的成长高峰）。

这种所谓的“相对年龄效应”造成的后果就是，那些年纪轻轻就在冰上曲棍球运动中表现出色的孩子（因为他们比同队的其他成员年龄更大、发育得更好），很有可能会进入竞争更激烈的联赛，获得更多展示和提高自己技能的机会，从而不断进步，成为更卓越的球员。研究人员推测，这就是为什么职业球员的出生日期大多更接近年初的原因。在1982—1983赛季（研究人员所观察的赛季）中，全美曲棍球联盟里62.8%的球员出生于上半年，仅38.2%的球员出生于下半年。

研究人员在美国职业棒球大联盟和欧洲职业足球俱乐部中也发现了类似的现象。还有一项对德国网球运动员的研究发现，随着他们在比赛中逐渐晋级，相对年龄效应变得愈加显著。具体来说，这项研究发现，在那些排名靠前的球员中，有29.6%是在1月、2月和3月出生的。而当研究范围缩小到某个地区时，这一比例上升到了38.1%，在全美范围内则高达42.1%。

也就是说，在竞技体育中，一些运动员会因为出生在“正确”的时间而享有优势。那么，相对年龄效应在体育世界之外会产生什么样的影响呢？

• • •

在任何领域，只要按年龄将孩子们分组，就会出现同一组内一些孩子比其他孩子年龄大，有时甚至大得多的情况。最典型的例子就是学校，如果某个州规定，幼儿园新生必须在9月1日开学之前满5岁，那么这个幼儿园的同一个班级将包括年龄相差几乎一岁的孩子。在同一个班级中，8月31日出生的孩子会比9月1日出生的孩子小整整364天。

在这么小的年纪，年长一岁可不是件小事。在同一个班级中，年龄最大的孩子在地球上的经验可能比年龄最小的孩子多出20%，更不用说一年内身体上的成长了。但是，不论孩子们出生在几月，老师们和整个教育系统会对班上所有的孩子都抱有同样的期望。这意味着，无论年龄相差多大，他们都将接受相同的教育、按照相同的标准被评估，并被期望有相同的表现。尽管想要年龄相差近 20% 的孩子表现相同或接近可能有些不合情理，但在某种程度上，我们也没有更好的办法，所以现实情况也只能如此。

我们几个人（巴普以及哈佛大学的同事蒂莫西·雷顿、迈克尔·巴内特和坦纳·希克斯）想知道，相对年龄效应在课堂上会对儿童健康产生什么影响。尤其是，我们想知道相对年龄效应是否会影响 ADHD（注意缺陷多动障碍）的诊断率。ADHD，俗称多动症，是一种以注意力不集中、多动和易冲动为特征的精神障碍。在过去几十年中，越来越多的学龄儿童被诊断出患有 ADHD，据美国疾病控制与预防中心 2016 年估计，约有 9.4% 的 2~18 岁的儿童和青少年（12.9% 的男孩和 5.6% 的女孩）被诊断出患有 ADHD。

我们的假设是，当年龄相差接近一岁的孩子坐在同一个班级里，而老师和家长对他们寄予同样的期望时，年龄较小的孩子会更难达到这些期望。由于年龄较小，他们可能更难做到一整天坐在课桌前、保持专注，以及克制冲动行为。因此，老师更有可能针对这些较年幼的孩子提出他们是否患有 ADHD 的疑虑，这种担忧可能会被传递给家长，并最终导致父母带着孩子前往医院。

在这个时代，医生一旦听到孩子与同龄人相比有行为问题，往往首先会考虑其患有 ADHD 的可能性，并很有可能给出相应的诊断，甚至开具药物处方。

我们并非第一个研究相对年龄在 ADHD 诊断中的影响的科研团队。既往的研究已经提供了一些支持我们假设的证据，但这些研究存在一些局限。有些研究依赖调查数据，可靠性不如实际诊断结果。还有一些研究没有纳入足够多的入学儿童样本，可能代表性不足。此外，还有部分研究不是在美国进行的，又或者数据过于老旧，无法反映当前的医疗实践情况。尽管如此，这些早期研究的结果仍具有一定的说服力，这激发了我们深入研究的热情。

在上一章的流感疫苗研究中，我们从庞大的保险索赔数据库中找到了 40 多万名 2012—2014 年进入幼儿园的美国儿童数据。由于我们知道这些儿童所居住的州，所以我们可以看到他们的生日与该州的幼儿园入学截止日期之间相差的时间。例如，在搜集数据时，有 18 个州以 9 月 1 日为入学截止日期，这意味着 8 月出生的孩子刚满 5 岁就开始上幼儿园了，而 9 月出生的孩子得在近 6 岁时才能入学。

与流感案例相同，不同生日的孩子患 ADHD 的风险应该不会有明显的生物学差异。因此，我们可以根据孩子的出生月份将他们分组，并假定他们之间是互为反事实的关系，比如，假如 9 月出生的孩子在 8 月出生，那么在现实中出生在 8 月的孩子的情况就是他们会经历的情况，反之亦然。如果我们观察到某个月份出生的孩子与其他月份出生的孩子在 ADHD 发病率上存在差异，我们就可以推断出这些差异是外部因素造成的，而不是由孩子们本身的生理特征不同造成的。

基于这种假设，我们对 8 月出生和 9 月出生的孩子的 ADHD 诊断率进行了比较。我们猜测，在以 9 月 1 日为入学截止日期的各州上学的孩子中，8 月出生的孩子（班级中年龄最小）被诊断出患 ADHD 的可能性要高于 9 月出生的孩子（班级中年龄最大）。

结果我们发现：在以 9 月 1 日为入学截止日期的各州，与前一年 9 月出生的同班孩子相比，8 月出生的孩子被诊断出患 ADHD 并接受治疗的比例增加了 34%。

这一结果是否受相对年龄效应影响呢？似乎很有可能，但我们希望进一步寻找数据来支持这一结论。我们可以比较那些以 9 月 1 日为入学截止日期的各州中，7 月出生的孩子与 8 月出生的孩子，以及 9 月出生的孩子与 10 月出生的孩子之间的数据。这样可以确保在 8 月和 9 月出生的孩子中观察到的 ADHD 发病率的差异是准确的。毕竟，如果我们的假设正确，那么在 7 月和 8 月组或 9 月和 10 月组的对比中就不应该看到很大的差异，因为这些孩子同在一个班级学习，他们的年龄可能只相差几个星期。

另外，我们也可以比较那些不以 9 月 1 日为入学截止日期的州中 8 月和 9 月出生的孩子数据。比如说，这些州的幼儿园截止日期是 8 月 1 日或 10 月 1 日。在这些州，在同一班级中 8 月和 9 月出生的孩子平均年龄应该只相差一个月，因此我们应该不会观察到 ADHD 诊断方面的明显差异。如果我们确实看到 8 月和

9月出生的孩子之间存在明显差异，那就说明有入学截止日期之外的其他因素在起作用（比如，与接种流感疫苗的情况一致，8月出生的孩子也许更有可能每年多看一次医生，从而导致其更有可能被诊断出患有 ADHD）。

那么对比结果如何呢？在以9月1日为入学截止日期的各州，7月与8月或9月与10月出生的同班儿童之间的 ADHD 诊断率没有显著差异。而在不以9月1日为入学截止日期的各州，8月和9月出生的孩子之间也没有明显差异。

综合以上结果，我们最初的假设得到了证实：幼儿 ADHD 诊断中的相对年龄效应是真实存在的。

我们可以进一步深入研究这个问题。尽管相对年龄效应可能会影响 ADHD 的诊断，但似乎不会对哮喘和糖尿病等其他疾病的诊断产生影响。这可能是因为 ADHD 的诊断涉及儿童与同龄人之间行为的比较，而其他疾病的诊断更加客观（例如要诊断一个人是否患哮喘，需要对其进行肺功能检查，诊断糖尿病则需要进行血液检查）。如果我们确实观察到在8月和9月出生的儿童中患哮喘或糖尿病的比例存在差异，那将是一项非常值得警惕的医学发现，因为那将证明8月和9月出生的孩子之间可能存在某种潜在的生物学差异。

因此，我们重新进行了分析，这一次我们关注的是哮喘、糖尿病以及其他几种疾病的诊断率。不出所料，对于这几种需要客观检查才能诊断出的疾病，8月出生和9月出生的孩子之间没有显著差异。

至于ADHD，我们的研究并不仅仅停留在诊断层面。有诊断就会有相应的治疗，我们对ADHD患儿的用药情况也很感兴趣。利他林和阿得拉等兴奋剂是常用的处方药，如果使用得当，它们可以在缓解多动症状和提高注意力方面发挥有益作用。但这类药物也有抑制食欲的风险，还会造成精神和睡眠障碍。

我们的问题是，年龄较小的孩子是否更有可能被给予这些治疗？事实证明，的确如此，而且和其他孩子相比区别相当明显。与9月出生的孩子相比，8月出生的ADHD患儿平均多接受了120天的药物治疗。

换句话说，年龄较小的ADHD患儿受到了更严格的治疗，尽管我们之前的研究表明，这些孩子并不存在生物学意义上的不足。此外，医生似乎也并没有根据儿童的相对年龄来修正诊断。

我们不得不承认，作为临床医生，我们完全可以理解为什么会出现这种情况。随着孩子年龄的增长，他们的行为可能会看似“有所改善”，医生和家长可以很合理地将其归因于药物的作用，从而导致孩子继续服药。然而，儿童行为变化的真正原因可能仅仅是他们正在不断成熟，与同龄人之间的相对年龄差距开始逐渐缩小。随着年龄的增长，这种情况会变得更加明显：5岁和6岁孩子之间的相对差距要比9岁和10岁孩子之间的相对差距大得多。

我们之前忽略了一个重要的统计数据：男孩ADHD的发病率是女孩的2倍多。ADHD分为多动型和注意力不集中型，其中多动型的性别差异更为明显，男孩的发病率是女孩的4倍。

为了深入研究男孩和女孩之间相对年龄的差异，我们重新进行了数据分析，这次将儿童数据按照性别分组。结果显示，相对年龄效应在男孩中似乎更加显著。这也解释了为什么男孩在ADHD患儿中占比更大，而对于女孩，这一效应的影响程度相对较小，未达到统计学意义上的显著水平。

那么，为什么会存在这样的差异呢？目前我们尚未找到明确的原因。很有可能是因为男孩的发育差异更为显著，因此幼儿园男孩一年的发育差距比女孩更大。[①] 此外，鉴于男孩更容易被诊断出患ADHD，教师、家长和医生可能更倾向于关注幼儿园男孩的ADHD问题，而对于同龄的女孩，他们可能更倾向于采取观望的态度，观察她在这一年中的进步情况，是否有可能“赶上”同龄人。

• • •

在这项研究于2018年发表之前，关于ADHD的诊断和治疗已经引发了广泛的争议。如果有9.4%的儿童被诊断为患有ADHD，是否意味着患病率过高？我们是否对学龄儿童在学校中的行为设定了过于苛刻的标准？到底什么是“正常”的行为？我们是否需要重新审视儿童教育的整体方法？

---

① 尽管研究表明，许多以前人们认为的男女差异实际上并不是在生物学基础之上产生的，而是由社会建构赋予的，但在儿童早期发育过程中，男孩和女孩之间确实存在一些真正的生物学差异。

此项相对年龄效应的研究也为这场争论增加了一个令人担忧的层面：入学年龄界限等随机因素可能会导致 ADHD 的过度诊断和过度治疗。

相对年龄效应还会对健康的其他方面产生影响。英国的一项研究表明，在学校班级中年龄较小的孩子不仅更容易被诊断出患有 ADHD 和智力障碍，还更容易被诊断出患有抑郁症。根据加拿大艾伯塔省 1979—1992 年的数据，在 20 岁以下的自杀者中，班级中年龄较小的学生占比高达 55.3%。与此同时，挪威的一项研究发现，在同一年级中，年龄较小的未成年少女怀孕的概率更高。

事实证明，相对年龄效应不仅会对儿童的健康产生影响，还会影响他们的学业表现。在一项针对英格兰儿童（入学截止日期为 9 月 1 日）的研究中，研究人员发现，与那些年龄较大的 9 月出生的同学相比，无论是男孩还是女孩，8 月出生的儿童在标准化考试成绩上一直表现较差。这一现象被研究人员称为“8 月出生的惩罚”。虽然在研究对象中，受到最显著影响的是那些年龄最小的 5 岁儿童，但在 18 岁的青少年身上这种影响依然存在。在排除其他潜在因素的影响后（例如班级同龄人的出生时间、孩子们入学的学年时间或是否转学等），研究人员得出结论：“8 月出生的孩子之所以在关键阶段考试中表现明显不如 9 月出生的孩子，主要原因完全是 8 月出生的孩子在参加考试时年龄相对较小，与 9 月出生的孩子差了近一岁。”

经济学家对佛罗里达州儿童进行的一项研究也得出了类似的

结果：8 月出生的孩子的标准化考试成绩普遍低于 9 月出生的孩子。进一步的分析还揭示了这一影响是如何波及孩子的整个教育阶段的，比如与 9 月出生的孩子相比，8 月出生的孩子更有可能被诊断出有行为、认知或躯体障碍，也更有可能参加阅读或数学补习班。此外，8 月出生的孩子较少被选入天才学生项目，参与高级阅读或数学课程以及大学先修课程的更是少之又少，同时按照标准时间从高中毕业的比例也更低。总的来说，即使控制了性别、种族和母亲的教育水平等因素，这些影响也依然存在。

这一系列研究到底意味着什么呢？让我们回到汤姆·布拉迪身上。在正式开始他的大学橄榄球生涯之前，布拉迪投入了额外一年的时间专注于自我提升。尽管我们难以确定这一年的努力对他的职业生涯产生了多大的影响，但即便是微小的改变，也可能让他从 NFL 选秀中的第 199 位（在当年共有 254 名球员被选中）变成未被选中的球员。也许没有那一年的红衫球员的经历，汤姆·布拉迪就不会成为今日备受瞩目的名人。

你即使不是橄榄球迷，也会好奇对于那些 8 月出生的孩子，多一年的准备会带来什么样的影响。布朗大学的经济学家艾米莉·奥斯特在她的书《家、金钱和孩子》（*The Family Firm*）中提出了一个引人深思的问题：出生在夏季的儿童的家长是否也应该考虑“红衫”（让孩子推迟一年入学）？一方面，这可以帮助孩子避免相对年龄效应带来的不利影响；另一方面，父母需要权衡，如果推迟孩子的入学时间，应该让他们在那一年里做些什么，以及这么做是否真的会对孩子更有益。总之，不能为了规避相对年龄效应所带来的风险而盲目地让孩子延迟入学。到底应该如何在这一问题上关照8月出生的儿童，目前还没有定论。

• • •

相对年龄效应的核心概念强调了健康领域中的两个关键要素。我们已经讨论过第一个要素，即儿童与同龄人的相对年龄差距会影响其长期健康和教育效果。然而，第二个概念可能就没那么明显了——在医学领域中，一些诊断存在一定程度的主观性，这可能引发相应的问题。当我们分析职业冰上曲棍球运动员时，相对年龄效应导致的职业生涯差距对一般人来说或许只是些微不足道的事。但如果在幼儿园里，相对年龄效应最终导致医生给更多的5岁儿童开兴奋剂处方，问题就严重多了。虽然我们的研究结果也可以解释为，相对年龄效应导致9月出生的孩子更容易被漏诊ADHD，但研究表明，更有可能出现的情况还是8月出生的孩子会被更多地过度诊断和治疗。

对那些实际没有患病的患者进行过度诊断是一个严重的问题，它不仅仅会导致患者的医疗记录增加或收到一些不必要的处方，更严重的是它可能引发一系列连锁事件，对患者未来多年的医疗过程产生深远影响。无论诊断的准确性如何，对任何疾病的诊断和治疗都可能持续很长时间。

不过，我们需要明确的是：还是有很多8月出生的孩子被准确诊断为患ADHD，并从治疗中获益的。但是，我们研究中发现的相对年龄效应表明，在 8 月出生并被诊断为患 ADHD 的孩子中，有一部分人如果出生在 9 月，可能就不会得到类似的诊断。有些孩子可能随着成长，ADHD 的症状就“消失”了，而有些则不会。

现实情况是，一旦患者开始接受某种治疗方式，即使最初这种治疗并不适合他们，再想改变治疗路径就会非常困难。巴普、迈克尔·巴内特和安德鲁·奥伦斯基进行的一项研究表明：不同的急诊科医生开具阿片类药物（一类具有成瘾性的止痛药物）的倾向不同，如果某些患者在急诊室就诊时，遇到了更倾向于开具这类药物的医生，那么这些患者不仅更有可能得到相关处方，还有可能在之后的很长时间内都通过继续服用阿片类药物来治疗疾病。当然，随着时间的推移，其中一些病人的病情会有所好转。但换句话说，部分患者最终长期服用阿片类药物来治疗疼痛，不是因为他们的疼痛程度本身更严重或引起他们疼痛的疾病更严重，而仅仅是因为在机缘巧合下，这些患者在最初就诊时遇到了更愿意开这类药物的医生。

在哈佛大学医学院学生施卓（音译）、哈佛大学医生兼研究员阿提夫·梅罗特拉和巴普等人进行的一项类似研究中，上呼吸道感染患者和抗生素之间也存在这种关系。实际上抗生素对由病毒等其他病原体引起的上呼吸道感染并没有治疗作用，但如果在急诊处理时，患者遇到了更倾向于使用抗生素的医生，他们就更有可能接受抗生素治疗。不仅如此，在未来的治疗中，其他医生也很有可能依据既往“有效”的抗生素治疗，给这样的患者继续开具相同的药物。

和阿片类药物一样，一些患者（甚至可能是大多数患者）在没有抗生素的情况下也会好转。这种情况产生的后续影响就是，患者在未来的生活中对抗生素的使用量可能都会减少。

• • •

我们在前面提到过，诊断 ADHD 的难点在于主观性。① ADHD 的诊断依据是多动、易冲动和注意力不集中。你如果去看看与症状相关的完整列表，就不难理解主观因素是如何影响诊断的。其相关症状包括：坐立不安、难以保持坐姿、不停四处奔跑或攀爬、难以安静地玩耍、总是“动来动去”、话多、难以耐心排队等待、急于回答问题、经常打断他人、不重视细节、粗心大意、难以集中注意力、不认真听讲、不服管教、无法完成任务、丢失物品、容易被无关刺激分散注意力，或总忘记日常事物等。

姑且不论这些症状对一个 5 岁的孩子（或者对像我们这样焦躁不安的成年人）来说是否异常，有一点相信大家能够认同，一

① 当面对“客观”诊断标准的临界值时，诊断也会存在一定程度的主观性（例如，目前的临床惯例规定糖化血红蛋白值超过 6.5% 为糖尿病的诊断标准，而将高血压定义为收缩压超过 130mmHg 或舒张压超过 80mmHg，这些临界值也是人为划分的）。但在实际诊断过程中，诊断糖尿病或高血压的主观性肯定比诊断 ADHD 的要小。

般来说，幼儿园和一年级的孩子本就很难长时间保持坐姿，玩耍时会发出声音并四处乱跑，偶尔也会忽视大人的存在。正是由于ADHD缺乏大多数疾病诊断所依据的客观标准，比如实验室检验、影像学检查或生理学测量，教师、医生和家长会很自然地忽略相对年龄效应，将孩子与同龄人进行比较，从而认为他们行为异常。①

我们对儿科的同事们深表同情，即便他们尽了最大努力收集信息，想要准确诊断ADHD还是非常具有挑战性。实际上儿童的症状信息大多来自父母或看护人的转述，其准确性本就有待商榷，更何况有时家属们会提供大量的信息，从中分辨出诊断的要点也是一项艰巨的任务。

在疾病具有客观检测指标的情况下，诊断通常会相对容易一些，例如通过血压或细胞计数等直观的数值测量，误判的可能性会相对较低。然而，在医学领域，诊断一般来说并不是简单明确的。即使医生能够掌握全面且准确的信息，也仍然存在许多挑战。相同的症状或相近的检查结果也可以被解释为不同的疾病。同一种疾病在不同患者身上也可能呈现出不同的症状。例如，某些患者心脏病发作时可能出现胸骨下区域的剧烈疼痛，伴随着出汗和呼吸急促，而另一部分患者则可能感到胃部灼烧感或消化不良、颈部疼痛或手臂疼痛（尽管这些情况较为罕见，但确实会发生）。综合所有信息和检查结果后，医生会运用专业知识进行推

① ADHD的诊断并不完全以既定的诊断标准为依据，这就为认知偏差提供了更大的空间。

理，结合个人经验，最终做出诊断。总之，这是一个涉及主观判断的过程，容易受到信息偏差和认知误区的干扰，可能导致错误的诊断结果。

ADHD 的相对年龄效应属于行为科学中典型的“代表性启发式”（representativeness heuristic）偏差。人们倾向于以一组所谓的“正常行为”为标准来评价同一班级内的所有孩子。然而，实际情况更为复杂，因为人类的发育存在一定的规律，一个班级中的每个孩子可能处于发育时间轴的不同位置。这种现象反映了我们大脑的一种思维捷径，即对看似属于同一类别的事物都抱有相似的期待。这种“代表性启发式”让我们认为“幼儿园的孩子都应该表现得像这样”，而忽略了一个客观事实，即年龄相差近一岁的幼儿园孩子行为可能会有非常大的不同。这种思维模式在日常生活中对我们有一定的帮助，例如即使没有去过某家食品杂货店，我们也可以合理推测该店应该有鸡蛋和牛奶，因为绝大多数杂货店都供应这些商品。然而，在处理 ADHD 和其他疾病时（例如在手术室中，我们将在第 8 章详细探讨这个问题），这种思维倾向可能导致严重的偏见。

还有一种偏差被称为“可得性偏差”（availability bias），它也可能会对诊断产生影响。它指的是在做出评估时，我们会依赖最近的经验。著名行为科学家阿莫斯·特沃斯基和丹尼尔·卡尼曼进行过一项经典研究，首先要求被试人员想象一段包含字母“r”的英文文字，然后询问被试人员字母“r”是一个单词的首字母还是第三个字母。他们也像这样问了字母“k”、“l”、“n”和“v”

的位置。研究人员不是随意选择了这几个字母，之所以选择它们，是因为它们在英文单词中多出现在第三位而不是第一位。

然而，针对每个字母，大多数研究对象的观点恰恰相反，他们普遍认为该字母出现在单词的第一个位置的频率更高。这就是可得性偏差的体现：想到以“r”开头的单词比想到“r”在第三个位置的单词要容易得多，因为“r”为首字母的单词在我们的大脑中更“可得”。

加州大学洛杉矶分校的医生兼经济学家丹·里的一项研究体现了可得性启发式对医生的诊断推理产生的影响。这项研究涵盖了超过 7 300 名医生的记录，重点研究了肺栓塞（一种可能导致呼吸急促的肺部血栓）的诊断过程。在退伍军人医院急诊室，对于出现呼吸急促症状的患者，医生在一般情况下，会让约 9% 的患者进行血液检查或 CT（计算机断层扫描）。然而，一旦有一位患者被确诊为肺栓塞，医生就会在随后的 10 天内对额外 1.4% 的患者进行更频繁的相关检查，然后检查频率会逐渐回归到基准水平。尽管从百分比上看，这似乎影响不大，但考虑到每年美国急诊科的就诊次数高达 1.3 亿次，这个结果将转化为每年额外进行成千上万次的 CT。

肺栓塞不是一种传染性疾病，急诊室里出现一位肺栓塞患者不会导致其他患者也患上肺栓塞，也就是说，这位被确诊为肺栓塞的患者与后续其他呼吸急促的患者之间并无关联。而医生随后更多地让患者进行肺栓塞相关的检查仅仅是因为刚刚查出来一位，这个经验在脑海中更“可得”。

（我们将在接下来的章节中更详细地探讨认知偏差以及它们是如何影响医疗行为的。根据目前这几个研究，大家应该也能够明白，即使成为一名医生需要经历大量的医疗训练，我们也仍然会因为各种认知偏差做出误判。）

古普里特·达利瓦尔深刻地探讨了医生做出诊断的过程以及偏差在其中起到的作用这两个问题。这位被同行誉为“临床大师”的专家在加利福尼亚大学旧金山分校执业和任教，他对医疗诊断的艺术和技巧有着深入的研究。在《美国医学会杂志》上的一篇文章中，他指出：“绝大多数医学生和医生都会不自觉地依赖直觉进行推理并做出诊断，而这也是我们在日常生活做出决策的思维方式。”这种固有的神经回路使我们倾向于走思维捷径，而这可能会导致认知偏差。达利瓦尔认为解决之道在于，医生应该专注于诊断推理过程本身，将其视为一个值得改进和精通的程序。只有这样，我们才能克服可能影响正确决策的思维缺陷。

换句话说，医生们只有意识到这种偏差的存在，才能避免治疗前一个患者的经验对下一个患者的诊断造成不合理的影响。他们只有在了解相对年龄效应可能会影响临床判断时，才能准确地评估儿童在学校的表现是否存在行为问题。

作为父母，我们经常会观察孩子的日常行为，然后反思：“一个三岁的孩子应该表现出这样的行为吗？”但实际上，“正常”行为的定义范围非常广泛，而且“三岁孩子”（或“幼儿园儿童”“一年级小学生”）这一年龄段也涵盖了不同的发展阶段。

这并不是质疑老师、家长和儿科医生的观察能力，实际上，大多数人已经认识到幼儿年龄差异的问题。然而，数据显示，在老师、家长和医生之间的协作中，相对年龄效应（以及代表性启发式）仍然发挥着一定作用。由于在诊断和治疗方面医生承担了重要责任，所以引入一些工具来提醒医生注意相对年龄差异可能会有所帮助。

一个简便的方式就是在电子健康记录中标记那些年龄较小的患儿，这样儿科医生在听到家属描述孩子的行为可能出现了异常时，就能更好地结合孩子的个体情况进行解释。

• • •

诊断错误有很多形式，其中一种是过度诊断，即诊断出患者实际不存在的身体状况，或诊断出一些不太可能引起健康问题的病症。与之相关的还有漏诊，即把实际存在的病症误认为正常情况，比如认为患者“只是有打鼾的习惯”，但实际上对方可能患有阻塞性睡眠呼吸暂停，应该接受相应的治疗。误诊则是指将一种疾病错误地诊断为另一种，例如将主动脉撕裂误诊为心脏病发作，尽管这两种疾病截然不同，其治疗方法也迥然相异，却可能呈现相似症状。任何一种诊断错误都可能导致患者接受不必要的治疗或错过必要的治疗，这两种情况都可能导致严重的问题，甚至危及生命。

2015 年，美国国家医学院发布了一份重要报告，该报告由一组医生和研究人员（巴普是参与者之一）合作撰写，内容涉及改进医疗诊断。通过对数十年的数据进行研究，研究团队得出结论，诊断错误一直是医疗保健领域的常见缺陷，并且仍然普遍存在。在门诊就诊的美国成年人中，大约有 5% 的人会经历诊断错误，而其中 10% 的诊断错误可能导致患者死亡。此外，高达 17% 的医院不良事件可以归因于诊断错误。这些数据表明，大多数人在一生中的某个时刻都可能会遭遇诊断错误，它可能会带来生死攸关的后果。

我们俩在医疗领域已有相当长时间的从业经验。毫无疑问，尽管我们曾竭尽全力，但在过去的医疗工作中还是不可避免地犯过诊断错误，有些错误甚至导致了严重后果。我们身边那些更聪明、知识更渊博、能力更强的同事也是如此。作为医生，我们的责任在于最大程度地避免出现错误。这些医疗错误在幸运的情况下可以被纠正过来，其后果只是让医生对判断失误感到羞愧，而在最糟的情况下则可能导致无法挽回的毁灭性后果。每天有数百万患者在医疗系统中接受治疗，因此诊断错误出现的可能性非常大。

诊断错误的情况实在是非常普遍，甚至我（克里斯）在工作之外也曾遇到过。

我和妻子艾米丽在第二个儿子出生不久后回到家中，她突然遭遇了一生中最严重的头痛。她形容这种头痛非常剧烈，几乎无法思考，自己之前从未经历过类似的情况。考虑到刚分娩的女性可能存在脑出血的风险，而这种情况很可能表现为剧烈的霹雳性头痛，我立即将艾米丽送到了最近的急诊室。

得知我的妻子是产后出现严重头痛后，急诊科的医生迅速为她安排了头颅 CT，以查看是否有脑出血的迹象。因为这种情况可能需要紧急治疗，放射科医生在没有检查报告的情况下立即查看了扫描结果，还好她的影像并没有显示出血，大脑看起来一切正常。真是万幸！

然而，问题在于，艾米丽的头痛仍然相当严重，她迫切需要得到一个确切的诊断结果。医生认为“可能是偏头痛”，并给她开了一些止痛药。大约半小时后，她的头痛稍有减轻，她表示只想躺下，等待头痛缓解。于是，我陪她回了家。就像绝大部分患者都会被叮嘱的那样，医生最后告诉我们别忘了定期复诊。

尽管头痛稍有好转，但并未完全消退，艾米丽仍然很不舒服。此外，她并没有偏头痛病史，因此，我们对医生的初步诊断产生了怀疑。于是，她在患者在线门户网站上调出了急诊科的记录，查看了 CT 的检查报告。与最开始在急诊室粗略的浏览不同，此时，放射科医生已经有足够时间仔细检查她的扫描结果并出具了报告。这份详细的 CT 报告提示了一个明显的问题：她头部的一侧鼻窦似乎堵塞了。这种堵塞阻碍了排液，导致颅压增加，从而引起了剧烈头痛。这一解释相较于最初的偏头痛诊断更为合理。

由于我们感觉这一问题需要进一步的医疗干预，所以第二天，艾米丽预约了一位耳鼻喉科医生。医生查看了 CT 报告后，立即为她开了药物来治疗鼻窦感染并促进排液。随后，她需要接受手术以切除导致阻塞的组织，结果发现阻塞是由一个肿瘤引起的，万幸是个良性肿瘤。

艾米丽现在身体状况良好，也没有再出现严重头痛。值得庆幸的是，此次误诊并没有对她造成长期伤害。这在很大程度上要归功于她自身对医学领域有相当的了解（我的妻子是一名药剂师），而且还嫁给了一个可以帮助她解释 CT 结果的人（尽管我的专业技能主要限于肺部医学）。

但我们也可以设想另一种情境，如果艾米丽没有重新查看那份 CT 报告，她可能会误以为自己只是碰巧患上了偏头痛。由于感染通常会自行消退，随着时间的推移，她可能会逐渐康复。然而，这份 CT 的最终结果可能会一直保存在她的医疗记录中，如果没人发现，那么很可能在数月、数年，甚至一生的时间里，我们仍然会错误地认为她患的是偏头痛，而实际上那是由鼻窦阻塞引起的疼痛。

• • •

美国国家医学院发布的有关诊断错误的报告指出，导致错误的根本原因多种多样，包括医生、患者及其家属之间的协作和沟通不足，医疗保健体系设计未能很好地支持诊断过程，对医生的诊断能力反馈不足，以及缺乏鼓励披露诊断错误的透明的舆论环境等。这一系列情况都妨碍了医生从不良事件中吸取教训并改进诊断。

艾米丽的故事涉及了上述的一些因素。值得注意的是，在这个故事中，每个人都履行了他们应尽的基本职责：急诊科医生考虑并最终排除了危及生命的紧急情况；放射科医生当场读片并正确地排除了脑出血的可能性，并且后来提供了正确的 CT 报告，提醒了患者关注鼻窦问题（尽管放射科医生的主要任务是检查艾米丽的大脑）。

问题在于沟通。CT 报告未能及时传达到急诊科，以便及时调整和更正针对艾米丽的治疗方法，并且也没有及时传达给艾米丽本人。虽然报告可能在几天后传达给她的某位主治医生，但如果她没有进一步向医生反映问题仍在持续或加重，医疗系统可能就不会采取进一步的行动。

此外，过度劳累的急诊科医生也难以意识到自己的漏诊，因此难以从艾米丽这个病例中吸取教训，并在今后的工作中进行调整。毫不夸张地说，即使是世界上最出色的急诊科医生和放射科医生，在类似的情境下，可能也会做出完全相同的反应。

这是一种令人苦恼的普遍现象：医生可能会做出错误的诊断，但系统由于设置方面的原因，很难对医生的诊断做出反馈。对像我们这样在医院从事医疗工作的医生来说，通常只有在诊断错误被立即指出来时才会意识到问题。一旦患者离开医院，我们就只能寄希望于自己的诊断是正确的。

一项研究估计，每年有数千名患者在从急诊科出院后的一周内去世。尽管一周内可能会出现新的健康问题，但漏诊往往是导致许多这类死亡事件的原因之一。我们认为，治疗这些患者的医生可能会希望了解哪些患者是在回家后不久就去世的，这样也许能够让他们吸取教训，避免今后再出现类似的错误，但他们很难获得这样的信息。

医生如果能够获得患者的反馈信息，就能相应地调整他们的医疗实践方式。例如，阿片类止痛药以及其他一些类似的处方药物，每年都导致数千人因过量使用而不幸去世。一般来说，医生开具这些药物的初衷通常是善意的，希望能够减轻患者的疼痛。但他们同时也明白，这些药物可能会给患者带来潜在的成瘾风险。即使有安全处方指南，要准确估计患者需要多少剂量的药物仍然非常具有挑战性。

南加州大学的心理学家和行为科学家杰森·多克特及其团队进行了一项研究来调查医生对患者信息反馈的反应。在这项研究中，他们随机选择了圣迭戈县的 861 名有阿片类药物处方权限的医生，并将他们分为两组。其中一组医生会收到一封来自圣迭戈县法医的信函，信中告知他们最近开具阿片类药物处方的一名真实患者因过量用药而去世。另一组医生则作为对照组，没有收到此类信函。在接下来的 3 个月内，收到信函的这组医生开具的阿片类药物处方量减少了 9.7%，而对照组的医生则没有明显变化。此外，与对照组相比，第一组医生为之前没有接触过这类药物的患者开具新的阿片类药物处方的情况也较少。

尽管这项研究展示了可得性偏差的作用（这封信可能暂时加强了医生对阿片类药物处方危害的认识，但随着时间的推移，这种认识可能会回归到基线水平），但它也清晰地阐明了接受有关诊疗实践的反馈会如何影响医生对待患者的方式。它为医生提供了一个案例，证明他们对阿片类药物的风险和益处评估可能存在误差。虽然如果每次诊断或治疗都伴随着反馈可能会让医生感到不安，但更深入地了解我们的干预对患者生活的影响将有助于提升医疗实践水平。

• • •

我们都是内科医生，专注于预防、检测和治疗内脏器官疾病（不过克里斯也精通肺科和重症监护科这两门亚专科）。内科医生常会以自己精准的诊断能力为傲，克里斯的一位住院总医师同事在接受培训时曾打趣说，我们名字后面的 MD（Medical Doctor，意为医学博士）其实代表着“做出诊断”（Make Diagnoses）。许多内科医生都对解开诊断谜团充满热情，特别是那些非常复杂或长期难以明确病因的病例。然而，任何形式的诊断错误都可能对患者造成损害。因此，深入探究诊断错误产生的原因可能有助于我们更好地预防未来再发生类似的问题。

当然，有些诊断会相对容易一些。

比如，只需接受最基本的医疗培训，我们就能确定昏倒在杂货店且没有脉搏的患者心脏停搏了。我们都明白这位患者急需帮助，而且时间紧迫。但实现这一目标却并不容易，此时的挑战不仅涉及诊断，还包括后续的处理。对心脏停搏的治疗可能发生在杂货店、办公室，甚至人行道上，需要多名协助者的合作。紧急医疗服务（EMS）团队有能力在救护车上对患者进行及时的护理，同时将患者转送至医院接受进一步治疗。

在下一章中，我们将亮起警灯，拉响警笛，搭乘救护车前往医院，以了解一次自然实验，它会向我们展示在紧急关头，每一分每一秒都生死攸关。

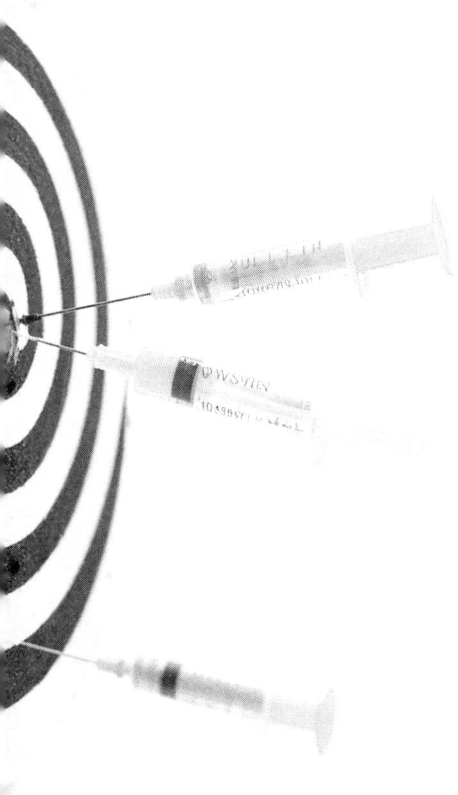

第 5 章

马拉松会危害健康吗？

相传在公元前490年，一位名叫菲迪皮德斯的希腊信使从马拉松城跑了大约40千米的路程来到雅典，报告了雅典人已经成功击败波斯军队的胜利消息。然而，他在传递完消息后精疲力竭，最终倒地而亡。法国画家吕克·奥利维尔·默森于1869年创作了一幅著名作品，描绘了这一情景。

不过，这一令人唏嘘的起源故事仍然无法阻止每年全球约100万人参加马拉松比赛。现代马拉松全长42.195千米，即使是世界上跑得最快的选手也需要两个多小时才能完成。当然，这个有着2 000多年历史的传说，其真实性，甚至是信使的身份都存在争议。故事中的一些细节也常常被忽略：据说菲迪皮德斯在完成从马拉松到雅典的致命长跑之前，曾经跑了大约241.4千米去寻求斯巴达人的帮助，这肯定也会导致他精疲力竭。撇开古老的起源不谈，我们可以肯定地说，自从1896年第一届现代奥林匹克运动会引入马拉松比赛以来，这项赛事就一直伴随着已知的健康风险。

如今在美国，马拉松比赛的规模多种多样，从数百名参赛者的小型活动，逐渐扩展到有时范围甚至能覆盖整个城市的庞大赛事。每年，纽约市马拉松都会吸引超过 5 万名运动员、1.2 万名志愿者和 250 万名观众，堪称世界上最大规模的马拉松比赛，而美国其他城市的马拉松赛事也同样能吸引成千上万名的运动员和观众。

马拉松比赛不仅对参赛者要求极高，也给主办城市带来了巨大的影响和后勤挑战。主办城市需要提前做好道路封闭规划，并为参赛者和观众提供公共安全保障，包括不可或缺的医疗护理。正如菲迪皮德斯的故事所示，即使对于最健壮的运动员，跑马拉松也会给他们带来健康风险，因为它挑战了人类身体的极限。面对成千上万的参赛者，医疗团队必须准备好应对一系列潜在问题。在马拉松比赛中，诸如脚踝扭伤这样的肌肉骨骼损伤很常见。虽然这些损伤很少危及生命，但受伤的参赛者仍然需要帮助和治疗。不过，马拉松医疗团队最担心的往往并不是这类伤病。

1986 年，匹兹堡马拉松比赛是在气温达到 30.6 摄氏度、湿度达到 60% 的天气下进行的。如此高温高湿的比赛环境会增加运动员脱水和中暑（专业说法是运动性中暑）的风险，所以医疗团队警告全体参赛者必须多喝水，不要试图在这种天气条件下夺取最佳成绩。整条比赛线路中，几乎每一英里[①]标志处都设有水

---

① 1 英里 ≈ 1.609 千米。——编者注

站和援助站，比赛接近终点处还设有大型医疗站。这些站点的工作人员包括 100 名医生、40 名足科医生、125 名护士、150 名医学生、80 名急救医疗人员、数十名理疗师和其他人员，还有 24 辆救护车随时待命，为大约 2 900 名参赛选手提供服务。但这些准备工作都敌不过恶劣的天气，许多选手在赛程初期就开始步行，或者干脆放弃比赛。记者埃伦·珀尔穆特为《医师和运动医学》杂志写的报道中这样描述：

“匹兹堡马拉松原本是一场运动员之间的竞赛，现在却变成一场生存之战。一些选手和医生甚至认为这场比赛本不应该举行。截至比赛结束，共有 2 897 名选手参加，但其中超过一半因高温或受伤需要接受治疗。”

普通人的身体显然不能适应恶劣环境下的极限运动。同样地，人类身体也不适合一次性吃下几十根风味香肠，但每年的美国独立日，全美还是有无数人会关注科尼艾兰的“国际吃热狗大赛”。尽管大家都清楚，选手们将自己的胃撑到极限可能会引发不适，[①] 但挑战极限或许正是人性的一部分。

就像吃热狗大赛现场备有呕吐桶一样，马拉松医疗团队也做好了随时救助运动员的准备。高温天气可能导致危及生命、需要紧急处理的热伤害。处理方法包括重新补水、冷水浴等。而在寒

① 当然，目前的纪录保持者乔伊·切斯特纳特和须藤美树除外，他们分别在男子和女子比赛中在 10 分钟内吃掉了 76 个和 48.5 个热狗。

冷和多雨的气候条件下，运动员可能需要使用聚酯薄膜毯来恢复体温。在终点线处，常常能看到运动员使用这种保温毯。还有，如果选手摄入的水分超过了汗液的流失量（过度补水），医疗团队也必须采取适当的措施。[①] 此外，需要特别关注运动员突然晕倒的情况。这种情况通常出现在长跑者突然停止奔跑时，原因可能是血液在下肢积聚，短暂地阻碍了全身的血液循环。虽然晕倒通常能够得到有效处理，但有时它可能预示着更严重的问题，例如心脏病发作，甚至心脏停搏。

马拉松医疗站配备了处理危重病人的各种设备和用品。除了常用的急救用品，现行的指南手册还建议为工作人员提供除颤仪、简易呼吸器、氧气瓶、静脉补液用品、静脉注射药物、吸入器、生命体征监护仪、血液分析仪和浸水盆等。

即便如此，比赛现场仍然可能发生医疗团队难以预见的危险情况。2013 年，恐怖分子在波士顿马拉松比赛终点线发动炸弹袭击，当时正在照顾选手的医务人员立刻做出了反应，对受害者进行了紧急救治。苏什鲁特·扬吉是当天在医疗站内工作的医生之一，他在《新英格兰医学杂志》上的一篇文章中记录了自己的经历："一名护士告诉我，她清楚地记得在炸弹袭击后，急救人

---

① 在一般情况下，人们不会摄入过量的水。然而，在马拉松比赛中，选手会大量出汗，这会导致其身体中的水分流失，但人们很难判断身体真正所需的水量。过量饮水可能会破坏身体的电解质平衡，严重时甚至可能导致死亡。因此，为了确保选手的安全，马拉松赛事策划者会在赛道沿途设置饮水站，为选手提供适量的水，避免他们摄入过多的水，并给予相关的建议。

员立刻冲向爆炸现场。她回忆道，‘我还来不及反应，他们就出发了，许多医生也紧随其后’。医生皮埃尔·鲁齐尔也表示，‘当我看到有人将一个头部受伤的人推进救护站时，我决定前往现场’。他给妻子发了一条告别短信：‘终点线发生了爆炸，我们必须去帮忙。’‘我不想冒生命危险，’他说，‘但那里有人需要援助。’”

现场的医护团队已做好处理潜在伤者甚至重伤者的准备，但他们预计的主要伤害与长跑比赛相关，而非爆炸装置引发的外伤。尽管如此，他们依然迅速采用了止血带等材料来控制过度失血情况，并以最快的速度将伤员送往了附近医院以接受进一步治疗。① 同样地，附近医院的急诊科也做好了处理大量患者的准备，但他们的预期也主要是与运动相关的并发症，并非爆炸伤害，不过这些医疗团队都具备处理这些紧急情况的能力。

波士顿马拉松比赛中的爆炸事件最终导致 3 人丧生，264 人受伤。我们虽然无法明确量化这一假设，但可以想象，如果马拉松医疗团队没有做好充分准备并提供足够的医疗物资，可能会有更多的受害者因伤势过重而丧命。

波士顿马拉松比赛的准备工作在赛前 6 个月左右开始，通常

---

① 波士顿因医疗资源丰富，享有“医疗之城”的美誉，多家大型教学医院设在波士顿，这使其在处理马拉松比赛中的众多伤员方面具备了独特的优势。当时，麻省总医院和布里格姆妇女医院各收治了 31 名伤员，波士顿医疗中心收治了 23 名，贝斯以色列女执事医疗中心收治了 21 名，塔夫茨医疗中心和圣伊丽莎白医疗中心各收治了 18 名，而波士顿儿童医院则收治了 10 名儿童。参见格万德的文章《波士顿的医院为何准备就绪》。

在爱国者日（4 月的第三个星期一，是马萨诸塞州的一个地方节日）举行。在马萨诸塞州应急管理局的组织和地下控制中心的管理下，比赛当天的干预措施包括部署数千名工作人员以及确保选手和观众公共安全所需的物资和设备。州警察、国民警卫队、联邦调查局、国土安全部、拆弹小组、危险品小组、公共卫生部和红十字会，以及马拉松赛道沿途的当地警察、消防和紧急医疗服务机构都会以各种方式提供帮助，以确保比赛顺利安全地进行。

可以说，马拉松比赛在波士顿是一件大事。但到目前为止，我们只讨论了马拉松对选手的健康和为选手服务的工作人员的意义。而波士顿有 50 多万人口，那么马拉松比赛对其他人来说意味着什么呢？

• • •

几年前，我（巴普）曾开车前往波士顿市中心观看我妻子妮娜参加的 5 千米慈善赛跑。虽然不是波士顿马拉松，但这是妮娜第一次参加有组织的长跑赛事，我想在现场为她加油。我的计划是把车停在工作单位——麻省总医院附近，因为比赛路线正好经过那里。但当靠近医院时，我发现了一个问题：由于比赛的缘故，通往我常走的去停车场的道路被封闭了。我开着车绕了一圈，希望在医院附近再找一个停车位，但很不幸（毕竟这是波士顿，即使没有比赛，找停车位也不容易），没有找到。最后，我错过了比赛，只能开车回家，一路责怪自己没选择坐地铁。

几个小时后我的妻子也回来了，我向她解释了事情的经过并表达了自己的歉意。妮娜很失望，但她也表示理解，因为她也知道在波士顿停车确实很困难。过了一会儿，她随口说道："真不知道今天其他需要去麻省总医院的人要怎么办。"

这句话引起了我的思考："其他需要去医院的人怎么办？"我当时是希望利用自己在麻省总医院的工作关系获得一个好的停车位，但在比赛期间，肯定还有一些人开车前往麻省总医院是为了更紧迫的问题，比如有真正的、危及生命的问题。妮娜的 5 千米赛程相对较短，途经麻省总医院所在的灯塔山，进入剑桥，然后折返。而像波士顿马拉松这样的大型比赛可能会造成更大的混乱，影响市内许多主要医院周围的交通，而且时间会更长。几千名选手可能面临受伤、脱水和过热的风险，而在此期间整个波士顿地区的数百万其他居民也有可能面临生命危险，比如心脏病发作、感染、脑卒中等。

这就引出了一个可以进行自然实验的科学问题：我们是否可以衡量马拉松比赛对所有患者，包括参赛者和非参赛者，会产生怎样的影响？

• • •

正如我们在前几章中所讨论的，进行自然实验需要有随机分组。马拉松比赛并不是随机发生的事件，而是事先由城市和参赛者精心策划的。如果一名年仅 25 岁的健康运动员在比赛赛道上突发心脏病，那么这个时间点并非随机：那一天正是马拉松比赛日。然而，对不参加比赛的人来说，在马拉松比赛日突发心脏病，而不是在前一天或后一天发病，可以说是随机事件。

当心脏病发作时，几分钟的治疗延误可能就是生与死的区别。人类的心脏全天候不间断地将血液，还有其中包含的氧气和营养物质，泵送到整个身体，包括心脏本身（组成心脏的心肌等组织也需要血液、氧气和营养物质）。心脏的供血动脉叫作冠状动脉。在冠状动脉堵塞等情况下，心脏突然得不到足够的血液支持其正常活动，就会导致心脏病发作。一般在发病初期，心脏还能继续跳动，但它会通过症状向患者发出警告，比如胸痛、心悸（心脏快速跳动的身体感觉）、呼吸急促、颈部或下颌疼痛、手臂或肩膀疼痛、恶心或呕吐等。如果心肌缺氧严重或心电异常，完全无法有效泵血，就会发生心脏停搏。当心脏停止泵血后，大脑就会失去氧气供应，这就会导致患者意识丧失。如果不能迅速恢复心跳，患者很快就会死亡。心肺复苏、除颤器电击、冠状动脉支架植入或紧急手术等干预措施可以帮助恢复心脏泵血的功能，但前提是必须快速进行。

掌握了以上的基础知识，我们现在来虚构一个患者，就叫他约翰吧。

约翰是一位 82 岁的老烟枪，家住马萨诸塞州沃特敦，地处波士顿郊区，与几家能够治疗心脏病的波士顿大医院仅隔着一条查尔斯河。约翰的膝盖和髋关节都有关节炎，还能在街区内走动，但他坚决不会参加波士顿马拉松比赛。如果他在波士顿马拉松比赛前一天因心脏病发作而剧烈胸痛，紧急拨打了 911，救护车队应该能在几分钟内将他送到医院（救护车的灯光和警笛可以使道路畅通）。但如果他恰好在波士顿马拉松比赛当天心脏病发作，那么他将需要更长的时间才能到达医院。救护车可能会选择另一条更长的路线前往医院，或者缓慢地穿过马拉松赛场和人群。如果约翰没有坐救护车，而是选择让他的邻居开车送他去医院，那么差别会更大。

正如之前所提到的，马拉松比赛时间是事先安排好的，但不参加马拉松比赛的人心脏病发作的时间是随机的。现在，我们可以明确定义这个自然实验中的两组人：一组是在马拉松比赛当天心脏病发作的人，另一组是在比赛前后几天心脏病发作的人。

然而，如果我们仅基于一场独立的马拉松比赛来观察相关数据，就会存在一些问题。举例来说，2018 年波士顿马拉松比赛是在一个寒冷且刮风下雨的日子里举行的，比赛前后几天也同样寒冷。我们如果只研究这一场马拉松，可能会错误地估计马拉松对心脏病发作的影响，因为较低的气温更容易引发心脏病。这样一来，虽然我们可以估算出 2018 年波士顿马拉松比赛对这两组人群的影响，但这样的结果并不能代表波士顿马拉松比赛的总体情况。

更好的研究方法是考虑波士顿马拉松比赛的整体影响。我们可以通过观察多次波士顿马拉松比赛，取得每个比赛日前后的平均结果，并将其与所有比赛日的平均结果进行比较。更进一步，如果想要研究一般大型马拉松赛事的影响，我们可以综合多个城市多年来所有重要马拉松赛事前后的数据，然后将其与各个马拉松比赛日的情况进行比较。这种方法被称为“事件研究”，将更多的马拉松比赛整合到单一的分析中，有助于减少单个马拉松比赛中特殊情况（如天气等）对研究结果的影响。

在发表于《新英格兰医学杂志》的一项研究中，我们（巴普、犹他大学教授克莱·曼恩、康奈尔大学医学院的医生莱亚·韦德隆德，以及安德鲁·奥伦斯基）对 10 年间美国境内的 11 次不同的大型马拉松赛事[①]进行了研究，并提出了以下问题：在马拉松比赛日，那些没有参加马拉松比赛但恰好住在附近的人经历了什么？心脏病发作或心脏停搏的人在马拉松比赛日前后和当天的际遇有何不同？

为了获取那些没有参加马拉松比赛的患者信息，我们分析了年龄在 65 岁以上的患者中因心脏病发作或心脏停搏而住院的医疗保险数据。不过需要明确的是，我们选择这个年龄段，并不意味着 65 岁以上的人不适合参加马拉松。只不过相对而言，这个年龄组中参加比赛的人较少，而且患有心脏病和出现心脏停搏的患者很可能还患有其他慢性疾病，这些疾病也会妨碍他们参加比赛。因此，我们对 65 岁及以上的年龄组进行了评估，这可以减少因马拉松比赛引发的心脏问题造成的数据偏差，确保我们纳入的患者

---

① 波士顿、芝加哥、檀香山、休斯敦、洛杉矶、明尼阿波利斯、纽约、奥兰多、费城、西雅图和华盛顿特区。

完全是因为马拉松比赛以外的原因出现心脏问题的。[1]然后，结合医院位置和马拉松赛道的邮政编码数据，我们确定了在马拉松比赛日和在比赛日前后几周内在受马拉松比赛影响的医院中接受治疗的患者范围。最终，我们发现在这些受马拉松比赛影响的医院中，有 1 145 位患者在比赛当天因心脏病发作或心脏停搏而住院，另外还有 11 074 位患者在比赛日前后 5 周内因相同原因住院。

首先，可以直接观察到，每家医院中因心脏病发作或心脏停搏而住院的患者人数相近。这一发现传达了两个重要信息：第一，马拉松比赛并没有引发大量患有急性心脏病的老年患者涌入医院；第二，尽管马拉松比赛可能带来一些干扰和不便，但患者并没有因此而放弃接受针对这些疾病的治疗。不过，急性心脏病属于最严重的医疗急症之一，人们一般不太会因为马拉松比赛就耽误这类疾病的治疗，因此这样的结果也实属正常。

此外，那些在马拉松比赛日因心脏病住院的患者在年龄、性别、种族以及既往病史等方面与在马拉松比赛日前后住院的患者相似。因此，可以将在马拉松比赛前后住院的患者作为在比赛日住院患者的对照组。这意味着任何结果上的差异都可以安全地归因于与马拉松比赛相关的医疗护理变化。

在明确对照组和实验组的基线情况一致后，我们在实际分析

---

① 研究中患者的平均年龄约为 77 岁。在这些患者中，严重的慢性疾病非常普遍，50% 以上的患者患有充血性心力衰竭、高血压、高胆固醇血症和糖尿病。而且，患阿尔茨海默病、心房颤动、肾病、肺病、癌症和脑卒中的比例也不低。可以说，这一群体参加马拉松比赛的可能性极低。

中发现了什么呢？

在马拉松比赛日因心脏病发作或心脏停搏住院的患者中，有28.2% 的人在住院 30 天内死亡（这是衡量治疗效果的标准），而在比赛日临近的非马拉松比赛日住院的患者中，这一比例仅为24.9%，即马拉松比赛导致住院 30 天内的死亡率增加了 3.3 个百分点。[①] 也就是说，在大型马拉松比赛日，每 30 名会在 30 天内去世的心脏病发作或心脏停搏患者中，就有 1 名患者如果在非比赛日发病，便可幸存下来。

在进一步思考这一结果的意义之前，我们希望明确是马拉松以及马拉松造成的干扰导致了这种差异。因此，我们进行了一些额外的分析。首先，我们研究了一组因心脏病发作或心脏停搏而被附近其他医院（在马拉松比赛区域之外）收治的类似患者。这些患者会受到许多相同的地区因素（如当天的天气）的影响，但不会受到道路封闭造成的延误的影响，因为马拉松比赛不会以同样的方式阻塞他们所在地区的交通。我们预计这些医院在马拉松比赛日和非马拉松比赛日之间不会有太大差别，而实际情况也确实如此。

接下来，我们希望确认死亡率的差异不是由在马拉松比赛日提供的医疗服务有所不同引起的。比如，会不会有这种情况：专业的心脏病专科医生在马拉松比赛中做志愿者，无法为心脏病发作的患者提供正常治疗？为此，我们检查了患者队列中接受各

① 在调整后的统计模型中，我们考虑了 11 场马拉松赛事发生在星期几、在哪个城市举办、患者人群以及医院之间可能存在的差异，但排除这些因素后，结果没有发生改变。

种心脏救治流程的比例，包括经皮冠状动脉介入治疗（冠脉支架植入）、冠状动脉搭桥术或机械循环支持治疗等。分析结果再次表明，马拉松比赛日与非马拉松比赛日在医疗服务方面没有差别。

还有，会不会有患者在马拉松比赛日由于道路封闭等原因前往了不同的医疗机构就诊？在比赛期间，救护车是否更有可能将患者送往附近未受道路封闭影响的医院？一般来说，不受比赛影响的通常是医疗资源较少的社区医院，有没有可能这类医院的治疗效果比受到了马拉松赛事影响的大型医院要差？如果是这种情况，死亡率的上升很有可能是由患者就诊医院的不同造成的，而不是由急救运输的延误造成的。但是，与非比赛日相比，马拉松比赛日患者在不同医院之间的就诊分布没有发生变化。

经过以上的分析，我们已经可以很好地证明正是马拉松比赛造成的混乱对病人护理和死亡率结果产生了实质性影响，而且我们已经排除了最有可能混淆我们研究结果的变量：受马拉松比赛影响的医院与周围其他医院，除了地理位置，在其他方面没有什么差别；研究纳入的患者不包括心脏病发作的马拉松选手；[①] 患者接受的医疗服务没有区别；患者也没有因为交通问题去往资源更少、治疗效果更差的医院。

为了明确是不是患者转运时间造成了死亡率的差异，我们继

---

① 为了提高准确性，我们仅对患有 5 种或 5 种以上慢性疾病的极不可能参加马拉松比赛的患者进行了重复分析，而研究结果依然保持一致。此外，我们还进行了互联网检索，查找关于马拉松运动员死亡的新闻报道，但并未发现任何能够质疑我们假设的证据。

续研究了救护车的情况。虽然医疗保险数据库没有详细记录救护车的行程，但急救服务组织有这方面的数据。NEMSIS（美国国家紧急医疗服务信息系统）是一个全国性的数据库，从全美各地的救护车启动情况中收集数据，其中包括救护车响应地点、行驶时间和行驶距离等详细信息，以及病人护理的具体情况。利用 NEMSIS 的数据，我们可以比较马拉松比赛日和其他日期的救护车实际情况，以及受马拉松比赛影响地区和未受影响地区的救护车运行情况。

我们发现，在马拉松比赛日的早晨，附近的道路会被封闭，救护车的运送时间（从现场到医院）平均为 18.1 分钟，而在非马拉松比赛日，这一时间为 13.7 分钟，相差 4.4 分钟。值得注意的是，救护车行驶的里程数并无差异，这表明救护车是被延误了，而不是转往其他医院或被迫走更长的路线。与此同时，在未受马拉松封路影响的附近区域，马拉松比赛日与非马拉松比赛日的救护车运送时间没有差异，这也在意料之中。还有，马拉松比赛通常是在上午进行的，当我们研究马拉松比赛日晚上的救护车运送时间时（此时道路已经恢复开放），上述影响就消失了。

我们还可以用救护车的数据调查另一种潜在可能性。也许在马拉松比赛日，人们会延迟拨打 911，因为人人都知道此时去医院会很麻烦。如果是这样，也许患者愿意多等一会儿，看看胸痛或胸部不适等症状是否会自行缓解。如果拨打急救电话的时间延迟了，患者就医时间更晚，心脏的损伤程度也会更严重，那么在马拉松比赛日，相关死亡率就会上升。但数据显示，拨打急救电话的时间没有差异，这表明患者本身的延误并不是罪魁祸首。

至此我们可以认为，与马拉松相关的道路封闭确实延误了救护车，致使更多心脏病发作和心脏停搏的老年患者因此离世。我们永远不会忘记 2013 年波士顿马拉松比赛中的恐怖袭击造成了 3 人无辜丧生，但这一研究表明，与马拉松相关的干扰每年可能会在美国各地导致更多的死亡，尤其是对当地老年患者来说。此外，研究还证明，即使是短短几分钟的救治延误，也可能在心脏病发作或心脏停搏患者身上产生生死攸关的影响。

看来，巴普的妻子的确问到点子上了。

• • •

如果马拉松比赛会给参赛者和当地社区带来这么高的风险，我们是否应该取消所有的马拉松比赛呢？当然不是。我们不会因为流感疫苗或 ADHD 的诊断风险就要求所有小孩都必须出生在秋季（参见前两章内容），也同样不会因为本研究的发现就建议取消所有马拉松比赛。马拉松激励着许多人参与长跑运动，它对公共健康的好处远远大于这里提到的相关危害。但是，我们的研究还是提供了一定的证据，证明这项活动不仅会给参与者本身带来直接的健康风险，也会给周围社区的居民带来间接的健康风险。现在的问题是，我们应该采取什么措施来应对这一问题？

我们注意到，对应对心脏病发作和心脏停搏来说，时间至关重要。在急诊医学中，时间就是生命：我们等待治疗的时间越长，就会有越多心肌细胞死亡进而导致心脏更加衰弱。如果旁观者能够迅速地进行心肺复苏和/或使用自动除颤器，[①]救护车能够更快地到达医院，医院能够迅速提供明确的治疗，患者心脏的损伤就可以得到最大程度的挽救。但是，多快才算够快？无论是对于心脏急症还是其他医疗问题，这个问题都不好回答。为了了解其中的一些挑战，让我们来看看心脏停搏治疗过程的开端：心肺复苏。

2004年，美国疾病控制与预防中心与埃默里大学合作建立了“提高存活率的心脏停搏登记”（CARES）数据库，该数据库收集了全美数十万例院外心脏停搏病例的数据。他们早期的一项研究调查了约2.8万例心脏停搏病例，在这些病例中，如果在等待急救医疗队到达时附近的人立即对其进行了心肺复苏（即“旁观者心肺复苏”），患者存活的概率就会显著增加，这种情况下患者的存活率为11.2%，而未进行过旁观者心肺复苏的患者存活率为7.0%。在瑞典进行的一项类似研究中，在等待急救医疗队时接受心肺复苏的患者存活率为10.5%，而未接受心肺复苏的患者存活率为4.0%。综合来看，来自不同地区的类似研究的结果都表明，在患者心脏停搏时迅速进行旁观者心肺复苏可以显著提高其生存概率。

---

① 每个人都应该接受进行心肺复苏和使用自动体外除颤器（AED）的培训。当在医院外遇到心脏停搏的患者时，旁观者如果能够立即拨打911，并对其进行心肺复苏，同时在等待救护车到达时使用自动体外除颤器，就会对患者存活带来极大的帮助，因为每秒钟的延迟都可能影响生死。许多组织，如美国红十字会，都提供了相关的培训课程，其中许多是线上课程，这对许多人来说都是一种能够挽救生命的知识和技能。

这些研究没有告诉我们的是，早期心肺复苏对提高存活率有多大程度的影响。尽管我们可以合理地假设早期采取心肺复苏措施能够提高患者的存活率，但实际上，早期心肺复苏在其中的贡献有多大尚不明确。有可能是早期心肺复苏与改善存活率的其他因素相关，无论是否进行了该操作，这些因素都有可能提高患者的存活率。比如，如果生活在高收入社区的患者，比生活在低收入社区的患者更有可能接受早期心肺复苏，而且一般情况下存活率更高，这就可能会使得早期心肺复苏的益处看起来比实际更大。当收入、年龄、性别、种族、教育水平、地理位置等多个因素同时与干预措施（本例中为早期心肺复苏）和相关结果（本例中为存活率）都有关联时，我们就更难确定干预措施的实际效果到底如何。

这就是经济学家、统计学家和流行病学家所说的混杂。现在，你应该已经对这个专业术语有所了解了。为了更清楚地解释这个概念，我们来看一个例子。一位研究人员想要探究，在SAT（美国学习能力倾向测验，即美国大学入学考试）中，参加预科课程的学生相较于自学预科教材的学生，是否会取得更好的成绩。于是，他找来 100 名参加预科课程的学生和另外 100 名自学预科教材的学生，比较了他们的 SAT 成绩。结果显示，参加预科课程的学生平均成绩比用教材自学的学生高出 75 分。那么，我们是否可以断定参加预科课程能使学生考试成绩比自学教材高出 75 分？尽管上课的成效可能优于自学，但我们必须考虑其他有可能提高 SAT 分数且与参加课程相关的因素。其中很重要的一点就是家庭财富：来自富裕家庭的学生往往在 SAT 中会有更好的表现，这涉及多种原因，而且这些早期优势会逐渐累积。再者，参加 SAT 预科课程可能需要花数百美元甚至更高昂的费用，而一本预科教材仅需约 20 美元。这意味着，家庭条件优越的学生会更倾向于参加预科课程，因为他们负担得起。然而，由于这些学生家庭背景较好，无论他们选择上课还是自学，他们在 SAT 中的平均分数都可能更高。

所以，尽管参加预科课程的学生平均成绩高于使用教材自学的学生，我们还是不能单纯地认为这是预科课程的效果。其他因素，如家庭收入水平，也可能是影响学生 SAT 成绩的重要因素。

因此，我们无法确定这 75 分的差距是否真实地反映了预科课程的优越性，抑或高分数段富裕家庭孩子在预科课程参与群体中占据了更高的比例。实际上，这两种可能性或许同时存在。

在这种情况下，我们可以说家庭收入水平混淆了预科课程与考试成绩之间的关系，或者简单地说，家庭收入水平是一个“混杂因素”。

有两种方法可以在研究中避免这些混杂因素。首先，如果我们能够准确测量这些因素，即每一个可能的影响因素，我们就可以在分析中进行统计调整。通过调整，我们可以量化预科课程对考试成绩的实际影响。然后，我们可以通过测量混杂因素与我们所关注的结果（例如，财富和 SAT 分数）之间的关系，并将它们相加，来实现我们的目标。如果我们已经考虑了每一个可能的影响因素，我们就可以估算出相关暴露在多大程度上导致了结果的变化。在我们的例子中，如果我们知道单凭财富就能提高 SAT

分数，我们就可以将这种影响与预科课程的具体影响（如果有）区分开来。

然而，如果无法准确量化每个可能的混杂因素的影响，我们就无法对其进行调整。此时，我们只能采用第二种方法：随机化。大多数药物有效性研究通常会采用随机试验。将患者随机分配到实验组或对照组，可以消除干预措施与潜在混杂因素之间的相互干扰。无论是易于测量的因素（如年龄），还是我们难以测量甚至不知道其存在的因素（如患者的教育水平、收入或家庭支持），都可能与药物使用和疗效相关。

在 SAT 的案例中，即使我们考虑了家庭收入水平，但其他潜在因素（如父母的教育程度、父母的职业以及当地学校的教学质量等）也可能会对研究结果产生干扰。所有这些因素都可能对 SAT 分数产生影响，就像害虫一样，一旦发现一只，就意味着在看不见的地方可能存在更多害虫。实际上，这些干扰因素数量众多，因此在进行分析时很难完全排除其影响。

因此，我们如果真的想了解预科课程对 SAT 分数的影响，随机化是可行的办法。只要孩子们被随机分配到不同的组别，并有足够多的参与者，我们最终就应该能够在每个组别中找到数量相近的来自富裕家庭的孩子（以及父母教育程度不同、就读于不同学校的孩子）。如果通过随机化各组能够达到平衡，这就意味着财富或任何已知或未知因素的影响也将在两组之间实现平衡。因此，在实验结束后，我们能够将两组之间的任何差异归因于我们假设的差异因素（在本例中，即参加预科课程与自学预科教材）。

换句话说，随机化可以让我们确定因果关系。

2012年，瑞典斯德哥尔摩的研究人员希望评估早期旁观者心肺复苏的有效性，因此进行了一项随机试验。他们招募了数千名接受过心肺复苏训练的志愿者，并使用了一个手机定位系统，该系统可以确定志愿者是否在心脏停搏患者周围500米内。如果紧急事件发生时周围有志愿者，该系统就会召唤一名志愿者前往现场进行旁观者心肺复苏。在实验中，当接到心脏停搏的急救电话时，患者会被随机分配到实验组或对照组。实验组会通知附近的志愿者赶往现场协助急救，直到急救人员赶到；而对照组则按常规处理紧急情况，无志愿者协助。

在研究期间，该团队共记录了667起心脏停搏事件。其中，306人被随机分配到有志愿者协助的组别，而其余361人则接受了常规护理并等待救护车救援。显然，在派遣志愿者的组别，旁观者心肺复苏的发生率要高于未派遣志愿者的组别（实验组为62%，对照组为48%），这显示了移动技术提高旁观者心肺复苏发生率的潜力。虽然最终的存活率数据显示实验组（11.2%）略高于对照组（8.6%），但这一差异并未达到统计显著性。不过，这一发现仍然支持了实施早期心肺复苏可能提高患者存活率的观点，值得进一步探讨。

类似本项研究和马拉松研究这样的项目，其价值并不仅仅在于证实我们已经知道的事实，即心脏病急症治疗的及时性至关重要。这一点，任何一个在急诊科工作过一天的人都能告诉你。这些研究的力量在于能够将这些影响量化，以分钟和秒为单位，以存活率和死亡率为单位，用真实的数字说明及时救援的价值。只有掌握了这些数字，立法者、城市规划人员和医院管理人员才能最有效地决定如何更好地分配那些关系到生命的金钱和资源。

• • •

急救人员经常面临混乱、紧张的情境，最佳的救治方案往往并不明确。他们必须能够在这种情况下保持专注并迅速做出决定。这些决定通常非常复杂，并且可能带来严重的后果。因此，急救人员的英勇之处就是在压力下保持冷静并做出正确的决策，争分夺秒地拯救患者的生命。

截至目前，我们对所有急救医疗团队一视同仁。但实际上，急救医疗团队根据其专业能力和配备的设备可以被分为不同的级别，响应大多数 911 电话的救护车往往属于两类：BLS（basic life support，意为基本生命支持）和 ALS（advanced life support，意为高级生命支持）[①]。BLS 救护车团队由急救医疗技术人员组成，他们能够提供某些基本的无创治疗，并在必要时进行心肺复苏。而 ALS 救护车团队通常配备有急救医生和一名辅助医务人员。由于辅助医务人员经过高级培训，所以 ALS 团队能够进行

① 在某些情况下，还有其他类型的专业急救团队参与，但它们的数量比典型的 BLS 和 ALS 团队要少得多。

静脉注射、心电图[1]检查、心电监测以及气管插管等操作。这使得 ALS 团队在现场治疗病人时有更多选择，而 BLS 团队只能尽快将患者送到医院急诊科，让其接受更先进的治疗。当 911 调度员接到心脏停搏的报警电话时，他们通常会在有条件的情况下尽量派遣 ALS 团队前往现场，但在无法满足所有需求的情况下，派遣其他救护车进行救援也比没有救援要好。

我们的问题是：ALS 救护车团队是否真的能带来比 BLS 救护车团队更好的救援结果？如果是，好的程度是多少？

在芝加哥大学卫生政策研究员普拉奇・桑加维领导的一项研究中，我们（巴普、哈佛大学经济学家约瑟夫・纽豪斯和哈佛大学统计学家艾伦・扎斯拉夫斯基）试图探究 BLS 团队和 ALS 团队在救治心脏停搏患者时的不同之处。我们深入分析了医疗保险数据，并从中找到了约 3.3 万例心脏停搏的 911 急救案例。在这些案例中，5% 的患者由 BLS 团队救治，而 95% 的患者由 ALS 团队救治。

乍一看，原始数据与我们的直觉相悖。由 BLS 团队转运的病人的存活率为 13.1%，而由 ALS 团队转运的病人的存活率为 9.6%，两者相差 3.5 个百分点，似乎是 BLS 团队更胜一筹。我们应该如何看待这些数字？为什么由更先进的急救手段治疗的患

① 心电图［ECG，你可能更熟悉 EKG（Elektrokardiogramm 的缩写），使用这一名称旨在向开发心电图的德国医生致敬］可用于检测心脏电活动。在大多数严重的心脏急症中，心脏电活动都会发生改变。训练有素的人可以通过心电图发现危及生命的心脏问题。

者却更容易死亡？

首先，我们需要排除混杂因素。有没有可能一开始就接受 BLS 团队治疗的患者本身就更有可能存活下来？也许他们的病情没有那么严重，所以才会被分配给 BLS 团队？我们进行了一项调整分析，将 ALS 团队的病例和 BLS 团队的病例进行匹配，我们预期所有病例接受 ALS 团队治疗的可能性是相同的。[①] 经过这样的调整，结果仍然相似：BLS 团队治疗的患者的存活率比 ALS 团队治疗的患者高 3.9 个百分点。

还有其他因素可能会对结果产生影响。比如，ALS 团队可能更倾向于接诊病情最严重的患者，这类患者的初始存活率可能已经比较低。在缺乏随机事件（如马拉松比赛）的情况下，这种可能性总是存在的，我们不能将其排除在外。

但是，ALS 团队有没有可能在无意中做了一些有害的事情，做了一些 BLS 团队做不到或没有做的事情？

当 ALS 团队到达患者心脏停搏的现场时，团队成员需要做出关键的抉择：是在现场利用先进的治疗方法尝试恢复患者的心脏搏动，然后将患者抬上救护车送往医院；还是立即将患者抬上

---

① 这种方法被称为“倾向评分匹配”，通过使用预测模型来尝试创建一个反事实群体。在初始阶段，我们假设这个群体接受某种治疗的可能性是相同的。但随后我们发现，这个群体中的个体要么接受了治疗，要么没有接受治疗。我们会研究接受干预的个体（由 ALS 团队治疗的患者）和未接受干预的个体（由 BLS 团队治疗的患者）之间的结果差异。然而，这种技术无法造就完美的自然实验，因为我们的匹配只能达到我们创建模型的精度，而且缺乏自然随机化来排除我们未知或未测量的影响因素。

救护车，在前往医院的途中继续进行抢救？这个决定并不容易，因为每种选择都有其利弊。一方面，如果在转运前对患者进行治疗，可以让急救团队尽早提供高质量的心肺复苏，也有研究证据表明尽早地开始心肺复苏对患者更为有益。但是，另一方面，如果心脏停搏的根本原因是严重的心脏病发作，那么立即将患者送往医院以便尽快进行重大干预可能是更为明智的选择。因此，在决定采取哪种策略时，需要权衡各种因素。

英属哥伦比亚大学的一个研究小组对北美约 4.4 万名心脏停搏患者进行了研究，观察了在现场接受治疗的患者与在心脏停搏状态下被送往医院的患者在存活率上的差异。在4.4万名患者中，约 74% 的患者在现场得到了抢救，其余 26% 的患者则在心脏停搏时被直接送往医院。他们对每个组别进行了统计分析，发现在现场进行抢救的人中，有 12.6% 能在住院期间存活下来。在心脏停搏期间被直接送往医院的人中，只有 3.8% 的人存活下来。两组的存活率差异显著，这似乎能够证明立即在现场进行抢救可能是更有效的方法。

然而，与上一项研究类似，研究人员必须考虑到这样一种可能性，即与那些在心脏停搏时无法抢救并因此被直接送往医院的患者相比，在现场抢救成功的患者很有可能一开始就症状较轻、更有可能存活下来。为了解决这个问题，研究人员进行了配对分析并重新比较了结果。经过这一调整后，结果显示，在现场接受治疗的患者的存活率比那些在心脏停搏期间被送往医院的患者高出 4.6 个百分点。这项研究的结果表明，现场抢救的方法——实际上只有 ALS 团队才能使用的方法——比立即将患者送往医院的方法更好。

现在就出现了两项研究的结论相悖的情况，第一项研究认为直接将患者送往医院效果更好，而第二项研究则显示立刻开展现场急救效果更好。然而，这两项研究都存在相同的局限性：缺乏真正的随机事件，无法完全排除可能影响结果的混杂因素。鉴于这些研究结果的模糊性，我们很难断定急救团队根据自身训练、经验和对患者的评估，在现场急救和直接送往医院之间做出的选择是否正确。

这种不确定性反而强调了自然实验的重要性。在利用自然发生的随机性时，我们可以不必担心预测模型可能遗漏的混杂因素，并对研究得出的结论更具信心。[①] 然而，挑战始终在于如何在现实世界中找出这些随机事件，这就是为什么我们的科研嗅觉需要始终保持敏锐。

• • •

现在我们已经明确，在心脏急症的救治中，时间就是生命，

① 在一项针对包括心脏病发作在内的多种疾病的后续研究中，我们利用了 ALS 团队可用性的地区差异：与居住在 ALS 团队可用性较低地区的类似患者相比，ALS 团队在某一地区的可用性越高，该地区患者获得 ALS 团队服务的可能性就越大。我们发现，在外伤、脑卒中和心脏病发作方面，由 ALS 团队治疗的患者的死亡率高于 BLS 团队，而在严重呼吸问题方面，死亡率则没有差异。参见桑哈维等人发表的《院外医疗急救基础生命支持与高级生命支持的结果》一文。

每一分钟都至关重要。然而，心脏病发作和心脏停搏通常表现为突发离散事件，需要立即救治，但其他许多医疗状况与之不同，确定采取行动的速度并不总是那么简单。事实上，准确把握护理时机是医学技术的重要组成部分。在医院照护患有多种慢性疾病的患者时，我们经常需要权衡哪些检查和治疗需要优先进行，哪些可以推迟。由于可以同时进行的检查和治疗非常有限，所以在选择优先进行一种治疗时，必然会延误另一种治疗。

让我们以一位主治医师为一位主诉疲劳一周的患者看病为例。导致疲劳的因素有很多，医生可以通过询问患者的健康状况、生活方式或最近接触的潜在感染情况来缩小诊断的范围，但他仍然面临如何确定检查内容和时机的挑战。医生需要权衡是立即进行检查，还是等待几天，看看疲劳是否会自行缓解。在这个决策过程中，有没有严谨的证据来指导医生做出决定？还是说医生必须单纯依靠直觉和经验来进行判断？

“观察等待”，有些医生称之为“时间疗法”，在很多情况下是明智的做法，因为许多疾病会随着时间的推移而自然好转。等待不仅可以减少对不需要治疗的患者进行额外治疗的风险（接下来的章节中将详细介绍），而且还能提供有用的诊断信息，因为观察患者的病情随着时间的推移是改善还是恶化，有助于我们更准确地了解他们可能面临的问题。但我们也需要明确，长期延误治疗也会带来相应的风险，并可能导致严重的后果。例如，持续的疲劳可能与癌症、感染和抑郁等严重疾病有关，对这些疾病的治疗延误可能会带来巨大的风险。总而言之，平衡快速干预和延迟治疗的风险是医疗决策的核心内容之一。

以重症监护室为例，当患者出现严重的细菌感染并患上败血症时，最理想的处理是在几分钟内为他们注射抗生素。然而，如果感染情况并不严重，患者也没有出现脓毒症的症状，并且自我感觉身体状况良好，想要回家进行观察，那么医生在决定是否使用抗生素之前可以等待多久呢？是几分钟、几小时，还是一两天？是否每位患者都需要使用抗生素？实际上，每种类型的感染各不相同，我们在做出决定时，通常缺乏可以依据的科学研究，因此一般会选择尽早采取行动。

在癌症治疗方面，也存在类似的不确定性。尽管大多数癌症的理想治疗时间是宜早不宜迟，但只有部分癌症属于需要立即治疗的急症（例如，某些类型的癌症如果在周末被确诊，甚至需要立即在周末进行治疗）。对于其他癌症，我们究竟可以等待多久再开始治疗，才不会对患者产生有害影响呢？是一两天？一周？还是两周？

还有，当患者因摔倒导致髋部骨折时，通常需要进行手术修复，但这类手术不属于紧急治疗。如果医院的手术日程繁忙，患者可以等待一段时间再进行髋关节修复。但是，等待多长时间才算是延误治疗呢？是几个小时，还是几天？

对于这些问题，答案往往并不明确，这确实令人感到沮丧。然而，既然你已成为专业的医疗决策者，并掌握了通过观察随机现象来优化医疗保健措施的思维模式，那么你应该知道哪些研究可能为我们要找的答案提供线索。让我们将这些技能运用起来吧，集思广益，看看自然实验如何帮助我们确定何时需要进行医疗护理，这可是我们每个人在生活中或多或少都会遇到的问题。

我们先从肺炎说起，治疗肺炎通常需要使用抗生素，如果不及时治疗，可能会造成严重后果。我们可以就此提出这样一系列问题：轻度肺炎患者到底应不应该使用抗生素？应该让他们立即入院治疗，还是可以再观察一两天？在没有随机试验的情况下，我们如何才能找到答案？是否有一些自然发生的事件会加速或推迟某些肺炎患者接受治疗？

其中一个办法是利用人们不愿在节假日就医的心理——在节假日里，即使身体不太舒服，大多数人也更愿意在家与亲朋好友团聚。对病情较轻的肺炎患者来说，和周末连在一起的假期（如美国阵亡将士纪念日和劳动节都设在周一，周六、周日、周一连起来放假三天）可能会让他们将治疗推迟到周二。假定在节假日后的周二来就诊的患者中，有一部分已经将就诊时间推迟了一到两天，那么我们能否对在节假日后的周二就诊的肺炎患者与在其他的周二就诊的患者的情况进行比较呢？如果肺炎治疗延迟一到两天确实会影响治疗效果，那么我们应该看到，在节假日后的周二就诊的肺炎患者的病情应该比在一般周二就诊的肺炎患者的严重（比如更有可能住进重症监护室）。

还有，在癌症相关的研究中，有些癌症会经过多年缓慢发展，因此被确诊后，肿瘤科专家或外科医生可能会认为并不需要紧急治疗（与急性白血病不同，后者一旦确诊就需要立即治疗）。然而，如果没有随机试验，我们如何确定延迟一天、一周或一个月是否会对患者产生更糟糕的影响呢？在这里，自然实验可以再次提供解决思路。对癌症患者来说，一些随机的因素可能会决定他们在接受治疗前需要等待多长时间，比如癌症医疗中心的预约时间。我们可以对相同种类癌症的患者进行如下分组。一组患者在癌症医疗中心进行装修时接受治疗，因此等待时间较长。另一组患者则在正常时间接受治疗，这样的比较也许可以提供一些证据。

或者还可以采取另一种方法。每年都会有几种新的抗癌药物获得批准，肿瘤科医生和患者可能会突然间获得这些新的治疗方法。比如，当一种新药问世并改变了治疗格局，为难以控制的癌症提供了新的附加治疗方案时，许多肿瘤科医生都会希望在新药上市后立即给病人使用这种药物。那么，在药物获批后被诊断出患有这种癌症的患者将立即得到这种药物，因为当他们开始得到治疗时，这种药物已经上市了。然而，对于在批准日期前一个月确诊的患者，他们需要在原有疗程的基础上等待一个月才能获得新药；而在批准日期前两个月确诊的患者，则需要等待两个月才能获得新药。由于新药的获批和上市时间与患者确诊癌症的时间无关，这样就形成了一个自然实验，患者被“分配”到零个月、一个月或两个月的延迟期。通过比较这几组患者的治疗结果，我们就可以评估延迟这种强效新药治疗的效果。

最后，我们来聊聊髋骨骨折的问题。当患者不慎摔倒导致髋骨骨折时，在严重的情况下可能需要进行手术修复。然而，大多数这类手术并不需要紧急处理。现有的临床试验数据表明，这类手术应该在 48 小时内完成。如果我们想了解更短的延迟时间（比如 12 小时）对治疗效果的影响，我们可以比较在医院的骨科医生出差或休假时髋骨骨折的患者（延迟手术）的治疗效果与在没有外科医生缺席时髋骨骨折的患者（及时手术）的治疗效果。通过这种方式，我们可以观察到更短延迟时间对治疗结果的影响。

这些假设不过是不完美的初步思路，需要进一步探讨和验证。比如，那些可以选择等到周二再接受肺炎治疗的患者，可能只是因为病情较轻而做出了这样的决定；癌症中心的装修可能只耽误了一天，而这一天的时间还不足以产生明显的差异；骨科医生的休假可能也不会对手术排班产生我们预期的影响。然而，这些例子仍有助于读者理解我们这些专注于自然实验领域的研究人员的思维方式。正如我们所见，要找到理想的答案，通常需要先学会提出正确的问题。

• • •

在下一章中，我们将探讨心脏急症护理的下一阶段：由心内科医生提供的院内护理。我们将把焦点转向一个重要问题——“当心内科医生外出开会或休假时，患者的治疗情况会受到怎样的影响？”

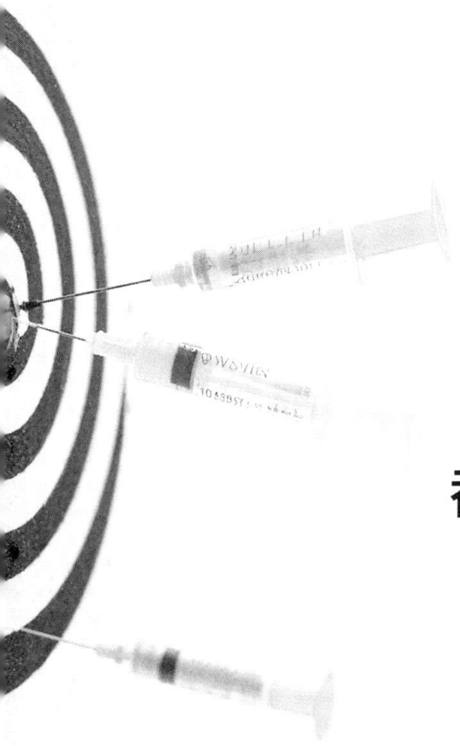

第 6 章

所有心脏病专家都出差了，怎么办？

在医学院学习的过程中，医学生需要摄取海量的医学知识，包括人体结构、正常生理功能以及疾病状态的解析等。我的导师曾经非常贴切地把这个过程比喻为从高压消防水龙头里喝水，这样的高压过程是每个医生成长的必经之路。

为了帮助学生更好地记住关键信息，医学院的老师经常采用讲述临床小故事的方式。通过将事实和数字与特定病人的具体情况（通常是假设的）结合，这些信息变得更容易被学生牢记。这种方法不仅提供了具体的细节，还给出了具体的治疗方案。这些“临床小故事”可以作为学习新课题时的锚点，比如识别狼疮的体征和症状，或者治疗 2 型糖尿病的方法，这种形式可以帮助我们更好地理解和记忆。

那么，让我们以一个临床小故事作为本章的开头吧。故事的主人公是虚构的，但她的经历却是根据我们多年来照护过的真实病例构建的。我们就叫她罗伯塔吧。

罗伯塔是一位77岁的老人，住在郊区一栋两居室的房子里。就年龄而言，她的健康状况还算不错。她体重超标约15磅[①]，有10年的吸烟史，但在第一个孩子出生后就戒烟了。她还有高血压，需要服药治疗。

在一个秋季的星期天早上，罗伯塔决定清理一下前院的落叶。她出门开始进行清扫工作，然而，大约20分钟后，她已经气喘吁吁，需要坐下来休息。经过5分钟的短暂休息，罗伯塔继续清扫落叶，但很快她又感到呼吸困难。尽管如此，她还是选择了坚持，直到她突然感到胸部一阵紧缩，同时开始感到恶心。于是，罗伯塔立刻坐下，掏出手机拨打了911。在等待医护人员到来的过程中，罗伯塔静静坐着，感到胸口有持续的压迫感。

一辆救护车鸣着警笛，闪烁着警灯，停在了她家门前。一名医护人员和一名急救医生迅速将她抬上了救护车。她的心跳很快，但血压正常。他们询问了她的过敏史和病史，她回答说只是有高血压。然后医护人员将电极固定在她的胸前，进行了心电图检查，以便分析她的心电活动。

“女士，看来你可能是心脏病发作了，”医护人员看了心电图仪打印出来的结果后告诉罗伯塔，“我们会尽快把你送到最近的大医院，让他们对你进行治疗。现在，你需要嚼碎并吞下这颗阿司匹林。”他说着递给罗伯塔一小片药片。罗伯塔此时担心自己性命难保，她嚼碎了药片，紧紧握住医护人员的手。

① 1磅 = 0.453 6千克。——编者注

救护车提前向附近的大学附属医院发送了消息，该医院负责治疗该地区大多数心脏病发作的患者。当他们到达医院时，罗伯塔的症状并没有好转，在一片慌乱中，她被抬下救护车，送进了急诊室。在那里，医生和护士已经做好了准备。医护人员向一位穿着崭新白大褂的年轻心内科医生转述了事情的经过。

“我们会好好照顾你的，”她说，“我保证。”随后，心内科医生向罗伯塔解释，可能需要对她的心脏进行侵入性手术，目前看来，她的心脏出现了部分堵塞，这导致血流减少，引发了心脏病。

“你确定吗？”罗伯塔紧张地问道。

“我们还要再做一些检查。看看检查的结果，也有可能不需要做手术。”

罗伯塔焦急地点点头，表示理解。

这位医生顺便补充道：“通常负责手术的同事正在出差参加学术会议，别担心，如果你需要手术，我们也可以做。”

“好吧，”罗伯塔犹豫着回答，“尽你们所能吧。”

• • •

根据会展行业组织“活动行业理事会”的统计，全世界每年有超过 10 亿人参加展会、大型会议或商务活动，为这个价值数万亿美元的行业做出了贡献。也许你也参加过这些活动，比如，作为几十家小企业之一参加当地的贸易展；和伴侣作为几百对订婚夫妇之一参加地区性的婚礼博览会并寻找摄影师；或者作为数万名漫画爱好者之一参加圣迭戈一年一度的动漫展。

这些会展的确有很多优点。首先，它们能够为人们提供大量的信息，帮助人们更好地了解各种人、产品和服务。参会者或参展者有机会接触到各种各样的思想，拓宽视野，提升自我。同时，他们可能会暂时忘却日常生活中的琐碎烦恼，沉浸在这种精神世界的享受中。但它们也有其不足之处，有时，参会者可能会感到自己像是实验室里的小白鼠，置身于迷宫般的展位中，在荧光灯的照射下，被各种复杂的环境和陌生的场景所困扰。

每年有数以万计的医生参加医学专业会议，这些会议通常由其专业领域的大型组织每年举办一次。这些会议可能会带来很多乐趣，包括与老朋友和同事相聚、聆听顶尖专家的讲座、展示研究成果，甚至参加使用尖端医疗设备的实践研讨会。虽然这些可能不符合普遍意义上的“乐趣”，但对工作繁忙的医生来说，这些会议提供了一个绝佳的理由，让他们可以在参会的同时，陪伴家人，共同前往热门旅游胜地观光游览。

两个大型心脏病学会，即美国心脏协会和美国心脏病学会，每年都会举行大型会议。参加这些会议的医务人员多达2万人，其中许多人是执业心内科医生。其他医学专科的情况也是如此，这些专科每年在全球范围举办数百次大型会议，每次会议通常会吸引数千名医生参加。

这样高密度的学术会议导致我们经常会遇到这种情况：试图联系一位同事，因为他的病人需要治疗，却发现他恰好在拉斯维加斯、新奥尔良、芝加哥或者别的什么地方参加学术会议。为了解决这个问题，通常会有其他医生来替代这位同事完成工作。他们可能是经验丰富的医生，因为某些原因没有参加此次学术会议，也可能是某些资历较浅的医生，由于没有研究成果或发言任务而选择不去参会。不管是什么样的医生暂时顶替了这位同事的工作，都意味着该科室的实际工作人数减少了。

但是，患者的心脏病不会因为日程表上有全美心脏病学会议就不发作。正如我们之前描述的流程，无论是否有学术会议，当患者突发心脏病并拨打 911 时，急救团队都会将患者送往附近具备救治能力的医院。在大城市中，这类具备专业能力的医院通常都是大型学术医疗中心。

这些机构之所以被称为“学术”医疗中心，是因为它们隶属于医学院。这些大型“教学医院”（有时人们会这样称呼它们）的医生不仅为患者提供医疗服务，还从事大量医学研究工作。这样的医院往往也是最先推出最新疗法的地方。虽然我们两位作者的研究可能并未涉及开发最新的外科技术或新型癌症疗法，但我们与许多在学术中心工作的人一样，都享受着这些工作环境所提供的科研氛围。在这里，下一个重大的医学突破可能就隐藏在任何一扇门之后。

在心脏病学领域，学术医疗中心发挥着引领者的作用，致力于不断提供并改进针对心脏问题的先进治疗方法。这些医疗中心通常都配备了先进的“心导管室”。这是一类特殊的手术室，在这里，受过高级培训的心内科医生可以对心脏病发作的患者迅速实施经皮冠状动脉介入治疗，也就是在冠状动脉上安装支架，以缓解导致心脏病发作的堵塞。一些学术医疗中心不仅能为患者提供专门的手术，还拥有具备处理复杂心脏问题能力的专业医生团队，比如泵血功能不足（心力衰竭）或心脏电活动紊乱（心律失常）。这些医疗中心是心脏病学研究和治疗的汇聚点，能为患者提供最全面、最高水平的医疗服务。

与任何工作场所一样，如果有同事缺席，无论是因为参加会议、休育儿假、担任陪审员还是因病请假等，都可能会导致沟通不畅、错误和疏忽。在医学领域，这种影响可能更为严重，因为每一个决定都可能直接影响到患者的生命健康。

常识普遍认为，医院的医生数量变少是不利的。比如，当医院在周末人手不足时，心脏病发作等急诊患者可能无法得到及时且有效的治疗，从而影响治疗效果。然而，医生数量变少是否就一定会对医疗质量和患者安全产生负面影响？心脏病学会议或许能为我们揭示这一问题的答案。

让我们回到40多年前。在1983年，耶路撒冷的医生们开始了历史上规模最大的一次罢工。在大约4个月的时间里，医生们决定停止提供除重要医疗服务（紧急状况的处理、重症患者的救治以及生命维持系统的运作等）之外的所有服务，以此为手段与政府就工资问题进行谈判。因此，许多选择性手术被推迟，仅有几个临时救助站分布在城市周围，为患者提供门诊治疗。

耶路撒冷医院的医生数量大幅减少，由于此次罢工与病人的健康状况无直接关联，并非因人口健康状况的突变而发生，这就为自然实验提供了绝佳机会。在罢工前或罢工结束后生病的病人被归为对照组，他们在正常时间接受了治疗。而那些在罢工期间生病的患者则被视为干预组。对后一组人来说，医生数量的减少是否意味着医疗水平的下降呢？

耶路撒冷希伯来大学的一组研究人员对罢工前后的死亡记录进行了分析。令人惊讶的是，结果显示，罢工期间的死亡人数与罢工前、罢工结束后，以及前一年同期相比，并没有出现显著增加。这表明，除重要医疗服务外，医生的缺席并没有导致死亡率明显上升。然而，这并不意味着患者没有受到其他方面的影响，医疗延误可能还是产生了其他并不明显的影响。

自 1983 年以色列的那次医生罢工以来，针对世界各地其他医生罢工[①]的研究也显示，在罢工期间，死亡率要么保持稳定，要么甚至有所降低。这使得许多人得出结论：医生数量越多并不一定意味着诊疗状况就越好（在基本服务仍然可用的情况下）。

我们虚构的病人罗伯塔，在全美心脏病学会议召开期间，因心脏病发作被送进医院。这一切对她意味着什么呢？她因为通常负责手术的心内科医生缺席而感到焦虑，这种焦虑是否有根据呢？或者，根据我们上述的研究，她是否应该感到松一口气？

---

① 很难确定罢工期间死亡率下降的确切原因，但可能是因为停止了选择性或半选择性手术（这些手术的死亡风险虽小，但确实存在），或推迟提供其他有风险的医疗服务。

• • •

心脏病学会议提供了一个绝佳的机会，让我们能够深入研究医生人数减少对患者治疗效果的影响。但在进一步探讨之前，我们（巴普、加州大学旧金山分校肿瘤科医生兼卫生政策研究员维奈·普拉萨德、南加州大学经济学家达纳·戈德曼和约翰·罗姆利）需要先解答一个关键问题：当前情况是否符合自然实验的条件？

在上一章中，我们的自然实验依赖于一个假设，即无论当天是否有马拉松比赛，心脏停搏或心脏病发作的患者都会发病。在研究以色列的医生罢工事件时，我们同样假设无论是否有罢工，生病的患者都会生病。只有满足这些条件，我们才能将偏离正常值的情况归因于马拉松或罢工。

在本例中，我们的自然实验同样基于一个类似的假设，即在心脏病学会议召开期间，无论心内科医生是否外出参加会议，患者的心脏病都有可能发作。这个假设是可靠的吗？我们认为是的。比如本例中的患者，如果知道医院的心内科医生（事实上，她很有可能之前从未见过医院里的这些医生）出去开会了，就会不出门打扫落叶或者会想办法避免心脏病发作吗？这应该是不可能的。我们完全有理由相信，心脏病学会议的时间安排与患者在家中心脏病发作的概率完全无关——心脏病发作就是突然发生的，很难预料。

既然这个假设成立，我们就可以着手寻找数据进行研究。让我们看看一段10年时间的数据。在这段时间里，美国心脏协会和美国心脏病学会共举办了20次大型年度心脏病学会议，这是一个很好的研究切入点。为了更好地了解急性心脏病患者的状况，我们使用了医疗保险数据，详细调查了在2002—2011年间全美各地因心脏病发作、心脏停搏或心力衰竭而住院的患者信息，包括每次住院患者的入院日期、是否进行了专业的心脏手术（如心脏支架植入或搭桥术），以及是否在出院后30天内死亡。

我们进一步研究了这些住院事件与美国心脏协会和美国心脏病学会年度会议的关系。在年会期间接受治疗的患者被划入治疗组，而在年会之前或之后接受治疗的患者则归入对照组。为了确保对照组与治疗组在各方面尽可能相似，我们只考虑了每次会议前后三周内因心脏问题住院的患者。最终，我们收集并分析了超过20万名患者的数据。

我们的首要任务是确保治疗组和对照组的住院病人在除患病之外的其他方面也相似。结果显示，两组患者在男女比例、平均年龄（79岁）、种族分布，以及患有心脏病、糖尿病、肾病、高血压和高胆固醇等既存病症的比例方面基本没有区别。这些因素都可能增加他们出现急性心脏问题的风险。

我们预计，根据患者患病风险的高低（即他们死于心脏问题的可能性有多大），死亡率可能会有所不同。由于风险较高的患者（通常是指原有基础病较多的患者）更有可能需要复杂的介入治疗，所以心内科医生的缺席对他们的影响可能更大。所以，根据患者的基础情况，我们将患者进一步分为“低风险”和“高风险”两组以进行深入研究。

初步分析支持了我们的假设，即无论是否正在召开心脏病学会议，两组患者出现急性心脏问题的风险相同。这意味着自然实验的前提条件已经满足。我们现在可以合理地推断，两组之间死亡率的任何差异都可以归因于他们所接受的治疗的不同。

那么，我们具体发现了什么呢?

让我们从“高风险”患者讲起。

我们发现，在 6 000 多名出现了心力衰竭或心脏停搏的高危人群中，在全美心脏病学会议期间住院的患者死亡率明显低于非会议期间。也就是说，在医生人数较少的时候就诊的高危患者，比在医生正常工作的时候就诊的患者，更有可能在治疗中存活下来。这种差异具有显著的统计学意义。高危心力衰竭患者在非会议期间的 30 天死亡率约为 25%。而在学术会议期间，30 天死亡率则降至 17%。换言之，这一研究结果表明，每 100 名在非会议期间入院的高危心衰患者中，就会有 25 名在 30 天内死亡，而如果这 25 名患者在会议期间入院，就能有 8 人幸存下来。同样，在心脏停搏患者中，我们也观察到了类似的情况：在非会议期间入院的高危心脏停搏患者死亡率为 69%，而在会议期间入院的患者死亡率为 59%。与此同时，心脏病发作的死亡率似乎并未发生显著变化。

接下来的问题是：患者接受的护理是否存在差异？事实证明，确实存在差异。我们发现，在非会议期间，心脏支架植入（一种改善心脏病患者心脏血流的侵入性手术）在高危患者中的使用率为 28.2%，而在会议期间这一比例降至 20.8%。

正如前文所提到的，这些发现只代表在学术医疗中心展开的治疗。对于大约 5 万名不在学术医疗中心接受治疗的高危患者（一般在社区医院接受治疗），治疗组和对照组的死亡率没有差异。我们从一开始就假设，教学医院的心内科医生最有可能参加会议，他们是努力站在自己领域最前沿的医生，也是会议的目标人群。教学医院和社区医院之间的结果差异让我们有理由相信，教学医院的心脏病治疗在会议期间发生了一些变化。其中，工作人员的差异是最有可能的原因。

目前的结果显示，在研究人员聚集的学术医疗中心，当心内科医生不在时，风险较高的患者的治疗效果似乎更好。虽然这一初步发现很有趣，但要让这一结论更可信，我们还需要进行更多的研究工作。

为了验证我们的研究结果是否确实由心脏病学会议引起，我们进行了一系列进一步的分析。首先，我们考察了心脏病患者的治疗结果是否只受心脏病学会议的影响，而不受一般医生会议的影响。结果证实，当整形外科医生、癌症医生和肠胃科医生外出开会时，心脏病死亡率并未发生改变。由此可见，心脏病学会议是造成这些变化的根源。

其次，我们需要确认上述结果是否反映了全院范围内的死亡率变化，即心脏病学会议期间会不会恰好是全院死亡率降低的时间。由于心内科医生主要负责心脏病患者的治疗，并不参与医院大多数其他类型患者的治疗，所以我们认为心脏科学术会议不太可能对其他类型患者的治疗产生干扰。然而，为了确保万无一失，我们对非心脏疾病的死亡率进行了分析，如髋骨骨折、胃出血等。我们采用了原来的心脏病学会议日期，以了解这些疾病在心脏病学会议期间是否存在治疗效果方面的差异。结果不出所料，心脏病学会议只对心脏病患者产生了影响。

经过上述排查工作，我们最大的疑问依然存在：为什么会这样？究竟为什么在全美心脏病学会议召开期间，学术医疗中心的高危心脏病患者死亡率较低？

我们越来越确信，答案就在医生自己身上。要了解更多信息，我们需要深入了解心内科医生及其诊疗习惯。

• • •

在另一项研究中，我们（巴普、安德鲁·奥伦斯基、达纳·戈德曼、约翰·罗姆利、哈佛大学心内科医生兼卫生政策研究员丹尼尔·布卢门撒尔和罗伯特·叶）再次利用了医疗保险数据，但这次我们将研究范围缩小到了学术医疗中心的心脏病发作患者。我们还专注于研究一种特殊类型的心内科医生，即介入心内科医生。他们主要负责对心脏病发作患者的心脏进行专门的介入治疗，例如冠状动脉支架植入（普通心内科医生通常不进行此类手术）。我们希望通过关注介入心脏病学会议期间心脏病发作住院患者的情况，来准确地了解当这些医生不在场时医疗服务所发生的变化。

因此，我们研究了两种不同类型的心脏病发作：一种是通常需要特殊手术的严重心脏病发作（称为 ST 段抬高型心肌梗死或 STEMI），另一种则是不太严重的心脏病发作（称为非 STEMI），有时需要进行特殊手术。需要明确的是，非 STEMI 虽然相对较轻，但仍然是一个严重的医疗急症，需要及时治疗，否则可能会给患者带来生命威胁。心内科医生将两者区分开来的原因是，非 STEMI 中发生的冠脉堵塞往往不如 STEMI 中的堵塞那么完全，因此对不完全的堵塞进行危险的手术可能并不是最好的解决办法。

我们的研究结果表明：在介入心脏病学会议期间，非 STEMI 患者（是否实施手术的决定更为主观）接受心脏支架植入的可能性较低，死亡率较低。

所以，当一名老年心脏病患者在学术医疗中心因非 STEMI 接受治疗时，就像罗伯塔一样，他接受手术的概率会降低，但 30 天后存活的可能性却升高了。然而，当穿着崭新白大褂的年轻心内科医生与罗伯塔交流时，她可能会有不同的想法和感受。

我们描述的影响有多显著呢？从表面上看，这些影响似乎微不足道。然而，对于病情较轻的心脏病患者，学术会议期间的死亡率从 15.9% 降至 13.9%，下降了 2 个百分点。值得注意的是，死亡率的降低完全归因于未接受手术的患者，在心脏病学会议期间，他们的死亡率从 19.5% 降至 16.9%，而接受手术的患者的死亡率则保持不变。

换句话说，问题的核心在于，一些本不需要做手术的患者在非会议期间接受了手术治疗。

死亡率上升两个百分点意味着什么？每50名因非STEMI而到教学医院就诊的医保患者中，就有1人如果在学术会议期间就诊将得以幸存，而在非学术会议期间就诊就会死亡。如果这个差异还不够明显，我们可以再通过一个对比来理解：死亡率降低两个百分点大约相当于我们采用了现有的一些治疗心脏病发作的最佳疗法所取得的效果。例如，对因STEMI住院的各年龄段患者进行的临床试验表明，与改善心脏血流的静脉注射药物（称为溶血栓药）相比，心脏支架植入可将死亡率平均降低两个百分点。这些侵入性手术的成本和风险都相当高，但其改善死亡率的效果却与会议期间自动发生的变化不相上下。

我们希望进一步了解所研究的介入心内科医生，包括参加会议和未参加会议的两组医生。从初步观察来看，两组医生存在一些相似特征。首先，介入心内科医生几乎都是男性，在参加会议的医生中，男性占95.4%，未参加会议的医生中男性比例也高达96.0%。其次，两组医生的平均年龄均为51岁，并且他们的行医时间也大致相当。

然而，两组医生之间也存在一些显著的差异。相较于未参加学术会议并留守医院的医生，参加会议的医生更有可能在排名较高的医学院就读（二者分别占比15%和23%）。此外，他们也更有可能领导过临床研究试验（分别占比3.9%和10.3%）、获得过美国国立卫生研究院的研究基金（分别占比0.4%和5.3%），以及在医学期刊上发表过论文（分别平均发表6篇和19篇）。

参加会议的介入心内科医生与留守医院的介入内科医生之间的另一个主要区别在于他们每年做的心脏手术数量。与参加会议的专家相比，留守医院的医生不仅在会议期间进行的心脏手术较少，而且全年进行的心脏支架植入手术也较少，平均每年为医保患者做的心脏手术数量比参加会议的医生做的少 39%。

现在让我们思考一下，当你的心脏出现问题时，你会选择哪位医生来进行治疗？是那些拥有顶尖医学院学位、发表过大量论文、拥有熟练手术技能的医生，还是他们那些看起来资质平平的同行？在研究之前，我们可能被令人印象深刻的资质所影响。然而，现在我们发现，对于某些患者，那些倾向于采用更具侵入性的心脏治疗方法的医生，可能不仅提供了不必要的治疗，还会对患者造成伤害。

• • •

这些研究结果存在争议。许多心内科医生认为它们令人难以置信，他们甚至直言不讳：这些研究结果是要医生全年召开学术会议吗？有人认为它们仅仅是鸡尾酒会上的谈资，并不具备实际操作性。在最初的研究报告发布后不久，美国心脏协会主席也表达了他们的疑虑："归根结底，对我们美国心脏协会来说，在这项研究中，我们没有看到任何可以让我们改进临床实践的建议。"

尽管受到批评者的质疑，这些研究结果仍然揭示了一些重要信息。它们以令人信服的方式表明，某些形式的侵入性心脏治疗手段在临床上可能被过度使用了，这主要是因为心内科医生缺乏精确的指导方针来判断哪些病人能从这样的治疗中受益，哪些病人不能。加州大学旧金山分校的心内科医生丽塔·雷德贝格博士在随研究发表的评论中写道："我们应该如何解释这些发现？一种可能是，对心力衰竭和心脏停搏的高危患者进行更多干预会导致死亡率升高。而在现实医疗环境中，一些高风险干预措施，如球囊泵或心室辅助装置，也可能被用在那些没有证据显示可以从治疗中获益的人群身上。"

• • •

所有医疗服务，尤其是心脏支架植入等侵入性手术，都存在风险和益处。随机对照试验可以帮助医生了解哪些类型的患者接受医疗服务的平均益处会大于风险。然而，对坐在医生面前的患者来说，通常情况下未必如此。这就是医生在决定提供何种治疗时都要进行临床判断的原因。他们需要综合考虑患者的具体情况、病史、身体状况等多个因素，以确定最适合的治疗方案。

有些临床决定是明确且直接的，比如，对一个没有其他重大疾病的中年人来说，如果他患有某种类型的严重心脏病，那么选择心脏支架植入通常是正确。但其他一些决定则更为复杂：对患有多种疾病的老年妇女来说，即使她的心脏病类型与前述中年人完全相同，心脏支架植入的风险也可能会大于益处。如果一些医生倾向于为这类患者实施支架植入手术，那么总体而言，这些患者很可能会因为这种手术而受到伤害。因此，对于这类患者，少做一些医疗干预或许会更好。

这是医学实践中最为关键的问题，也是我们经常扪心自问的问题：这种手术、药物或检查对病人的益处是否大于潜在风险？由于患者的情况千差万别，所以在临床评估时，即使有高质量的随机试验可以作为参考（现实中往往缺乏这样的研究），不同的医生也可能会得出截然不同的答案。这也正是医学的复杂性和独特性。

现在让我们回到最初的问题。假设一位心内科医生同时接诊了 200 名心脏病患者，并被告知只能为其中的 50 名患者实施心脏支架植入手术。虽然不同的医生在确定优先考虑哪些患者时可能会有所差异，但心内科医生应该能够相对容易地从 200 名患者中筛选出那些能从心脏支架植入中获得更多益处而不是风险的 50 名患者。

当然，病人并不会以这种方式出现，而且对我们的目的来说，至关重要的一点是，心内科医生不会面临这种限制。他们通常会利用全部所学来帮助患者减轻痛苦和疾病。这种心理会促使心内科医生自觉或不自觉地提供更多的医疗服务。

倾向于“过度治疗”的医生可能会为那些会从手术中面临更多风险而不是益处的患者实施手术，从而导致部分患者的治疗效果更差。相反，倾向于“保守治疗”的心内科医生也可能会使那些本可以从手术中获益的患者错过手术。

作为一名医生，你可能时刻受到“反事实”的困扰：如果我采取了行动，患者是否会获得更好的疗效？如果我没有采取行动，又会怎样呢？

• • •

我们在这里讨论的是一种采取行动的倾向。通常，医生会有更强烈的倾向提供更多的治疗措施，而不是减少治疗干预。不过，这种想法并不仅限于医生，实际上，这是人类的普遍心理。想象一下，在足球比赛中，当球员获得点球机会时，他们有机会在 11 米外将球踢进球门，此时守门员需要面对的是除球员本人之外没有其他对手的局面。一旦球员踢出球，守门员的任务就是阻挡球进入球门。在这种情况下，守门员面临三种选择：向左侧跃起、向右侧跃起或留在球门中央。由于点球的速度非常快，球员会小心翼翼地避免通过肢体语言暴露自己的真实意图。因此，守门员实际上没有时间在采取行动之前看清球的走向，向两侧跃起只是由于猜测球员可能会将球踢向某处。

研究人员对顶级职业联赛中的 286 个点球进行了分析，结果发现，防止进球的最佳策略是守门员原地不动并站在球门正中间。但实际情况中，守门员有 94% 的时间会选择向一侧跳起。显然，守门员选择跳起的原因之一是他们倾向于采取行动来阻挡足球。

加州大学旧金山分校的德博拉·格雷迪博士和丽塔·雷德贝格博士对医生的这种倾向进行了研究。2010 年，她们在发表于《内科学文献》杂志上的文章中写道："美国临床医生提供的医疗服务有时可能是过度的，这背后有多种原因。比如，支付系统对于诊疗程序的激励远大于对与患者沟通的激励；患者往往将更多的检查和干预等同于更好的治疗护理；新技术的吸引力；开具检查单或处方可能比向患者解释他们没有得到治疗的原因更方便快捷。当然，防御性医疗也是一个重要因素。另一个不容忽视的原因是‘技术蔓延’：当一种疗法被批准用于高风险人群并证明对其有益后，其使用范围往往会扩大到低风险人群，然而在这些人群中，这种疗法带来的风险可能会大于益处。”

让我们再次回到罗伯塔和心脏病学会议的问题上。参加学术会议的心内科医生是否更有可能在弊大于利的情况下采用特定的治疗手段？这些医生是否受到“当你只有一把锤子时，一切看起来都像钉子”这句谚语所描述的偏见的影响，无意中对某些患者提供了过度的医疗服务？而那些在会议期间留守医院的心内科医生是否不容易出现这些倾向呢？

虽然数据无法明确回答上述问题，但将责任全部归咎于参加会议的医生并不公平。在会议进行期间，心内科医生的人员配备和覆盖范围可能会有所减少，导致某些特殊手术的实施数量减少。这些研究揭示了一种特殊类型的过度医疗倾向，这种倾向在我们中间无声无息地发生着，这是随机试验无法观察到的。

• • •

阿希什·杰哈博士，现任布朗大学公共卫生学院院长及乔·拜登总统的新冠疫情应对协调员，在 20 世纪 90 年代作为一名医学生时，就开始关注医疗质量问题。他回忆道：“在医院病房照顾病人的过程中，我意识到可能存在过度医疗的问题。”他通过观察和研究发现，尽管医生和护士都非常努力，但病人往往无法得到恰当的护理，甚至会在治疗过程中受到伤害。

“减少医疗干预”并不是新近提出的观点，但这与人们的直观感受相悖。比如，人们可能会认为，如果心脏病是由冠状动脉堵塞引发的，那么打通堵塞的动脉应该是对治疗有利的吧？同理，乳房 X 光检查和宫颈涂片检查对于及早发现乳腺癌和宫颈癌是有效的，那么为何不能频繁检查？但在医学领域，我们有时会发现减少检查、治疗流程以及给患者的信息量反而能带来更好的效果。不过，这一概念对医生和患者来说，都是难以理解和接受的。

例如，转移性肺癌是指已经扩散到身体其他部位的严重肺癌。由于癌症扩散后治愈难度大，治疗方法有限，所以这种晚期癌症患者在确诊后的期望寿命非常有限。尽管许多患者寻求治疗以延长生命（最近开发的新疗法也的确延长了患者的期望寿命），但转移性肺癌患者的生活可能会充满困难和痛苦。

姑息性治疗是医学领域中的一个重要部分，其核心目标是缓解不舒服的症状。对转移性肺癌患者来说，姑息性治疗主要关注如何减轻导致患者生活质量严重下降的症状，如呼吸困难、疼痛和焦虑等。同时，姑息性治疗也会结合化疗和其他癌症靶向治疗，以尽可能地延长患者的生命。

在 2010 年，哈佛大学的肿瘤科医生兼姑息性治疗研究员詹妮弗·特梅尔及其团队招募了151名刚被诊断为转移性肺癌的患者，并进行了一项研究，旨在探究姑息性治疗服务是否能延长患者的生命。在确诊后，这些患者被随机分配接受以下两种治疗：（1）标准的癌症治疗，同时允许他们在需要时选择接受姑息性治疗；（2）在接受标准癌症治疗的同时，立即获得姑息性治疗服务，以确保患者不仅在生命的最后阶段，而且在整个癌症治疗过程中都能得到这些服务。

在对这些患者的癌症治疗过程进行全程跟踪后，研究发现，接受早期姑息性治疗的患者比未接受早期姑息性治疗的患者平均多活了2.7个月（11.6个月对比8.9个月），并且接受早期姑息性治疗的患者的生活质量和情绪也有所改善。这项研究的关键发现，也正是我们现在提出的问题：接受早期姑息性治疗组的患者在接受姑息性治疗后，不仅平均多活了2.7个月，而且在生命的最后阶段接受的癌症治疗更为温和，侧重于更简单的、基于症状的治疗。通过姑息性治疗缓解症状，病人更加舒适，寿命也更长，同时令人不适、风险高、成本高的化疗也因此而减少了。

美国内科医学委员会和《消费者报告》认识到了推广“减少过度医疗”这一概念的困难性，于是在2012年发起了“明智选择”运动。该活动为医生和患者提供了有关“可能不必要”或“有害”的医疗服务的科普信息，旨在“促进临床医生和患者之间的交流，帮助患者选择有证据支持的、不重复的、无伤害的和真正必要的医疗服务”。为了实现这一目标，“明智选择”发布了数十个清单，列出了许多不同医学领域中“少即是多”的情况。

例如，他们建议“不要对肺癌低风险患者进行肺癌CT筛查”。如果在错误的患者身上进行，这些筛查扫描往往不会起到任何作用，反而可能会检测出假阳性结果或不需要治疗的小问题，造成过度医疗的情况。这种趋势也同样适用于重症病人，他们可能会在某些方面受到过度的治疗，而在另一些方面，如预防或心理保健上，受到过少的照顾。

如果仔细回想自身经历，大多数医生会承认他们倾向于提供更多的医疗服务。我们两人也不能免俗。有时，即使非常确定是病毒感染、不需要使用抗生素，我们仍会选择预防性地让患者使用抗生素；有时，即使知道患者患罕见外来疾病的概率极低，我们仍会让其做大量相关的检查（这种策略被称为“霰弹枪”式诊断方法）；有时，即使根本不指望通过影像扫描发现什么阳性结果，我们仍会为了“以防万一”而为患者进行全身各处的CT检查。然而，每隔一段时间，这些原本“不必要”的检查结果就可能会挽救一个人的生命，这进一步强化了做更多检查的趋势。

我们该如何解决这个难题呢？正如哈佛大学心内科医生、作家兼《新英格兰医学杂志》国家通讯员丽莎·罗森鲍姆博士所说：“也许最准确的结论是，有时少即是多，有时多即是少，而我们往往就是搞不清楚。”这是一个令人沮丧的观点，但作为执业医生，我们不能否认它的真实性。我们所能做的，就是通过不断的学习和研究，努力去照亮那些模糊的灰色地带，希望随着时间的推移，它们能够变得更加清晰。

说到这里，我不由想起曾在医学院遇到的一位经验丰富的外科医生，他在评估一名情况不稳定的患者时，曾提出过这样的建议："什么都别做，待着就行。"这句话最初出自20世纪40年代，是一位因演员表演过火而愤怒的戏剧制作人说的，它也是"做点儿什么，别待在那里"的反语。实际上，尽管很难接受，大多数医生都不得不承认，这是一句至理名言。因为当你站在病床前，面对一位处在生死关头的患者时，有人问你："医生，我们该怎么办？"你往往很难回答："什么也不做，我们先继续观察。"

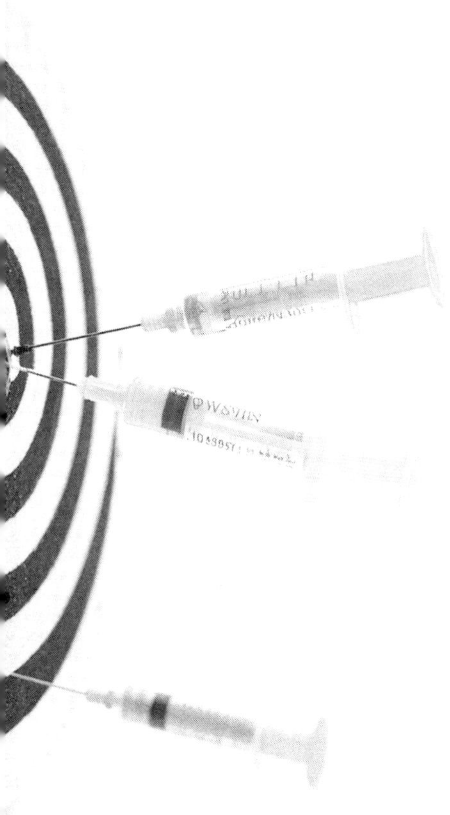

第 7 章

大专家在看着呢！

1924年，美国西电公司与美国国家科学院研究委员会合作开展了一项计划，以研究如何提高工厂工人的生产效率。实验最初集中在公司工厂的照明上，研究人员试图找到最佳照明水平以提高工人的效率。在实验中，研究人员比较了恒定照明条件下的工人和每日灯光逐渐变暗的实验组的工作情况。结果显示，两组工人的工作效率都有所提高。不过，当实验组光线暗到视物困难时，工人的工作效率就开始下降了，他们抱怨在这样的条件下无法合理地工作。

除了在黑暗中工作确实困难这一点，研究人员显然觉得其他的研究结论很难解释：为什么在仅仅改变光照条件的情况下，两组工人的工作效率就都在多日内有了提高？如果照明水平并不是影响工人工作效率的关键因素，那么在研究中，一定存在某种（或多种）共同因素促使两组工人的工作效率一同提高，但研究人员尚不确定这些因素是什么。

研究人员继续测试了其他多种外部条件，如不同的休息时间和工作时间等，但似乎都无法解释实验过程中生产效率提高的原因。他们认为，也许是实验本身通过某些方式提高了生产效率。难道工人在参与调查研究的过程中与管理者建立了更好的工作关系？

然而，另一种人际关系很快引起了研究人员的注意，那就是工人与实验人员之间的关系。最初，工人们对将工厂变为实验室、将他们视为小白鼠一样的实验对象的研究人员持警惕态度，这是可以理解的。然而，随着时间的推移，工人和研究人员的关系变得越来越融洽，生产效率也随之提高。

所以，问题来了：观察者的存在是否会对研究参与者产生影响？工人们是否只是因为知道他们正在被观察而提高了工作效率？

霍桑工厂的研究报告中提到："由于采访者和观察者都是他们所研究环境的一部分，所以必须考虑他们与操作人员和主管人员的关系。"其中，观察者与操作人员的关系更为密切，因此更有可能影响他们的行为。

实验进行了几十年后，人们开始重视霍桑研究的科学性和具体结论。研究对象意识到自己被观察可能会导致他们做出原本不会做出的行为，这种现象被称为"霍桑效应"，即"观察者效应"。这一效应目前仍是在人类研究中需要考虑的问题，也在其他环境中得到了充分证明。虽然其影响大小和重要性因情况而异，但任何一个在老板路过时迅速关闭名人八卦网站，或在牙科检查当天突然决定开始使用牙线的人，都可以证明这种想法的合理性。

那么，霍桑效应与医学有什么关系呢？

• • •

显而易见，医生并非完美无缺的人。这一点，我们心知肚明，与你接触过的所有医生也都明白，如果患者还没意识到这样的事实，他们迟早也会发现。任何医护人员都清楚，要想在职业生涯中完全避免犯错，几乎是不可能的。然而，这并不会阻碍我们尽最大努力照顾好每一位患者，但由于我们和接受治疗的病人一样都是人，所以“完美”只是一个遥不可及的目标。

医疗中的错误有很多类型。我们之前已经探讨过诊断错误，即使医生拥有丰富的信息，但由各种原因导致结论错误的情况也时有发生。我们在选择治疗方法时也可能犯错。例如，医生可能会选择使用标准抗生素来治疗尿路感染，但两天后实验室检查显示导致感染的细菌对该抗生素具有抗药性，因此该抗生素对感染无效。医生回顾这些错误时可能会说：“根据我当时所知道的信息，再给我一次机会，我还是会采取一样的处理方式。”

还有一些错误，无论情况多么复杂或不确定，理论上都是可以避免的。例如，在手术过程中不小心将手术器械留在了病人体内、在错误的身体部位进行了手术，或者输错了血型。然而，由于医疗系统是由人组成的，所以无法完全避免错误的发生。在美国，医疗系统每年要进行数百万次治疗和检查，即使是理论上可以避免的错误也会不幸地频繁发生。这些错误有些可能几乎不会造成任何后果，而有些则会对患者造成重大伤害，甚至导致患者死亡。

这并不是说我们不够谨慎，无法避免这种非故意的医疗过失。实际上，医疗体系采取了多层保护措施，以尽量减少因为某个人的失误而对病人造成伤害的情况。在可能的情况下，我们会优先使用计算机化系统和自动化流程，毕竟机器出错的概率比人小。在无法实现自动化且风险较高时，我们会增加流程让多人进行检查。比如，当我们在医院开药时，在给患者用药之前，药剂师和护士都要对医嘱进行审核。在这种多层保护模式下，我们期望下一层能够发现上一层的错误，这就是所谓的防止错误的瑞士奶酪模型。只有当每一层都出现一致的漏洞时，错误才会发生。

尽管付出了诸多努力，但当患者受到伤害时，负责的医生、护士和其他临床医生往往会承受沉重的心理负担，因为他们意外地伤害了自己曾经宣誓要帮助的人。重大失误通常有多种诱因，但相关人员很难不将责任完全归咎于自己。

《新英格兰医学杂志》曾报道过我们医院发生的一起医疗事故。在该事故中，一名外科医生在执行常规任务时受到干扰，同时在其他因素的影响下，这名医生的“行为偏离了规则”，最终致使一名患者接受了错误的手腕手术。虽然患者很快接受了正确的手术并恢复良好，但她对医院和外科医生失去了信任，这种情况也是可以理解的。这位外科医生形容这次事件对患者本人和医院的影响都是“毁灭性”的。在一次与其他医生的会议上，他表示："我希望你们任何人都不必经历我和我的病人所经历的一切。"

确实，尽管每位医护人员都竭尽全力来避免出错，但医院的环境仍然存在着一定的危险性。毕竟，医院是由人运营、为人提供服务的机构，其运作涉及众多的环节和复杂的流程，怎么可能不危险呢？医院深知每个角落都潜藏着出错的可能，因此在过去的几十年里，随着医疗技术的不断进步和复杂化，患者安全已经成了医院管理的重中之重，同时也已成为一门专业实践的学科。

在 1991 年，一篇名为《哈佛医疗实践研究》的重要论文发表。在这篇文章中，研究人员回顾了在纽约州随机抽取的大约 3 万份 1984 年的住院记录。这些样本包括各种不同的病人，他们来自全州随机抽取的 51 家非精神病医院。研究人员的主要目的是估算当时医院的风险程度。值得一提的是，在当时，可预防的不良事件发生率并未得到常规的衡量。这在医疗事故诉讼中尤为关键，因为法律系统很难确定不良事件是由个人的疏忽导致的，还是医疗系统更广泛失误的体现。

研究人员检索了数万份记录，目的是寻找由医疗护理直接导致的意外伤害，尤其是那些导致患者在出院时有一定程度残疾的伤害。[①] 例如，由于在颈部插入大型静脉导管不当而出现的肺部

---

① 由于该研究旨在为医疗事故诉讼提供信息，所以它未将未对患者造成伤害的医疗事故纳入研究范围。然而，如今的患者安全学者高度关注这些"几乎对患者造成伤害的医疗过失"，因为它们往往揭示了潜在的不安全流程，若不及时解决，很可能最终对患者造成实际伤害。

塌陷（气胸）、从病床上摔下或漏诊宫外孕。

他们的调查结果令人警醒。在 1984 年，类似的不良事件在纽约州各医院的住院治疗中占比 3.7%，据估计总数高达约 98 600 起。其中，13.6% 的事件导致了病人死亡，2.6% 的事件导致了病人终身残疾。

这项具有里程碑意义的研究以及类似的研究，将有助于我们明确医院医疗服务中本可预防的不良事件的性质。虽然不同的研究对于医疗过失的定义和发生频率的估计可能存在差异，但有一点已经变得非常明确：医院中的可预防性医疗过失是一个普遍存在且代价高昂的问题，它正在夺走患者的生命。

在千禧年之初，美国国家医学院发布了两份著名的报告，分别为《出错是人之常情：建立更安全的医疗体系》和《跨越质量鸿沟：21 世纪新卫生系统》。这两份报告汇集了哈佛医疗实践研究等多项研究成果。这些报告对医院护理的现状提出了挑战，并推动了现代安全运动。据《出错是人之常情》估计，在美国，可预防性医疗过失每年会导致 44 000~98 000 名患者死亡，这使它成为致人死亡的主要原因之一。

除了给患者带来的伤害，可预防性医疗事故每年还会导致数十亿美元的额外医疗支出。这些报告敦促医疗界将可预防性过失和患者安全视为系统性问题，而不是孤立事件。识别可预防性医疗过失极具挑战性，而且估算其实际导致的死亡人数（需要区分发生在已经死亡的病例身上但并非其死因的差错）以及找到预防差错的方法也相当困难。根据最新的研究估计，每年仍然至少有数以万计的患者因可预防性医疗事故而死亡。

医院本该是提供帮助和治疗的地方，为什么对患者来说却如此危险？

要诚实地回答这个问题，首先需要承认，医院的病人一般都是因急性问题而被送往医院的，因此他们本身可能就面临更高的风险，包括疾病自身的并发症以及医疗护理可能带来的伤害。除此之外，我们为住院病人所做的每一件事几乎都有一定的风险，即使是看似无害的检查或处理。比如我们之前讨论过的，对患者进行生命体征监测和血液化验都有过度诊断的风险，化验中观察到的异常情况也可能会让我们过度治疗一些并不会造成实际伤害的“问题”。当然，患者在医院接受的治疗，如药物治疗和手术，也存在已知的风险和副作用，可能会造成重大伤害。医生进行这些治疗，是因为他们相信潜在的益处大于潜在的风险，而风险可能轻则是轻微的不适，重则是严重的残疾或死亡。

在原有风险的基础上，医疗过失使得患者的就医体验又多了一层风险。幸运的是，大多数错误并未导致严重的后果。例如，大部分的处方错误不会造成实际性伤害，跌倒事件大多不会导致髋骨骨折或头部受伤，手术失误也大多能得到及时纠正。有句俗话说，“系统的设计都是为了完美实现其预期结果”①，然而

---

① 这句话被普遍认为是著名工程师和统计学家爱德华兹·戴明所言，与他的学说高度一致。然而，该名言更有可能源自发明家亚瑟·琼斯，后来被医生兼医疗质量学者保罗·巴塔登改编并应用于医疗保健领域，他认为戴明对其产生了很大影响。详见 IHI 多媒体团队所著的文章《像魔法一样吗？》。

人为的失误在一定程度上是难以避免的。因此，我们应该将关注的重心放在消除风险以及将其他风险降至最低上，以确保患者的安全。

• • •

联合委员会[①]（Joint Commission）是美国主要负责监督和规范医院患者安全行为的组织。该委员会实施了一套通用标准，旨在帮助人们将可能伤害患者的不良事件出现的风险降至最低。为了获得联合委员会的认证，医院必须接受检查员的突击检查。检查员有权在一周内对医院进行全面检查，评估医院的设施和设备，观察病人的护理情况，审查操作程序和协议，并就员工如何开展工作进行访谈。检查员还会进行“追踪”，即跟随患者在医院内四处走动，观察他们在整个医疗过程中的经历，并采访他们想采访的任何工作人员。比如，检查员会检查手术室团队是否按照标准流程操作，以确保他们在正确的患者身上进行正确的手术。具体操作方法是执行“暂停”程序：当整个手术室团队集中精力时，所有人员暂停操作并大声报出患者的身份、他们计划进

① 联合委员会前身为医疗机构评审联合委员会（简称JCAHO，发音为“jay-coh”），是一家非政府组织。长期以来，该组织一直与美国政府项目（如医疗保险和医疗补助）合作，确保医院在接收患者医疗服务付款之前符合相关的患者安全标准。因此，联合委员会的标准对美国医院的众多患者安全实践具有重要的指导作用。

行的手术以及手术将在哪个人体部位进行。

联合委员会的突击检查可能会给医院带来巨大的压力，特别是负责病人护理的管理人员和负责业务运营的行政人员。如果检查结果不理想，医院可能会被指称违规，最糟糕的情况是失去合格证明，这会给医院带来巨大的声誉损失和经济损失。因此，医院及其管理者有强烈的动机确保员工在检查人员进行为期一周的检查时展现出最佳状态。

美国护理协会在其网站上描绘了一个所有在医院工作并经历过联合委员会检查的医护人员都十分熟悉的场景：

> 突然之间，你听到扩音系统宣布“代码J”，然后噩梦就开始了……“彼得，把走廊打扫干净，把圣诞装饰品收起来！朱莉，确保我们所有的静脉输液装置都已标注好日期。凯茜，再查一遍图表有没有错漏……”

在职业生涯中，我俩也曾在多家医院亲历过联合委员会检查。我们可以证明这种描述绝非夸大其词。每当检查到来的时候，那些平时可能只在“理论上”遵守的繁杂的规章制度，都变得至关重要，因为检查员会严格检查诸如水瓶应放置何处等琐碎的细节，还可能会突然提一些刁钻的问题，比如“化学品安全信息应该贴在哪里？”或“‘粉红代码’[①]是什么意思？”医院可能会将这些问题及答案提前通过电子邮件发送给员工以作提醒。

总之，当员工得知联合委员会将在接下来5天内对医院进行严格检查时，他们就清楚地知道自己的任何行为都将被细致地观察。在了解霍桑效应后，你应该能猜到后续的发展了。

• • •

如果我们问医院员工：“当检查员在你身边时，你的工作表现会有所不同吗？”我们猜想，如果他们诚实，大多数人会说是的，他们知道当检查员在的时候，事情往往会更“按部就班”一些。但如果我们追问第二个问题：“检查员在的时候，你的工作会做得更好吗？”我们猜想大多数人可能会说不会。他们的理由或许是，医护人员提供的护理质量不会受到检查员的影响，他们所做的任何改变都只是为了通过检查。因此，我们如果真的想知道霍桑效应是否存在于医学领域以及是否可以量化研究，需要的不仅仅是采访调查，还需要做实验。

在2006年的一项研究中，德国的研究人员决定调查霍桑效应是否会影响重症监护室的医生、护士和医院其他工作人员的行为。具体来说，他们想观察在5个不同的重症监护室工作的员

---

① 在许多医院，“粉红代码”是指可能发生婴儿或儿童被绑架的情况。值得庆幸的是，这类事件的发生概率极低。一旦启动“粉红代码”，医院和产科病房会立刻进入封闭状态，直到确定孩子安全为止。

工，如果知道自己被监视，是否更有可能按照规定在接触病人前后都用酒精擦拭双手。为了实现这一目的，研究人员首先派出了一名“卧底”观察员，他的日常工作是查看医疗记录，因此出现在病房并不会引起怀疑。这名秘密观察员对重症监护室的工作人员进行了长达 20 个小时的观察，结果发现他们洗手的次数仅占应洗手次数的 29%（遗憾的是，这一比例在此类研究中非常典型）。

几个月后，观察员再次来到重症监护室，但这次，工作人员被告知有人将在病房里观察他们的“卫生表现”。然后，观察员又对员工进行了 20 个小时的观察，发现他们洗手的次数占应洗手次数的 45%——相对增加了 55%。[①]

仅凭这项研究，我们无法断定加强手部卫生是否会为重症监护室的患者带来更好的治疗效果，比如降低细菌感染率或死亡率。但是，如果研究霍桑效应的实验不仅仅在少数几个重症监护室进行，也不仅限于手部消毒，会有怎样的结果呢？想象一下，如果全美各地医院的全体员工都突然知道自己被监视了，会怎么样？他们在进行医疗操作时，会更加专注、专心吗？他们会不会在每个科室和手术室都更加严格地遵守安全规定？更重要的是，这会为住院病人带来更好的治疗效果吗？

为了解答上述问题，我们（巴普、迈克尔·巴内特和安德鲁·奥伦斯基）开始寻找可用的数据。由于联合委员会的检查人员会在不提前通知的情况下进行突击检查，对病人而言，这种检

① 在对可能的混杂因素（如工作人员是医生还是护士，或事件发生在 5 个重症监护室中的哪一个）进行统计调整后，这一增长趋势仍然存在。

查方式与随机检查无异，所以自然实验的条件在这些情况下便可以得到满足。既然我们想研究在患者住院期间发生了什么，我们就可以依赖我们可靠的医疗保险数据，尤其是考虑到美国老年人占据了住院病人的很大比例。

在完成检查后，联合委员会会公布每家医院接受评审检查的具体日期。这样，我们就能确定检查员在某家医院进行检查的时间。检查前后的几周可以作为一个很好的反事实参照，通过这一参照，我们可以了解在没有检查员在场的情况下会发生什么。因此，我们可以将检查周与非检查周之间病人情况的差异归因于检查本身产生的影响，即霍桑效应。

通过将联合委员会的检查日期与医疗保险数据相结合，我们能够确定在2008—2012年间，共有1 984家不同的综合内外科医院接受了3 417次联合委员会检查。由此，我们对全年检查周期间的约25万例住院病例进行了抽样调查，同时选取了检查前3周和检查后3周的约150万例住院病例作为参照。

我们的核心假设是，在联合委员会进行检查的一周内，由于员工知晓检查员的存在，他们会积极调整自己的行为，从而使褥疮、静脉导管感染、手术并发症等不良事件显著减少，联合委员会重点关注的可预防性死亡事件也会随之减少。同时，我们希望探究大型学术/教学医院（其卓越的声誉在检查中会受到威胁）与其他医院之间是否存在差异。

首先，我们需要对比两个时期的入院患者的基本情况，以确保他们可以作为合理的对照。通过对比检查周与非检查周的病人数据，我们发现他们在年龄、性别、种族、慢性病（如糖尿病或心房颤动）的发病率或急性病（如脑卒中或心脏病发作）的发病率方面并无明显差异。这一发现是直观的，因为大多数患者可能从未听说过联合委员会，也不知道何时会有检查。因此，他们也不太可能根据某天是否有检查来决定是否去某家医院就医。

接下来，我们研究了在 7 周时间内（检查前 3 周、检查当周和检查后 3 周），每周入院患者的 30 天死亡率①。

在非检查周，患者的平均 30 天死亡率为 7.21%，而在检查周，死亡率明显降低，为 7.03%，两者相差 0.18 个百分点（在调整患者特征的微小差异后，两者相差约 0.12 个百分点）。通过观察每周的变化规律，我们发现，检查周具有独特的影响，之后的死亡率恢复到了检查前的水平。

接下来，我们特别关注了大型学术 / 教学医院，因为这些医院通常会更加重视联合委员会的视察以保护其声誉。这些规模较大的医院拥有相应的设施以及庞大的协作团队，这些团队会在检查访问发生时迅速行动起来。这些因素让我们推测，检查对这类医院的影响可能会更大。

当我们只研究大型学术 / 教学医院时，实际的差异确实更大：在非检查周，患者的平均 30 天死亡率为 6.41%，而在检查周，患者的平均 30 天死亡率为 5.93%，绝对差值为 0.49 个百分点（经过调整后为 0.38 个百分点）。

---

① 需要注意的是，30 天死亡率是指入院后 30 天内死亡的患者比例。

结果不出所料，在检查周入院的患者在接下来的 30 天内死亡的可能性要低于检查前几周入院的病人。检查以及检查带来的医护人员行为的改变为患者提供了更好的医疗服务。

你可能已经注意到了，这些百分比差异非常微小。然而，重要的是要认识到一个百分点所能代表的病人数量。在研究的 5 年间，我们分析的这些大型教学医院共有约 90 万名住院病人。假设每周检查都能带来死亡率的下降，那么死亡人数将减少 3 600 人。当然，即使医院持续接受检查，这种效果也肯定无法持续一整年。然而，这些数字可以帮助我们思考，在更广泛的范围内，0.38 个百分点的死亡率绝对差异可能意味着什么。

为了确保这些结果不是由其他因素造成的，我们进行了一些额外的分析。联合委员会的检查不太可能发生在重大节假日，这意味着这些节假日更有可能被纳入非检查周，即对照组。为了确保结果的准确性，我们剔除了感恩节、圣诞节、元旦和美国独立日（7 月 4 日）的入院人数，重新进行了分析。这样做可以排除可能对结果产生影响的因素，如重大节假日期间入院的患者可能更容易死亡（可能是由于重大节假日期间护理质量会下降或只有病情最严重的患者才会在重大节假日到医院就诊）。

我们也曾认为，在检查周，医生可能会为了应对检查而尽量避免让高风险的病人住院（这可能会减轻医院员工的压力），以及避免收治病情更复杂的病人或重新安排手术时间。然而，我们的数据显示医院在检查周进行的手术数量和类型与对照组基本相同。此外，我们发现医生收治病人的可能性并没有降低。因此，这两个因素都不能解释我们的研究结果。

为了进一步验证我们的发现，我们利用计算机模拟重新进行分析。在模拟中，我们假设检查发生在随机日期，而不是实际发生的日期。这样做是为了排除检查日期可能对结果产生的影响。如果我们在模拟中看到任何影响，那将意味着我们的原始结果是随机出现的，而不是因为受到真实检查的影响而产生的。经过上千次的反复模拟，我们发现即使在假设的检查日期下，死亡率也没有任何差异。因此，我们可以断定最初的结果不是随机出现的。

至此，我们的数据表明联合委员会的检查的确降低了死亡率。医院员工中的观察者效应是真实存在的。

对任何对人类心理有基本了解的人来说，这一结果应该是显而易见的。当有人监视我们时，我们会更加认真地履行职责，医生和护士也不例外。因此，在检查期间结果略有改善也不足为奇。然而，我们需要关注的重点不是效果本身，而是导致这个效果背后的机制。

如果这些检查的目的是确保医院员工遵守安全规定，以预防可避免的错误，那么我们应该能够在数据中看到相应的证据。例如，当检查人员在医院检查时，如果护士会因此更加密切地关注患者的情况，我们预计会看到因摔倒而造成的伤害和因缺乏活动而造成的血栓有所减少。同样，如果手术团队在手术室里更加注意安全规程，我们可能会看到更少的手术事故、术后伤口并发症或因手术并发症而死亡的病例。如果内科医生更加专注，他们可能会更快、更频繁地做出正确诊断，从而避免感染或心脏停搏导致的死亡。

然而，当深入研究这些错误以及类似错误的发生率时，[①]我们并未发现检查组与对照组之间存在显著差异。例如，艰难梭菌感染（一种可能在医院内感染的潜在致命性肠道传染病）在检查周的发病率为每 100 例住院病人中有 1.47 例，而这一数字在非检查周为 1.48 例。同样，在评估褥疮、术后并发症或院内髋骨骨折等方面的质量和安全时，我们也未发现两组之间的差异。

总之，我们发现检查期间入院的病人死亡率有所下降，但这一现象并非我们所能够量化的。这引发了一个难以解答的问题：如果可预防的失误并非引发改善的根源，那么背后的因素是什么呢？[②]

也许我们对可预防性错误的理解过于狭隘，仅限于医院感染、手术失误或跌倒等方面。实际上，可能还有其他不易衡量的失误在发挥作用。例如，检查期间入院的病人死亡率下降，是不是因为分散医护人员注意力的因素减少了呢？比如繁杂的临床文书、其他临床义务或突发新闻等。如果医护人员更加专注于患者的诊治和护理，他们是否会因此而做出更准确、更谨慎的诊断，更早地发现并发症，更准确地保存记录，提供更个性化、更低风

---

① 具体来说，患者安全指标指的是一组特定的可预防性事故合集，医疗保险和医疗补助等政府计划利用这些指标来评估医院的质量和安全。

② 值得注意的是，尽管一些常识性的干预措施（如为感染耐药细菌的患者穿上特殊的病号服以防止传播）可能会在检查过程中得到更加严格的执行，但这些措施并未被证明能降低死亡率。然而，如果我们能够更加严格地执行这些措施，可能会产生一种综合效应。

险的治疗，以及更好的床边支持呢?

尽管自然实验具有诸多优点，但它也有其局限性。为了更加深入地揭示这些问题的真相，可能需要进行其他类型的研究，例如针对不同类型医护人员进行严格的深入访谈，以了解他们在检查周的不同做法。此外，详细审查电子健康记录数据，例如研究医生、护士和治疗师的临床笔记，也可以获得一些启示。总之，虽然我们的研究证实了医院中存在观察者效应，但是这个现象引发的新的疑问可能比我们通过这项研究得到的答案还要多。

• • •

撇开观察者效应不谈，医疗失误本身就是一直困扰着医务人员的严肃问题。我（克里斯）永远不会忘记我的第一次医疗失误——至少是我所知道的第一次。

当时我是一名刚从医学院毕业不久的实习医生，在一家教学医院的普通病房工作。实习期对医生来说是最辛苦、最苛刻、最忙碌、压力最大的一年，我们需要将在医学院所学的知识应用于实际需要帮助的病人身上。虽然实习医生的生活并不光鲜亮丽——离开医院主要是为了洗澡和睡觉，午饭只能吃些谷物饼干和花生酱三明治——但我非常喜欢那一年。为生命承担责任，让生病的陌生人信任你，这是一种很棒的体验，也是一种荣幸，是我多年来一直在为之奋斗的事业。虽然有时候忙起来我可能几天都见不到阳光，只能透过医院的窗户看到外面的世界，但那一年的每一天都令人兴奋。

但在兴奋之余，我也不免有些害怕：如果我搞砸了怎么办？当然，实习医生会得到资深住院医师和主治医师的严格指导，在实习过程中还会得到护士、药剂师、康复师和其他临床医生的帮助。但我们要负责的事情也很多，因为实习医生通常是一个医疗团队中的核心成员，在病房里要同时照顾多达10个甚至更多的病人。我们必须在病人出现问题时回复护士的留言，开具检查和用药的医嘱，与为患者会诊的专家沟通，并向家属通报最新情况。即使有了帮助和支持，无论你多么小心谨慎，也还是有可能出差错。

在实习了几个月后，有一天我同时接收了两名因呼吸急促而连夜就诊的新病人。他们都是老年男性，穿着医院发放的病号服，并通过鼻氧管补充氧气。由于医院接近满员，两人被安排在同一间病房。其中一位患有慢性阻塞性肺病（COPD），常年吸烟，病情因普通感冒而加重，咳嗽剧烈，喘息不止。另一位患者则因心力衰竭而气短、心脏泵血效率不高，这导致他的腿部和肺部积水过多。这名患者也患有慢性阻塞性肺病，但此次住院是因为心力衰竭而非肺病病情加重。

慢性阻塞性肺病恶化的一个主要治疗方法是使用类固醇药物（如泼尼松）来消炎，这样可以镇静肺部免疫系统、打开气道，使呼吸更加顺畅。而对于心力衰竭和肺部积水的患者，主要治疗方法是使用利尿剂，帮助患者通过尿液排出多余的液体。

这两个诊断都很简单，而且当时在我短暂的职业生涯中，我已经治疗过一些患有慢性阻塞性肺病和心力衰竭的病人。那一天我非常忙碌，因为我的其他 8 位病人中还有几位即将出院，我必须确保他们在回家时能够得到所需的医疗文书和药物。在与资深住院医师和主治医师讨论了其他病人的查房情况后，我告诉了他们我对这两名新病人的诊疗计划，他们也同意了我的安排。因此，在应对了一系列护士的提醒和患者的问题、查看了一位患者触发警报的心电图（并无大碍），并与另一位患者的女儿沟通（她的父亲还没有出院，这让她很不安）后，我打开电脑上的电子病历，为慢性阻塞性肺病加重的患者开了泼尼松，并为心力衰竭的患者开了利尿剂。

大约一小时后，照顾心力衰竭患者的护士来到住院医师办公室（这里的办公室是指一个装有四台电脑和两部电话的房间，里面有两名实习医生、一名资深住院医师和一名医学生）。在我填写出院文件时，她礼貌地向我通报了最新情况："克里斯，我给病人用了你开的泼尼松，但你是否打算像我们查房时讨论的那样，也给病人开利尿剂？"

"那个患者不需要用利尿剂，他只是慢性阻塞性肺病加重了。"我在实习医生接电话的声音和门外心脏监护仪警报器不绝于耳的哔哔声中回答道。

"我们说的是同一个病人吗？他的腿肿得很厉害，我觉得可能得用点儿利尿剂。"

我们说的是同一个病人吗？一个病人应该用泼尼松，另一个病人应该用利尿剂——这是我在电脑里开的医嘱，不是吗？

没错——除非，我搞错了。

除非，我搞错了。我愣了一两秒，心中那种难以忘怀的感觉让我感到惊慌，仿佛自己的心脏要从胸腔里跳出来了。

我调出病人的医嘱单，发现确实如此：我给心力衰竭的病人开了泼尼松，给慢性阻塞性肺病恶化的病人开了利尿剂。我一定是分心了，把病人搞混了，结果给错误的病人开了错误的医嘱。我搞砸了。

此时，我刚才感到跳出胸口的心脏回归了原位，狂烈地加速跳动着。我都干了些什么！我立刻取消了给慢性阻塞性肺病加重病人开的利尿剂医嘱，幸运的是，该医嘱尚未下达。但心力衰竭病人已经服用了泼尼松，这个错误已经无法挽回。或许，审核用药单的药剂师或给药的护士会经常发现类似的错误，但由于病人同时患有心衰和慢性阻塞性肺病，他们可能会认为我开泼尼松是为了同时治疗这两种疾病。他们没有明显的理由反对，这个错误只能怪我自己。

虽然泼尼松是一种常用药物，但其副作用可能会对不需要它的病人造成严重的伤害。其中最严重的副作用是体液潴留，而这位病人正是因为这个问题而入院的。现在，我可能让情况变得更加严重了！此外，泼尼松还会升高糖尿病患者的血糖水平，使得胰岛素的安全剂量更难控制；对老年患者来说，它最令人担忧的副作用是可能会导致谵妄，这是一种极其危险的急性认知功能改变和意识障碍。

“怎么会这样？”我想，“我是不是因为其他病人、出院手续、电子病例网页和电话分心了？我是不是行事太匆忙了？我有没有对这位病人造成伤害？如果我连病人的情况都未能充分了解，连给合适的病人开合适的药这种最基本的事情都做不好，我还能继续从事这份工作吗？我会不会被解雇？会不会被起诉？”

我向我的主管住院医师和主治医生叙述了事情的经过。他们的反应十分平静，并解释道，在我们确保尽一切努力对两名患者进行适当的治疗后，下一步我需要告知患者发生了什么，并向医院提交一份安全报告。他们告诉我，虽然患者有可能会因这次错误而受到伤害，但一剂泼尼松不太可能造成重大伤害。（幸运的是，事实证明他们是正确的，患者并未因我的失误受到任何影响。）

虽然我并不想向患者透露我的失误，但这显然是职责所在，我必须坦白。于是，我走进他的房间，在床头边拉了把椅子，向他详细解释了事情的经过。我的患者松了一口气，表示他看到我进来时的表情时，还以为自己可能患上了“癌症之类的不治之症”。他宽慰我道，不必为这个问题担忧，因为他知道自己的情况——他之前也服用过几次泼尼松，并未产生任何不适——并且他明白我只是在尽力帮助他。我为我的错误向他道歉，并告诉他我会竭尽所能避免再次出现类似的失误。

“没关系，”他睿智地微笑着说道，“这是常有的事。”

• • •

虽然这个故事的细节是独特的，但其中更广泛的概念和感受对那些在工作繁忙时容易分心、丢三落四的人来说都是非常熟悉的。工作场所中总是充满了让人分心的因素，无论是同事们想要聊一聊周末的事情，还是电话和收件箱里不断传来的铃声，都让人难以集中精力。医院也不例外，只是医院里的干扰因素有些特殊罢了。

如果干扰因素在用药错误中起到了作用，那么有什么可以避免的方式吗？我们想到了一些解决方案，但似乎都不甚完美。比如说，我们可以利用电子病历系统发出提示："您正在同一病房护理两名病人。您是否为病人开具了正确的医嘱？"这样的提示听起来好像会有些用处，但在医院环境中其实充斥着各种警报和提示，大部分提示并不能真正解决问题，久而久之就很容易被忽略，这也就是所谓的"警报疲劳"问题，所以这个方法可能并不会奏效。或者，我们可以尝试为医生营造一个更安静、干扰更少的工作环境。但这又可能会导致医生与患者和护士的沟通减少，从而影响医疗服务的质量。那么是否可以为医生设定一段"请勿打扰"的工作时间呢？在这段时间内，只有在重大紧急情况下才可以打断医生的工作（类比护士在给患者备药或交班时也不可以被打断），这样他们就可以更好地集中精力为病人提供优质的医疗服务。但需要注意的是，这种做法可能会导致非紧急护理的延误，从而产生新的问题。

我们的读者可能也会想到一些方法来减少这种对医护人员的干扰。集思广益，找出解决问题的合理方案是医院应对用药错误等不良事件的关键一步。然而，适合一家医院的解决方案不一定适合另一家医院，甚至同一医院内不同科室的解决方案也可能存在差异，因此很少有适用于所有情况的解决方案。

• • •

在医学的各个领域，避免干扰都非常重要，在手术室中尤为关键。密歇根大学外科主任贾斯汀·迪米克在《魔鬼经济学，M.D.》播客的一集节目中描述了他在为病人做手术之前进入专注状态的流程："我会脱掉自己的衣服，穿上手术服，戴上手术帽，戴上手术眼镜，然后走到手术室外，开始刷手[①]。很多外科医生都会把刷手看作一种术前的让头脑清醒的方法。我会在脑海中过一遍病例，想象一下手术将如何进行。这样的过程让我能够忘记其他琐事，专注于接下来的手术工作。"一旦上了手术台，他和其他外科同事就会进入一种专注状态，类似于运动员在比赛时高度集中精力的精神状态。

他表示："时间仿佛被融化了，当我抬头看时钟时，两个小时仿佛转瞬即逝。这种感觉让人有些恍惚，不同的人可能会有不同的感受。然而，手术技师[②]经常需要摇晃我，让我回答他们的问题，因为我太专注于手头的工作了。"

手术是一项需要高度集中注意力的任务，然而手术室中却充

---

① 刷手这一操作是指在戴上手套为患者做手术之前，彻底、系统地用毛刷清洗双手、手指、指甲和前臂，以去除皮肤上的细菌。

② 在美国，手术技师是手术团队的重要成员，负责准备和整理手术室，提供外科医生所需的手术器械，并协助维持手术室的无菌环境。

满了各种干扰。1972 年的一项研究发现，手术室中的噪声，如手套摩擦的声音、金属器械碰撞的声音以及手术抽吸的水声，甚至能达到小型飞机起飞时所能达到的分贝，这些噪声都足以引发下意识的生理反应。此外，外科医生的注意力也会被手术室外发生在其他病人身上的事情所吸引。迪米克医生回忆说，有几次有人走进手术室，告诉他急诊科有病人需要处理，或者他之前手术的患者出现了并发症。他说："这些事情可能会分散我的注意力，因为我不得不去思考和决定另一个病人的事情，这可能会将我从那种专注的状态中拉出来。"

手术室里发生的事情可能会让外科医生分心，这并不奇怪。但与其他人一样，外科医生也可能会因为工作之外发生的事情分心，这些事情与病人护理无关，也许与个人生活中发生的事情有关。比如做手术缝合时，医生可能会想，这个周末我应该看什么电影？为什么今天我的脚踝疼？不知道我的投资组合怎么样了？[①] 我今天早上锁门了吗？这个周末我应该怎么过生日？

过生日？尽管大多数成年人可能不像小孩子那样期待自己的生日，但生日常常是需要特殊纪念的日子或与亲朋好友相聚的契机。对外科医生来说，他们的生日是否会成为手术过程中的干扰因素，从而影响手术病人的治疗效果呢？

---

① 巴普曾对 2008 年股市暴跌期间的手术效果进行过调查，他希望研究外科医生在手术室里是否会被他们的投资组合分散注意力，但没有证据表明在股市暴跌期间和之后的几周内，患者的治疗效果有任何差异。

生日提供了一个观察外科医生因个人生活分心而影响对病人的护理的自然实验场景。当然，我们无法直接询问外科医生是否分心，但自然实验可以为我们提供一些启示。对手术患者来说，只要外科医生不是故意在生日当天安排或避开手术，外科医生的生日就应该是随机的。而由于进行急诊手术的外科医生无法控制哪些病人需要在其生日当天接受治疗，急诊手术通常是在没有提前计划的情况下进行的，因此外科医生在生日当天要进行急诊手术就是一个随机事件。所以，我们可以利用自然实验的条件来探讨生日对外科医生手术过程的影响。

在一项最近的研究中，我们（巴普以及加州大学洛杉矶分校的研究人员津川友介和加藤弘隆）将近 4 年内接受急诊手术的患者及其手术的医疗保险数据与外科医生的个人数据（包括生日）相结合，进行了一系列分析。我们想知道，在外科医生生日当天接受急诊手术①的医保适龄患者在术后 30 天内存活的概率，是否会高于或低于在其他任何一天接受同一外科医生手术的患者。只要这些患者除手术时间外其他方面都相似，那么在其他日子接受手术的患者就可以作为在外科医生生日当天接受手术的患者的对照组。

我们研究了约 98 万次手术，其中约 2 000 次是在外科医生的生日当天进行的。比较两组患者，我们发现手术类型和患者的特征（如年龄、慢性病等）实际上并没有差异。在生日当天进行

① 指因急性病入院后三天内进行的 17 种常见急诊手术，如冠状动脉搭桥术、髋骨骨折修补术或胆囊切除术。这不包括计划内的手术。

手术的外科医生为情况同样复杂的患者进行的手术数量与在其他任何一天进行的手术数量相当。由此可见，外科医生在生日当天并没有为特定患者进行选择性手术。

从所有手术数据中可以发现，外科医生生日当天进行手术的患者的术后 30 天死亡率为 7.0%，而在其他时间接受手术的患者的这一比例则为 5.6%。通过使用统计模型对由同一位外科医生进行的手术进行分析，我们得到了类似的结果：生日当天进行手术的患者的术后 30 天死亡率为 6.9%，而在其他日子进行手术的患者的术后 30 天死亡率则为 5.6%。这些数据表明，在外科医生生日当天进行手术的患者的 30 天死亡率略高于在其他日子进行手术的患者。

为了确保我们的主要发现并不仅仅是统计上的随机结果，我们进行了额外的分析。首先，我们以外科医生的半岁生日为基准进行了重复分析，结果发现死亡率并无差异，这在意料之中，因为半岁生日对成年人来说并无特殊意义。接着，我们研究了具有里程碑意义的大寿，即 40 岁、50 岁和 60 岁生日，想探究这些特殊日子是否会有更大的影响，但结果并未发现任何差异。我们还研究了生日在一周中的分布情况，假设周五的生日可能因准备庆祝活动而较周一到周四的生日更易导致分心，但同样未发现任何差异。总体来看，30 天死亡率的差异似乎仅与生日本身有关。

利用与联合委员会检查研究类似的方法，我们还创建了上千个计算机模拟模型。在这些模型中，我们将随机生成的假生日分配给外科医生，并将这些假生日与他们在这些日子里实际手术的真实病人关联起来。如果我们的初步研究结果是准确的，即外科医生的实际生日在某种程度上会影响他们的工作表现，那么我们预期在模拟的假生日当天，外科医生为患者进行的手术不会受到任何影响。而这正是我们在模拟实验中发现的结果，这表明我们最初的研究发现并非随机结果。

我们所掌握的数据表明，在外科医生生日当天进行手术的患者，其治疗效果会有所不同。但这究竟是为什么呢？外科医生生日当天发生了什么会影响手术效果的事呢？

他们可能会收到众多分散注意力的短信、社交媒体通知或朋友来电。或许他们正与每天朝夕相处的同事，如麻醉师、护士和手术技师讨论自己即将进行的特殊庆祝活动，这无疑会分散他们以及整个手术团队的注意力。或许他们已经预订了晚餐，考虑到手术时间经常比预期要长，他们在手术过程中可能会表现得更为匆忙，以确保能够按时完成手术。

无论是上述哪种力量（或组合）在起作用，我们都可以明确地认为，分心是导致问题的主要因素。

• • •

那么，应该如何处理这个问题呢？如何采取措施来防止医生在工作场所分心？难道要在诊所、医院或手术室门口进行检查，以确保医生没有将个人生活带入工作场合吗？

在科幻电视剧《人生切割术》中，卢蒙公司的员工通过一种虚构的外科手术将工作与个人生活完全分开。这种手术使他们在工作时忘记个人生活，从而专注于工作并提高效率。当他们下班回家时，他们又忘记了工作，可以自由地享受个人生活，没有工作压力。该剧探讨了如果工作和家庭能够真正完全分离，将会是怎样的情形（不剧透的情况下，我只能说这个手术是整部剧戏剧冲突的来源）。

根据对联合委员会检查和外科医生生日研究的结果，我们可以想象，《人生切割术》中类似的情景尽管看似荒谬，但对医院而言，却可能具有积极意义。经过专业训练且知识丰富的医生、护士和其他员工可以全身心投入为病人提供优质的医疗服务的工作，不受外界干扰。在这个情境下，他们都没有了个人生活，诸如生日、社交媒体通知、短信以及关于爱好或周末计划的闲聊都将消失。医护人员将会全心全意地投入工作。这样很好，对吗？

实际上，将个人生活和工作在一定程度上融合在一起可能对工作表现有益，特别是在医院这种高压的环境中。无论是在住院部还是在门诊，与同事之间建立良好的人际关系都被视为凝聚团队的重要基础。在护理病人过程中可能出现风险的情况下，这样的团队能够通过相互信任和顺畅的沟通，发挥有效的作用。

以内华达州内利斯空军基地的医务人员为例，他们全年都会定期参加诸如野餐或打保龄球等的团队和社区建设活动，以便在个人层面上相互了解。这样做有助于改善人际关系、增进信任并提高沟通效率，最终使患者受益。比如，当团队成员愿意积极发表意见、集思广益时，他们就能够积极预防和纠正错误，从而对患者的护理过程产生积极的影响。

在空军基地，团队凝聚力、信任和有效沟通可以挽救生命，这不仅限于医疗团队。在航空领域，分心和人为失误可能导致灾难性的后果，因此减少失误一直是关键。例如，自 20 世纪 30 年代航空业起步以来，填写检查单作为提醒飞行员遵循每个必要步骤以确保安全飞行的方法，一直是航空业规定的重要组成部分。

事实上，医疗团队从航空领域借鉴了通过建立信任和沟通来避免失误的理念。在 20 世纪 70 年代，航空领域发生了多起严重事故，其中加那利群岛的特内里费岛灾难尤为引人关注。在该事故中，一系列复杂的分散注意力的因素和团队沟通的失败，导致 583 人在跑道上不幸丧生。这场灾难让人们深刻认识到，人的弱点才是航空安全的最大威胁。此后，“机组资源管理”培训应运而生，其核心在于明确即使是训练有素的专家和团队领导，也会受到注意力分散、记忆力衰退和判断失误的影响。通过促进开放式沟通，即使是团队中资历最浅的成员也能自如地指出不安全的情况或资深成员所犯的错误，这样一来，团队就能充分利用每个人的潜能来避免错误。

航空领域的机组资源管理及其原则已被应用到手术室、急诊科和重症监护室等医疗环境中。我们仍在努力量化它对病人的具体帮助，但可以想象，改善团队活力对病人是有益的。对经常一起工作的外科团队进行的研究表明，随着团队熟悉程度的提高，沟通将变得更加顺畅，手术效率也将随之提高，而最重要的是，手术失误和患者并发症将大幅减少。

因此，尽管在外科医生生日这天，手术室中可能会出现团队分心的情况，但在一年中的其他日子里，提高团队凝聚力可以改善护理工作，这很可能会在整体上使人获益。

• • •

我们该如何解决上述研究揭示的问题呢？给外科医生统统放生日假？让联合委员会的检查员每天在医院巡查？这些极端的想法显然过于离奇（我们在前几章还提及或许应该让所有孩子都在秋天出生），肯定有更优的策略能够让团队保持专注，并削弱个人生活干扰产生的负面影响。

我们之前提及的联合委员会检查时手术室的“暂停”环节，就是外科医生及其团队采取的安全措施之一，它可以确保为正确的病人进行正确的手术。同样地，在重症监护室，将核对表纳入一系列设备和提醒事项中也已被证明非常有效。密歇根州的研究人员在 2004 年发表了一项具有重要临床意义的研究，他们从全州招募了 96 个不同的重症监护病房，引入了一份新的核对表，医生在放置中心静脉导管时必须使用该核对表。这里提到的中心静脉导管是一种医疗器械，需要直接插入危重病人的颈部大静脉，若导管上有细菌且细菌进入了血液，将造成严重的感染，甚至危及生命。因此，医生必须在无菌条件下进行手术，而这在急诊科或重症监护室中很难实现（尤其是与通常进行无菌手术的手术室相比）。

核对表是为了确保医生在插入中心静脉导管时遵循最佳的无菌操作步骤而设计的。这些步骤包括洗手、使用无菌手术衣和罩单[①]、选择合适的中心静脉导管位置、使用洗必泰清洗皮肤[②]，以及在必要时尽快移除中心静脉导管。每天，重症监护室团队都会使用核对表来检查每根中心静脉导管，并在不再需要时将其尽快拔除，以消除感染风险。

研究结果非常显著。在使用该核对表之前，这些医院的感染率为每 1 000 个“导管日”中会出现 2.7 例感染。这意味着，如果有 1 000 名重症监护室病人被放置了 1 天中心静脉导管，平均有 2.7 名会发生感染。[③]但在核对表推广期间，感染率降至每

---

① 我们为医生提供专门包装的无菌手术服、手术帽、无菌手套和口罩，而患者则会从头到脚都被无菌手术服包裹起来，仅留有一个甜甜圈大小的小洞。经过消毒的导管会通过这个洞插入颈部、上胸部或腹股沟处的大静脉。

② 洗必泰是一种高效消毒剂，能够有效地消灭皮肤上的细菌和真菌，这些微生物会在中心静脉导管中生长并扩散到病人的血液中，从而引发感染。

③ 为了对重症监护室中留置中心静脉导管时间不同的病人进行比较，流行病学家通常会计算比率。在分析中，一名患者使用中心静脉导管 1 天被定义为 1 个“导管日”。因此，1 000 个导管日可能意味着 1 000 名患者留置导管 1 天（1 000 × 1=1 000），500 名患者留置导管 2 天（500 × 2=1 000），或 200 名患者留置导管 5 天（200 × 5=1 000）。在实际分析中，这些患者留置中心静脉导管的时间各不相同。

1 000 个导管日 1.6 例感染，降幅约为 41%。更令人欣喜的是，在实施核对表制度 3 个月、6 个月、9 个月甚至 18 个月后，感染率下降为零，这意味着不再发生感染。

“降为零”这样的成果在医学领域是非常难得的，因此这项研究引起了广泛的关注和轰动。此后，包括核对表和必要的无菌设备在内的中心静脉导管捆绑流程在全美范围内得到了广泛的应用。重症监护病房采用了这些捆绑措施后，中心静脉导管感染率明显下降，它为医疗界带来了极大的益处。

为何这项干预措施如此成功，而其他许多干预措施却难以奏效呢？阿维迪斯·多纳贝迪安，这位备受尊敬的医疗质量学者，将其大部分职业生涯献给了密歇根大学，于 2000 年去世。他从三个角度审视了医疗系统中存在的问题：医疗结构，即物理环境、设备和相关人员；医疗流程，即诊断和治疗病人的行动；以及医疗结果，即病人最终的实际情况。中心静脉导管捆绑流程的开发、实施和广泛采用，有充分的研究数据支持，并完美涵盖了上述三个方面的改进措施。它解决了重症监护室护理的结构问题，为医生提供了便捷的工具和一些在繁忙的重症监护室环境中切实有效的关键提醒。它还优化了重症监护室护理的流程，迫使忙碌且可能分心的医生遵循预防中心静脉导管感染的必要步骤，并确保护士和其他人员能够遵循这些步骤。最重要的是，这些改变为患者带来了切实的、可衡量的改善结果：血流感染减少了。

• • •

尽管如此，中心静脉导管的问题只是医疗质量和安全这一巨大难题中的一小部分。经过多年的努力，我们已经成功解决了一些类似的其他问题。比如，医生在治疗因心力衰竭而入院的病人时，采用核对表和捆绑流程也能够获得更好的疗效。

然而，事实表明，要在更广泛的范围内复制这一成功案例并实现大规模的重大改进，是相当困难的。2020 年，美国国家医学院出版了《出错是人之常情》（*To Err is Human*）和《跨越质量鸿沟》（*Crossing the Quality Chasm*）两本书，充分强调了医院中亟待改进的医疗过失问题。医疗质量运动的杰出领导者、哈佛大学教授、医疗质量改进研究所创始人唐纳德·贝里克和美国国家质量论坛前首席执行官、美国内科医生学会主席克里斯蒂娜·卡塞尔在他们的著作中提到：

> 提高流程、产品和服务的质量，同时不断减少浪费，是控制成本的最佳途径。这一关键论点在许多行业几乎已成为教条，但却从未深入大多数医疗机构的战略。

当患者在医院遭遇可预防的不良事件（如手术并发症或中心静脉感染）时，医院会为患者提供相应的治疗，并向保险公司收取额外的治疗费用。如果医院在为患者置入中心静脉导管时未使用最佳的无菌技术而导致其感染，那么保险公司将需要支付置入中心静脉导管的手术费和感染治疗费。这无疑会引发一系列的动机问题。医院有可能为了赚取更多的金钱而降低医疗服务的质量。尽管故意制造并发症是不道德的，甚至是违法的，但在某些支付模式下，医院缺乏创新和改善现状的经济激励。

在上述因素的推动下，我们不难发现，如果我们重新规划医院与保险公司的经济激励制度，让患者成为最大的受益者，即为高质量的医疗服务支付更多的费用，而为低质量的医疗服务支付更少的费用，那么我们就有可能获得更好的结果。例如，如果因为医院在置入中心静脉导管时未使用最佳的无菌技术而导致患者感染，那么应由医院承担相应的费用。相反，如果医院的手术并发症发生率低于全国平均水平，那么医院应该获得相应的奖励。

我们如果能在经济上激励高质量的医疗服务，能够使多少病人免于不必要的死亡和残疾呢？

医疗机构已经开始寻找这个问题的答案。人们已经通过建立各种支付结构来激励高质量的医疗服务，同时抑制低质量的医疗服务。这些支付结构可以概括为“基于价值的支付”，包括质量和成本两个方面。在过去的几十年里，我们看到基于价值的支付系统在全美范围内得到推广，为“高价值”护理提供了经济奖励，而对“低价值”护理则进行了经济惩罚。然而，这种方法是否真正提高了医疗服务的质量呢？

正如心内科医生、《新英格兰医学杂志》美国国家通讯员丽莎·罗森鲍姆在 2022 年所写：“很难说。一些早期的努力取得了成功，比如那些试图减少医院获得性感染、改善手术效果以及改善肺炎、心力衰竭或心肌梗死患者护理流程的措施。然而，最近人们越来越认识到质量改进运动的缺陷。”

这些缺陷包括：当经济激励与某些质量指标挂钩时，医院就会被激励去提高分数，而不是改善病人的治疗效果。这就好比学校教师可能会被激励去最大限度地提高学生的考试分数，而不是真正提升教育质量。在不改变任何基本医疗服务的情况下，医疗系统花费了数十亿美元提高评分，有些机构甚至聘请顾问来优化他们的文件记录方法，这导致医生在病历书写上花费更多时间，在床边与患者实际交流的时间反而减少了。

此外，将经济激励与提高质量评分挂钩反而可能对患者造成伤害。安全网医院（主要依赖政府财政的公立医院）通常为更多使用医疗补助的普通患者提供医疗服务，但因“低质量”医疗服务而受到过高比例的经济处罚。部分原因可能是其资金不如附近从商业保险中获利更多的私立医院充裕。

可以说，寻找大规模干预措施以提高医疗质量和减少医疗过失仍然是一个令人头疼的问题。经济激励措施可以推动系统内部的变革，但可能无法完全解决原有的问题，还有可能带来新的挑战。历史和证据告诉我们，简单地将医疗质量和医院收入捆绑在一起并不是万能的。罗森鲍姆写道：“尽管有无数的衡量标准和大量的研究来评估这些措施的价值，但我们仍然不清楚我们的改进实际有多少效果，目前来看也没有方法能够弄清这一事实。”如果重新调整经济激励机制的尝试并没有带来我们所希望的大规模的质量改善，那么我们应该怎么做呢？可惜目前公共卫生领域仍然没有明确的答案。哈佛大学医生、健康经济学家J.迈克尔·麦克威廉姆斯认为，新冠病毒危机显示了另一种激励机制的力量。正如他在2020年对医护人员应对此次疫情的表现的描述：

> 医护人员在面对巨大的压力和疲惫时，仍然坚守岗位，承担起新的责任。他们不畏艰难，不退缩，也不需要经济激励或绩效衡量……这提醒我们，临床医生经受的独特训练和对病人发自内心的关怀是我们改善医疗服务的最宝贵的资源和最大的希望。

换句话说，除了金钱的激励，还有其他动力可以更好地推进医疗系统实现更好的诊疗效果：医护人员的职业责任感。

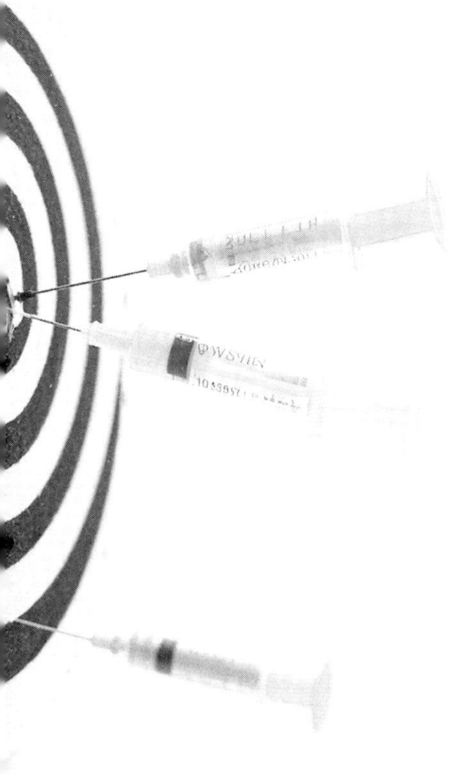

第 8 章

心外科医生和二手车销售员有什么共同点？

假设你是一家杂货店的老板，为了迎接返校季，你计划开始销售一种新产品：家庭装马苏里拉干酪。根据供应商的报价和店铺的其他开销，你估计需要以大约 8 美元的单价出售这种奶酪。那么，你应该如何确定具体的出售价格呢？

即使没有零售经验，我们也可以很容易地想到 7.99 美元会是理想的定价。这个价格策略几乎被每个人所熟知并在日常生活中得到了广泛应用。简单来说，虽然 7.99 美元仅比 8.00 美元低 1 美分，但它在潜意识里给人们一种更优惠的错觉："7 块多"似乎比"8 块多"更加经济实惠。这种现象证实了我们的大脑存在一种名为"左位偏差"的倾向，这也是我们之前提及的代表性和可得性启发式之外的另一种认知偏差。

在过去的几十年里，各类零售商一直利用这种认知偏差来吸引顾客。与此同时，经济学家、心理学家和语言学家也都在研究如何解释这一现象，并努力寻找其背后的科学理论。

在英语中，我们按照从左到右的顺序读取数字，首先读取的是最大的单位，然后再读取较小的单位。因此，在读取数字 43 时，我们首先读取十位数，然后是个位数。当我们看到像 43 这样的数字并将其与其他数字（如 78）进行比较时，我们的大脑通常会将它们放置在一个“模拟刻度”或“刻度线”上。这个刻度线存在于我们的潜意识中，能帮助我们轻松地分辨出数量的大小以及它们之间的差异。(在数学发展起来之前，在我们的祖先试图评估和比较物体数量时，这种刻度可能会很有用。)

我们的大脑如何加速处理比较数字大小这一过程呢？当我们面对两个两位数时，首先不需要去考虑个位数，因为所有 40 多的数字都比所有 70 多的数字小。我们的大脑主要处理的是首位数字，将 40 多与 70 多进行比较。将这两个数字放在我们潜意识的刻度线上，我们很快就能得出 78 比 43 大的结论。然而，当我们比较两个十位数相同的数字时，例如 53 和 55，我们需要花费的时间会稍长一些，因为我们必须同时处理十位数和个位数，然后才能将它们放到我们的刻度线上。

由于这样的原因，当我们在购买奶酪时，大脑更容易认为 7.99 美元比 8.00 美元更优惠，而不是 8.01 美元比 8.02 美元更优惠。更重要的是，当最左边的数字不同时，我们倾向于将它们放在模拟刻度线上距离其他数字更远的地方，即使在这个例子中，价格只相差 1 美分。在杂货店里，这意味着如果我们看到一种通常售价约为 10.00 美元的商品在打折，我们就会更倾向于认为折扣价为 7.99 美元的商品比折扣价为 8.00 美元的商品更优惠。

让我们换个角度，来看看比买奶酪更重要的花销。

假设你打算购买一辆二手车，那么在做出购买决策之前，你需要了解哪些关键细节呢？首先，买家肯定希望这辆车能满足自己的需求，并且车况良好。其次，你可能会考虑车辆的行驶里程数，因为这可以作为汽车各部件磨损程度的一个有效指标。许多人在购买二手车时，会考虑这辆车在他们购买新车之前还能使用多久。因此，对于行驶了 3 万英里的汽车，他们可能愿意支付更高的价格，而对于行驶了 8 万英里的汽车，则不愿意支付更高的价格，因为这辆车可能已经接近其使用寿命的终点。

那么，行驶额外的 5 万英里会导致汽车价格下降多少呢？可能是一个相当大的数字，也许能达到数千美元。那么，4 万英里的差异会产生多大的影响呢？我们可以推断，4 万英里造成的价格差异仍然很大，但可能没有 5 万英里那么多。那么，对于 100 英里、10 英里甚至 5 英里的微小差异，又怎么计算呢？

二手车买家在决定愿意支付的车辆价格时，必然会基于里程数（以及其他因素）做出主观判断。尽管一般来说，里程数越高的车辆的感知价值越低，但每个人对里程数对车辆价值影响的看法各不相同。买家可以使用像《凯利蓝皮书》杂志这样的工具来获取帮助，即从中获得以往的汽车销售成交价格，并据此对目标车辆进行估算。然而，在与卖家协商价格时，他们最终必须基于自己的判断做出决定，因为卖家会将自己的利益和判断带入谈判过程。

左位偏差与此有何关联呢？好吧，根据我们所了解的情况，相较于一辆售价为 9 000 美元的汽车，一辆售价为 8 999 美元的汽车更有可能被售出，但这并不是我们目前要探讨的主题。我们所关注的是，在我们比较所有数值（不仅仅是价格）时，左位偏差都会显现出来。

经济学家尼古拉·拉塞特拉（来自多伦多大学）、德文·波普（来自芝加哥大学）和贾斯汀·西德诺（来自威斯康星大学麦迪逊分校）对超过2 200万辆二手车的销售数据进行了深入研究。他们特别关注了汽车里程数的左位偏差现象，探讨了这种现象是如何影响人们对汽车价值的认知，并进一步反映在销售价格上的。他们认为，当汽车的行驶里程刚超过一个关键的里程数（如2万或5万英里）时，人们往往会认为这辆车的价值过高。换句话说，行驶了39 993英里的2003年的丰田凯美瑞是否会明显比行驶了40 019英里的同型号丰田凯美瑞价格更高？

由于我们预计行驶里程接近但不到4万英里的汽车与行驶里程刚刚超过4万英里的汽车基本相同，所以这两组汽车可以互为反事实。行驶里程刚刚超过4万英里的汽车的销售情况可以告诉我们，如果行驶里程在39 900英里左右的汽车多行驶几英里，它们的售价会是多少，反之亦然。这是一个典型的自然实验。

他们将这2 200万辆汽车根据里程数分为多个小组，以500英里为间隔进行四舍五入。例如，行驶里程在22 000~22 499英里之间的汽车被归为一组，行驶里程在22 500~22 999英里的汽车被归为下一组，以此类推。接着，他们利用自己构建的统计模型来推算汽车的销售价格，并减去与汽车基本属性（品牌、型号、车型年份）相关的部分。这样得出的“剩余销售价格”基本上代表了买卖双方对汽车价值的主观判断。他们根据汽车行驶的里程数绘制出剩余销售价格图表，并观察到以下结果。

随着汽车行驶里程的增加，剩余销售价格逐渐降低，这符合预期，因为行驶里程的增加会导致汽车磨损加剧，从而降低其价值。然而，在里程表每行驶 1 万英里的“里程碑”读数处，价格会突然下降。例如，从 9 500~9 999 英里组到 10 000~10 499 英里组，再从 19 500~19 999 英里到 20 000~20 499 英里，以此类推。

在这些里程分界点上，汽车价格突然下跌，这体现了一种“不连续性”。因为通常情况下，我们会认为随着行驶里程的增加，价格会稳定且持续地下降，但在这些关键分界点上却发生了一些特殊情况，打破了原本平稳的下降趋势。我们不得不推测，这种不连续的下降是由一些主观因素导致的，因为一辆车行驶到 1 万英里这个里程分界点时，与它行驶到 9 500 英里、10 500 英里或 11 000 英里时相比，并没有太大的不同。

当汽车行驶里程跨越这些里程碑时，唯一有实质意义的差异是里程表上最左侧的数字。因此，左位偏差是研究结果最合乎逻辑的解释。

根据我们对潜意识模拟刻度线的理解，这是有根据的。一辆行驶了 49 999 英里的汽车会被认为比行驶了 50 000 英里的汽车具有更长的剩余使用寿命，因此值得人们为它支付更高的价格。

也就是说，无论是在杂货店还是在二手车交易市场，左位偏差都在影响着我们对数量的认知。然而，并非只有消费者才会比较数字。作为医生，我们也在不断地观察和比较数字，包括病人的年龄、实验室检测结果、呼吸机的数值设置以及 X 线检查结果中的异常增生的大小等。我们不断地根据对这些数值的评估做出快速决策。这就引出了一个问题：医生的决定是否会受到左位偏差的影响？如果是，它对患者会有什么影响？

• • •

你还记得第 6 章中因心脏病发作被紧急送往急诊室的 77 岁老妇人罗伯塔吗？她的故事始于清扫树叶时出现的气短和胸闷。救护车赶到后，急救医疗小组立即怀疑她可能是心脏病发作，并为她做了心电图以寻找相关征兆。

急救医疗小组立即怀疑罗伯塔心脏病发作的原因之一是她的年龄，因为心脏病在七旬老人中很常见。然而，如果救护车停在一个 27 岁的人面前，面对他呼吸急促和胸闷的情况，急救人员可能首先不会考虑心脏病发作，因为这在年轻人中相对罕见。相反，他们可能会考虑更为常见的疾病，例如哮喘。

医生、护士以及其他从事快速评估工作的人员，通常都会通过经验来提升自己的能力。这也是我们投入大量时间接受培训的重要原因。随着接诊病人的数量不断增加，我们对哪些疾病是常见病、哪些不是常见病，以及这些疾病容易发生在哪些病人身上有了更深入的了解。同时，我们也积累了关于这些疾病的典型和非典型表现的丰富经验。经过训练和经验的积累，医生的大脑逐渐形成了“疾病脚本”，即关于各种疾病的心理认知模式以及如何发现这些疾病的思路。

例如，肺炎的“疾病脚本”可能包括该病的流行病学特点（老年患者、免疫力低下的患者、肺部疾病患者）、典型症状和体征（咳嗽数天、呼吸急促、发烧）以及常见的检查结果（胸部X线检查结果异常、白细胞计数升高）。当我们发现一个病例具有足够多的这些特征时，肺炎的“疾病脚本”就会在我们的脑海中“激活”，这样我们只需花费较少的认知努力就能做出诊断。

这些“疾病脚本”作为启发式方法，有助于医生完成日常诊断任务。然而，显而易见的是，这些捷径也容易导致认知偏差。

哥伦比亚大学经济学家斯蒂芬·库森斯对左位偏差对医疗服务的潜在影响很感兴趣，早在研究生时期，他就开始研究急诊科医生的诊断推理。他利用了大多数人都认可的心脏病发作的“疾病脚本”。与30多岁的类似病人相比，医生更有可能怀疑40多岁的病人患有心脏病。

让我们思考一下这个自然实验。你可以随机抽取两组病人：一组即将年满40岁，另一组刚刚年满40岁。在考虑心脏病发作的风险时，我们是否可以认为这两组之间存在明显的区别呢？虽然通常认为心脏病发作的风险会随着年龄的增长而增加，但在40岁前后几个月的时间里，这种年龄差异所导致的风险增加应该是微不足道的。也就是说，从医学和生物学的角度来看，这两组病人应该基本相同，可以互为反事实。

当然，即将年满40岁的病人严格来说也只有39岁。如果存在左位偏差，那么急诊科医生在看到一个即将年满 40 岁的病人因胸闷来就诊时，不太可能启动潜意识中心脏病发作的“疾病脚本”。然而，几个月后，当医生再次看到这个病人有同样的症状时，这个病人实际上已经年满 40 岁了。

库森斯分析了 560 万名在 40 岁生日前 5 年内因各种原因前往急诊科就诊的患者数据，其中约有 100 万名患者在生日前 1 年内就诊。他想知道左位偏差是否会对医生使用肌钙蛋白①血液检测来检查患者心脏病发作迹象的决定产生影响。他将患者的年龄以 3 个月为单位进行分类（例如，39 岁、39 岁零 1 个月、39 岁零 2 个月为一组、39 岁零 3 个月、39 岁零 4 个月、39 岁零 5 个月为一组，以此类推），并量化了医生要求进行肌钙蛋白检测的概率与患者的年龄之间的关系。

如果不存在左位偏差，我们预期心脏病发作的检测概率会随着年龄的增长而平稳上升，类似于一辆二手车的价值随着行驶里程的增加而平稳下降的情况。然而，如果存在左位偏差，我们将会观察到一种不连续性，即当数据点越过 40 岁时，图表中会出现一个明显的“断崖”。以下是库森斯的发现。

在 40 岁时，急诊科对心脏病患者的检测频率突然大幅增加。就像二手车的价格在汽车行驶的重大里程数值上突然下降一样，这种跳跃表明，与 38 岁、39 岁或 41 岁相比，40 岁时有一些独

① 肌钙蛋白是一种存在于肌肉细胞中的蛋白质。在心脏病发作时，心脏供血中断会导致心肌细胞受损，进而释放肌钙蛋白至血液中。因此，当医生担心病人可能是心脏病发作时，通常的做法是检查血液中肌钙蛋白水平是否升高。

特的因素在影响检测概率，而在38岁、39岁或41岁时，检测概率会平稳上升。

当然，对40岁的患者来说，唯一真正的区别就是患者从30多岁的年龄组进入了40多岁的年龄组。这清楚地揭示了急诊科存在左位偏差。那些接近40岁但仍“30多岁”的患者中，接受心脏病检测的患者比例略高于9%，而与他们年龄相近但已进入“40多岁”的患者中，接受同样检测的患者比例则略高于10%。从总体趋势来看，随着患者年龄的增长，检测次数平稳增加，但这一突然的增长相当于相对增加了9.5%，而且这与患者的实际年龄无关，仅与他们的感知年龄有关。尽管这似乎只是一个微小的百分比，但它却表明，在美国，每年都有大量的人因为与患者本身情况无关的、纯粹武断的原因接受这些检测。

库森斯进一步探究了检测的增加是否会导致心脏病发作诊断和其他形式冠状动脉疾病诊断的增加，并发现了类似的结果：在40岁时，心脏病的诊断率突然增加了19.3%。之所以出现这种差异可能是由于医生更频繁地进行检测，从而更容易发现疾病；也可能是因为“40多岁”的患者更容易被医生贴上患冠状动脉疾病的标签；或者两种原因兼而有之。这也意味着，要么40岁以下的患者可能被系统性地漏诊了心脏病，要么40岁以上的患者被过度诊断为心脏病。无论真实情况如何，这一证据都表明：左位偏差正在影响急诊科医生的行为。

• • •

医生在做出诊断时，病人的年龄是最重要的考虑因素之一。随着年龄的增长，患者由某种疾病引起症状的概率会发生显著变化。心脏病发作在年轻患者中较为罕见，原因之一是心脏病发作通常是数十年冠状动脉逐渐变窄的结果。同时，许多疾病在成年人中也很罕见，例如川崎病，这是一种冠状动脉炎症性疾病，往往只影响幼儿。因此，年龄是这些“疾病脚本”的核心部分，这意味着我们的诊断准确性特别容易受到年龄基础上的偏差（如左位偏差）的影响。

此外，年龄不仅能帮助医生缩小诊断范围，还能帮助医生决定应该选择什么样的治疗方法。例如，对 60 岁的患者可能安全有效的治疗方法，对 90 岁的患者则可能不适用或存在风险。所以，左位偏差真的也会影响治疗吗？

让我们来探讨一个容易被主观想法和偏差影响的领域：为心脏病发作的老年患者进行开胸手术。当患者因心脏病发作就诊时，心内科医生首先要确定是哪一支冠状动脉发生了堵塞。有时，仅用药物就可以治疗心脏病。其他时候，可以通过在冠状动脉中放置支架来缓解堵塞，这是一种在心导管室进行的微创手术（我们在第 6 章中了解过这种手术，即经皮冠状动脉介入治疗）。还有一些情况下，心外科医生可能需要通过“搭桥”来增加血管，使血液绕过阻塞区域，这种大型开胸手术被称为冠状动脉搭桥术，简称 CABG（读作“cabbage”）。

可以想象，CABG 存在诸多风险。只有当潜在的益处（即延长寿命）超过短期并发症出现的风险时，医生才会考虑进行此类手术。然而，对某些患者来说，手术的风险可能高于仅用药物治疗或仅进行支架治疗的风险。因此，心外科医生需要仔细评估哪些患者可能从手术中受益，哪些患者可能因此受到伤害。这通常是一个具有挑战性的决策过程。就像急诊科医生依赖培训和经验来判断不同诊断的潜在概率一样，心外科医生也会运用类似的方法来评估患者是否可能从 CABG 中受益或受害。

当然，患者的年龄是医生在做这一决策时考虑的关键因素。通常，老年患者在心脏病发作后总体情况会更差，并且无论接受何种治疗，他们的死亡风险都更高。此外，老年患者在手术后也更容易出现并发症，并且总体存活率较低。但如果患者在接受 CABG 后表现良好，这将有可能延长他们的生命并提高他们剩余生命的质量。

在 2020 年发表于《新英格兰医学杂志》的一项研究中，我们（巴普、安德鲁·奥伦斯基、哈佛大学心内科医生兼健康政策研究员安德烈·齐默尔曼和斯蒂芬·库森斯）对老年医疗保险受保人被诊断为心脏病发作后接受 CABG 的比例进行了研究。我们推测，左位偏差可能在 80 岁左右的患者中产生影响，因为对大多数 80 多岁的患者来说，他们正处于生命的最后 10 年，与 70 多岁的患者相比，他们不太可能会从手术中获益更多。

外科医生在评估患者时，不仅要考虑患者病史中的客观数据，还要对患者面临的潜在风险和益处进行一定程度的主观评估。然而，在这一关键年龄点上，临床指南并未对外科医生提出明确要求。我们推测，这种主观性可能会导致左位偏差。如果外科医生潜意识中认为，79 岁的患者会比 80 岁的患者离生命终点更远，可能就会使得前者更能从手术中获益，更有可能改善心脏功能并延长寿命。因此，这是否在风险与益处的权衡中形成了一种偏差，使得手术风险看起来更加值得承担？

为了解答此问题，我们借助医疗保险数据，找出了在 80 岁生日前后两周内因心脏病入院的患者。换句话说，这些患者入院时的年龄处于 79 岁零 50 周至 80 岁零 2 周之间。我们推测，79 岁零 50 周的患者与 80 岁零 2 周的患者本质上是相同的，他们之间唯一的区别在于年龄标签——一组 70 多岁，另一组 80 多岁。因此，两组之间的任何差异都可能归因于医院针对 79 岁的患者与 80 岁的患者所采取的治疗方式上的差异。

尽管这个分组看似没什么问题，但我们还是要首先寻找证据，证明两个组的老年患者的确是相同的、可以互为反事实，才能继续进行后续的分析。为此，我们观察了约 9 500 名即将过 80 岁生日的心脏病患者的基线特征。结果显示，他们在性别，种族，残疾情况，医疗补助资格，既往心脏病、肺病、糖尿病、高血压、高胆固醇、脑卒中、癌症和痴呆等疾病的发病率方面均无差异。同时，两组患者的住院率也并无差别，这表明左位偏差并未对急诊科开具血液检测或安排患者住院的决定产生影响。最后，我们还检查了两组患者心脏病发作严重程度的差异（你可能还记得我们在之前的章节中讨论过的 STEMI 和非 STEMI）。同样，我们发现在这一点上，两组之间也并无差异。

因此，以上证据确凿地表明这两个群体彼此之间是理想的反事实对照。这是一个具备有效性的自然实验。

我们观察到，在 80 岁生日前两周内突发心脏病的患者接受手术的比例为 7.0%，而 80 岁生日后两周内突发心脏病的患者接受手术的比例为 5.3%。① 由于这两组患者在其他方面相似，因此手术率之间 1.7% 的差异代表了名义上"79 岁"和"80 岁"的患者在医生主观感受上的区别。这意味着，每 59 名在 80 岁生日后不久因心脏病发作前来就诊的患者中，就有 1 人会因为上述原因错过手术。

我们如何确认这种差异是由左位偏差造成的呢？如果左位偏差确实导致了医生对这些患者面临的手术风险的认知改变，那么在年龄最大位保持不变的情况下，不同生日的患者的手术率应该没有差异。因此，我们对 77~83 岁之间的患者进行了重复研究，重点关注生日前后两周内心脏病发作的患者。

对于年龄左位数值没有变化的生日，不同生日前后的心血管外科手术率存在一些微小差异，但都没有统计学意义。只有 80 岁生日与手术率的显著下降有关——结果与我们的预期相符，正是左位偏差在作祟。

---

① 在对基线特征的潜在混杂因素进行调整后，结果没有发生变化，这可能是因为两组之间已经非常相似。

和我们之前针对生日影响进行的一些自然实验一样，我们为医保患者分配了虚构的生日，并重复实验，以寻找假定在 80 岁生日附近心脏病发作的患者。如果 CABG 手术率的差异是由左位偏差造成的，那么在虚构生日的前后两周内，心脏病发作的患者之间应该不会有任何差异，而实际上我们也并未观察到这种差异。①

至此，我们已经获得了相当有说服力的证据，能够证明左位偏差确实在影响 CABG 的决策，并导致 80 岁的患者接受手术的频率明显降低。接下来需要解答的问题是：这对患者会产生何种影响？一方面，他们可能错过了通过手术改善心脏血流的机会；另一方面，他们也避免了具有重大风险和潜在恢复困难问题的大型开胸手术。

为了明确左位偏差对手术率的影响是否会导致患者预后的显著差异，我们观察了 1 年后患者的存活情况（即 1 年死亡率）。由于我们发现，除 CABG 手术率外，未满 80 岁的患者与刚过 80 岁的患者在其他特征上并无差异，所以我们可以将两组患者的 1 年死亡率差异归因于手术率的差异。

我们进行了类似的分析，这次关注的是死亡率而非手术率。分析结果显示，在 80 岁生日前和 80 岁生日后因心脏病发作住院的患者，1 年死亡率没有明显差异。这意味着，对 80 岁左右的患者来说，CABG 并不总是能提高他们的 1 年生存率（如果手术对 80 岁以下的患者更有益，我们就应该看到这些患者的死亡率有所下降）。

这并不是说该手术对这一年龄段的某些患者没有帮助。这些

① 这项分析还指出，两组患者之间的实际年龄差异很小，仅为 4 周，但这并不影响是否进行 CABG 的决策（这一点并不令人意外）。

只是总体数字，对某些患者来说，决定做手术是一个更明确的决定。但对于那些处于“边缘”的患者——医生认为做手术和不做手术都是合理选择的患者——不做手术似乎会导致相似的死亡率，但却能避免开胸手术带来的痛苦、不便和费用。

如果一个人在杂货店购物时没有意识到一件售价为 7.99 美元的零售商品并不像看起来那么划算，这可以被称为“捡了芝麻丢了西瓜”。然而，外科手术决策中的左位偏差则是另一回事。心外科医生明白，一般来说，老年患者比年轻患者更难从 CABG 中获益，因为“80 多岁”的患者实际上比“70 多岁”的患者面临更高的手术风险。但是，当涉及较小的细节时，比如 79 岁和 80 岁患者之间的微小差异，医生们的决策也有可能“捡了芝麻丢了西瓜”，被左位偏差误导。

• • •

随后其他人的研究发现，有证据表明左位偏差影响了心脏病发作急诊和手术治疗以外的医疗决策。多项研究发现了肾移植中存在左位偏差的证据。研究人员利用国家器官捐献数据库（其中包含数以万计的潜在捐献器官数据）发现，70 岁潜在捐献者的肾脏被弃用的可能性高于类似的 69 岁潜在捐献者的肾脏。在对血肌酐水平（肾功能的测量指标，血肌酐水平越高，肾功能越差）的相关分析中，研究人员还发现，血肌酐水平为 2.0mg/dl 的潜在捐献者的肾脏比血肌酐水平为 1.9mg/dl 的潜在捐献者的肾脏更容易被放弃，尽管这两个值在临床上非常相似。[①]

研究人员在另一项针对约 13 万名医保适龄急性胆囊炎患者的研究中发现，79 岁和 89 岁的患者接受手术的概率明显高于 80 岁和 90 岁的患者。这是由于临床上对于急性胆囊炎的治疗跟我们之前提到的心脏病开胸手术类似：对于手术风险较低的患者，治疗方法是直接施行胆囊切除术。但是，对于高风险患者，可以推迟手术，采用侵入性较小的干预措施。[②]

最后，在一项针对美国国家癌症数据库中约 10 万名直肠癌患者的研究中，研究人员希望了解左位偏差是否会影响患者接受“遵循指南”治疗的概率。他们发现，58 或 59 岁的患者接受“遵循指南”治疗的概率明显高于 60 岁的患者；同时，60 岁的患者与 61 或 62 岁的患者之间没有差异。左位偏差的存在可能会对这些患者的生存或生活质量等重要结果具体产生什么影响，目前还不得而知。

我们发现，对于不同的癌症患者，60 岁是重要的分界线；对于肾移植患者，70 岁是关键的年龄；而对于胆囊炎患者，80 岁是重要的界限。这表明，医生在判断一个人是否“年老”时，依据的并不是一个统一的几十岁的标准，而是具体疾病的情况。

---

① 任何可能不必要地减少移植可用器官数量的行为都值得进一步调查。对移植受者所受的影响进行更多的研究将更清楚地阐明这个问题的严重性。

② 在这项研究中，69 岁的患者和 70 岁的患者在手术比例上没有差别，这表明外科医生认为“60 多岁”的患者和“70 多岁”的患者在风险上没有明显差别。

• • •

有些医疗失误是无法预知的。就像克里斯在前一章提到的药物混淆的案例一样，我们很难提前知道哪位病人会成为错误的受害者。因此，在药物治疗方面，我们建立了一套严谨的制度来尽可能减少这类医疗失误的发生，比如在医院每次用药时要求相关人员扫描条形码，以确保正确的药物能准确地用于正确的病人。

不过，我们还是可以预见有些类型的误差，比如我们目前在讨论的左位偏差。当然没有人能够准确地预知未来，但合理的推测完全可以帮助我们进一步提高医疗服务的细节。正如我们可以推测，平均而言，一辆行驶了 5 万英里的二手车可能比一辆行驶了 49 995 英里的二手车更具性价比一样，我们也可以预计，39 岁的人在急诊科被漏诊心脏病的风险要高于 40 岁的同龄人。在这两种情况下，都是可预见的认知错误在起作用。

在我们所研究的案例中，左位偏差与代表性偏差的相互作用似乎影响了医生对病人的看法，进而可能影响了他们的诊疗行为。然而，需要强调的是，左位偏差并不是唯一导致患者被归类并可能影响医生诊疗行为的因素。在医学领域，年龄界限经常被用作分类依据，这种分类方式往往是随机的，并可能对患者的实际治疗产生影响。

比如，美国预防服务工作组（USPSTF）建议对普通人群进行筛查，以检测早期癌症。他们建议所有成年人在 50~75 岁期间接受结肠镜检查术，因此，49 岁或 76 岁的人可能不会接受结肠镜检查术，尽管他们的患病风险与50岁或75岁的人相似。此外，他们还建议50~80岁、平均每天至少抽一包烟、烟龄长达20年的人每年进行一次肺癌CT筛查。然而，49岁和81岁的人患肺癌的风险和他们相似，但接受筛查的可能性较小（对20年来每天吸烟量略低于一包的人来说也是如此）。

当然，我们不能因此责怪美国预防服务工作组，毕竟总要设定一个界限。然而，无论划定何处的分界线，都存在一个分隔点，该点以任意方式将两边的病人分隔开来。因此，在医学等众多研究领域，任何形式的分界线都为自然实验提供了宝贵的资源。

18岁是美国人最早经历的有意义的年龄分界线之一，也是从法律上成年的标志。它是青春期持续、渐进过程中的一个重要节点，标志着人类从“儿童”成长为“成人”。这一时期通常从十几岁开始，一直延续到二十几岁，不同的人发展速度各异。但很显然，青春期的孩子们并不会在18岁生日当天出现突然的生理变化，但世界会开始区别对待18岁的人，在医学领域也不例外。

我们（克里斯、巴普、吴宰旻与哈佛大学的同事迈克尔·巴内特）想要探究从“儿童”到“成人”这一标签的突然转变对医疗产生的影响。未满18岁的青少年会被归类为“儿童”，这可能使他们受到与“成人”不同的对待。首先，医生在为“儿童”与“成人”开处方时，可能会对特定治疗或干预措施的风险与益处有不同的考量。当医生面对即将年满18岁的患者时，他们可能会将患者视为青少年进行诊疗。而当面对刚满18岁的患者时，医生可能会将其视为年轻的成年人。此外，进入急诊科的“儿童”通常会由专门为儿童服务的医生和护士进行治疗，并在一个充满色彩和动物图案的环境中接受治疗。这与成人诊疗区域中平淡无奇、没有任何装饰的环境形成了鲜明对比。此外，“儿童”还可能在急诊室内接受不同于成人的治疗方案。这些因素都可能导致他们在接受医疗服务时受到区别对待。

在急诊科就医时，年龄在 18 岁左右的人群在获取阿片类止痛药方面存在差异。即将 18 岁的青少年除了被视为“儿童”，在生理和心理上与刚满 18 岁的青少年有着很大的相似性，因此两类青少年在阿片类药物处方上的差异可能主要取决于他们被归类为“儿童”还是“成人”。相较于为“儿童”开具阿片类药物，医生可能更倾向于为“成人”开具此类药物。

一项利用商业保险索赔数据库的研究发现，2006—2016 年间，约有 87.5 万名 17 或 18 岁的孩子在急诊科就诊。为了探究未满 18 岁的青少年与刚满 18 岁的青少年在急诊室中的状况是否存在相似性，我们比较了 17 岁零 9 个月至 17 岁零 11 个月的孩子与 18 岁零 1 个月至 18 岁零 3 个月的孩子的情况。事实上，我们通过对比发现，这两组人群在性别、地理位置、慢性病（包括糖尿病、肥胖症、肺病、酒精使用障碍）发病率、阿片类药物处方率、阿片类药物使用障碍或用药过量等方面都表现出很大的相似性。他们前往急诊科就诊的原因也颇为相似，大部分是由于受伤和感染，这也是这个年龄段的典型特征。

接下来，我们想看看刚满 18 岁的青少年在急诊室是否获得了不同的待遇。不过，由于保险索赔数据无法提供事件的详细过程和实时情况，我们只能获取到一些关于接诊医生类型的信息。我们发现，大部分接近 18 岁的患者是由既治疗儿童又治疗成人的急诊科医生治疗的。但是，在专门的儿科急诊室或大型急诊室的儿科区，由专门从事儿科护理、主要治疗儿童的急诊科医生接诊的病人中，刚满 18 岁的病人所占的比例要低于接近 18 岁的病人所占的比例（分别为 5.4% 和 1.7%）。

然后，我们根据青少年的年龄（以月为单位）调查了他们在急诊室就诊后获得阿片类药物处方的比例。我们的发现如下。

随着青少年年龄的增长，他们被开具阿片类药物处方的概率通常会逐渐增加。这是由于医生可能认为年龄较大的青少年使用阿片类药物的风险较低。然而，在 18 岁这个“儿童”与“成人”的分界线上，数据出现了明显的跳跃。17 岁零 11 个月的患者接受阿片类药物治疗的比例为 13.7%，而 18 岁零 1 个月的患者接受阿片类药物治疗的比例为 15.3%，与前者相比，增加了 1.6 个百分点。根据统计模型①，考虑到处方率本身的上升趋势以及其他混杂因素，我们估计增加的百分点更接近于 1.3。

换言之，这表明对 18 岁左右的青少年来说，如果被归类为“成人”，他们获得阿片类药物的概率比被视为“儿童”时要高出 9.7%。据统计，美国每年有 2 020 万名 15~24 岁的患者前往急诊

① 我们采用了“回归不连续设计”模型，该模型有助于确定在临界点发生的不连续“跳跃”幅度的真实大小。该模型消除了由更广泛趋势引起的变化（在本例中，阿片类药物处方率通常会随着患者年龄的增长而增加），以及可能由边界两侧群体组成的可测混杂因素引起的任何跃变（在本例中并非主要因素）。

室就诊，这种差异意味着每年至少有数万份阿片类药物处方被不当开具。

现在我们都清楚地认识到，阿片类止痛药带有一定的危害性，它会使患者面临长期使用、药物成瘾以及用药过量的风险。[①] 当然，如果医生判断由它带来的控制疼痛的益处大于带来的风险，他们会考虑开具这类药物以缓解患者的疼痛。然而，当这些药物的处方受到某些随机因素的影响时（例如青少年是否过了 18 岁生日），这就只会带来风险，而没有任何益处。假如阿片类药物的处方真的受到了这种随机因素的影响，我们应该会观察到与之相关的不良事件有所增加。事实是这样吗？

我们对同一组青少年进行了另一项调查，这次的重点是他们在急诊科就医后出现以下几种主要与阿片类药物相关的不良事件的概率：新发长期依赖阿片类药物、新发阿片类药物使用障碍诊断或用药过量。值得庆幸的是，这些事件在于急诊科就医的人身上并不常见。我们发现，在所有急诊就诊者中，仅有 1.6% 的人在就诊后一年内出现过上述情况。然而，通过使用与之前类似的统计模型，我们发现，无论真实年龄如何，被归类为“成人”而非“儿童”都会导致不良事件发生率增长 0.2 个百分点。这使得被归类为“成人”的 18 岁左右的患者身上发生不良事件的概率比被归类为“儿童”的患者高出 12.6%。

我们的研究结果揭示了几件重要的事。首先，如前所述，青

① 如果阿片类止痛药落入处方患者以外的人手中，也会给患者家属和社区带来药物滥用的风险，而这种情况在现实中经常发生。

少年在急诊室接受的治疗方式会因其被归类为“儿童”或“成人”而有所不同，这影响了他们被开具阿片类药物处方的概率和后续不良事件的发生率。我们尚不明确造成这种差异的具体原因，但可以推测原因可能是在医生治疗过程中存在的代表性偏差，以及针对“儿童”和“成人”两种不同情况制订的治疗方案存在差异。

在应对阿片类药物滥用问题的过程中，这些发现可能会让人感到失望。阿片类药物似乎可以轻易进入患者的家庭和社区，其中成人和儿童的分类只是众多影响因素中的一个。然而，如果我们的目标是推动系统性变革，以便在有效缓解患者疼痛的同时将风险降至最低，那么深入理解正常开处方行为背后的不同驱动因素就显得至关重要。我们的研究显示，或许我们可以从“儿科方法”中汲取经验，因为其中的某些方面可能导致了青少年群体阿片类药物处方量的减少。如果我们能将这种方法成功应用于“成人”群体，这或许能成为我们遏制阿片类药物滥用的一个有效途径。

• • •

让我们来举个更易理解的例子：某地警察局关注到当地交通中存在的超速行驶问题，特别是在学校等高风险场所。由于这种行为已导致多起车祸和行人受伤，警察局计划在城镇周围安装摄像头来遏制超速行驶。具体来说，他们打算对超速行驶的汽车进行拍照，并通过邮寄的方式发出罚单。那么，现在面临的问题是：应该在哪些地点安装这些摄像头呢？

一种选择是在城镇的每个路口和每个街区都安装摄像头，这种措施肯定可以有效地减少超速行为，但成本较高且不太实际。另一种选择是在随机路口安装摄像头，驾驶员在行驶过程中可能会时刻留意可能出现的摄像头，从而减少超速行为。然而，摄像头如果没有安装在超速行为频繁发生的区域，可能无法捕获到大多数超速者，也无法完全防止高风险区域的事故发生。

第三种选择，也是最显而易见的，是在以下地点安装少量摄像头：（1）人们容易超速的地方，如山脚下；（2）超速危险性最高的地方，如学校区域。在这些关键区域开出超速罚单，我们就能够以较少的摄像头获得最大的效益，最大限度地增加抓到的超速者数量，同时达到保护行人和学童安全的重要目的。

认识到医生可能会以可预见的方式出错并受到认知偏差的影响，发现错误并采取相应的预防措施，正是上述第三种方法的核心。我们需要强调，医生犯错并不等同于犯罪，恰恰相反，这些错误往往是尽心尽力为患者服务的医生犯的。找到并研究这些易出错的医疗领域，是推动系统改革、提升所有患者治疗效果的基础。

比如，对特定年龄段由可预见偏差（如左位偏差和代表性偏差）导致的护理变化进行研究，就如同在山脚下设置测速摄像头，在此处发现潜在错误或找到防止错误出现的方法并不困难。我们回顾了多项医学研究，结果表明左位偏差会导致临床判断出现可预见的错误。现在，我们有机会采取措施来纠正这些错误。至少，我们可以让医生和患者进一步意识到认知偏差在日常医疗过程中可能产生的影响。我们还可以将这些知识整合到电子病历相关的数字健康工具中（后续我们还会继续讨论这些工具）。

在医学领域，还有其他可预见的认知偏差形式，当你找到正确的观察方式时，这些错误会系统性地出现，而不是仅仅表现为随机事件。我们在之前的章节中已经探讨过一些例子，比如在第 4 章提到的关于可用性偏差导致医生更频繁地检查肺栓塞的研究。所有人都会受到认知偏差的影响，医生也一样，我们在医学领域的各个方面应该都能发现认知偏差存在的证据。

让我们以“赢留输变”这一启发式为例。这是一种有效的学习策略，可以帮助我们更成功地完成各种任务。我们在完成如解开谜题之类的任务时，如果某种策略成功了，我们就“赢”了。那么，下次面对类似的挑战时，我们会倾向于继续使用这一成功的策略。然而，如果某种策略失败了，我们就“输”了，这时我们更可能会选择改变这一策略，因为这一策略在当前的情境下并不适用。在很多情况下，“赢留输变”这一启发式都非常有用，比如在尝试解决新问题或者优化游戏策略时。然而，如果从过去的“赢”或“输”中学到的经验并不能应用到未来的情境中，那么这种启发式也可能带来问题①。

马萨诸塞大学的经济学家马纳斯维尼·辛格认为，“赢留输

---

① “赢留输变”启发式与我们之前讨论的其他启发式和认知偏差密切相关。比如，我们在第 4 章中讨论过的“可得性偏差”，这种偏差导致医生在遇到新近诊断的肺栓塞后，更倾向于为其他患者进行肺栓塞相关的检查。同时，“赢留输变”也与正强化和负强化的基本原理紧密相关：如果某个行为得到了“赢”的奖励，那么你很有可能会继续执行这样的行为；而如果某个行为遭遇了“输”的惩罚，那么你在未来就会试图避免这个行为。

变”启发式可能会影响产科医生的临床决策。很多人都有在产房分娩的经历，但我们往往会忽视医生在接生过程中面临的要快速做出高风险决策的艰巨任务。医生需要在全天候承受高压力的状态下，根据不确定的分娩进展、婴儿的状况，以及就干预或不作为对产妇和婴儿可能造成的风险来做出决策。对于计划自然分娩但产程进展达不到预期的产妇，医生需要做出关键决策，包括是否改变策略，进行剖宫产，或者继续努力帮产妇自然分娩。

辛格假设，无论选择自然分娩还是剖宫产，医生在接生过程中遇到并发症时，都可能将其视为一次“失败”，因此更有可能在面对下一个产妇时选择另一种接生方式。由于每个患者的状况都是独立的，3 号病房产妇身上早些时候发生的情况与 6 号病房产妇身上晚些时候发生的情况没有任何关联。因此，“赢留输变”启发式可能导致医生在不必要的情况下改变策略。就像在关键路段设置测速摄像头一样，辛格认为我们也应该在这一产科问题上采取措施来更好地观察和评估医生的决策过程。

我们可以设计一个自然实验。比方说，假设一位医生每次轮班都会为两位不同的产妇接生。将该医生所有的轮班组合在一起，可以形成几个不同的分组。第一组是医生接班后第一个分娩的产妇，第二组是在先前产妇顺利分娩后第二个分娩的产妇，第三组是在先前产妇出现并发症后第二个分娩的产妇。第二组和第三组互为反事实关系：在先前产妇非顺产情况下第二个分娩的产妇能够作为在先前产妇顺产情况下第二个分娩的产妇的对照组，反之亦然。我们可以将存在于她们之间的任何差异归因于由前一次分娩的并发症导致的医生判断的变化。

在2021年《科学》杂志上发表的一项研究中，辛格通过多家医院10年的电子健康数据，对231名医生接生的86 000多个分娩案例进行了调查。每位医生平均接生了390个婴儿。辛格详细记录了每次分娩是自然分娩还是剖宫产，并统计了每次分娩的并发症数量，包括难产、产后出血和其他产妇损伤，以及脐带问题、婴儿损伤和并发症。

通过观察每位产科医生在一段时间内的工作记录，辛格可以计算出下一个婴儿自然分娩的概率，这一概率是根据前一次分娩是自然分娩还是剖宫产，以及与前一次分娩相关的并发症数量来确定的。由于下一次分娩应与前一次分娩相互独立，我们预计下一次分娩的平均自然分娩率应该不会受到前一次分娩并发症数量的影响。

在分析过程中，辛格将所有医生的数据整合起来，并对混杂因素进行了调整，如患者的年龄、种族、民族、慢性病以及分娩次数（单胎、双胞胎等），从而确保了研究的准确性。

辛格发现，如果前一个婴儿是自然分娩的，随着前次分娩并发症数量的增加，下一个婴儿自然分娩的概率会降低，这与“赢留输变”启发式是一致的。当没有自然分娩并发症时，下一个婴儿是自然分娩的概率是79%；如果有3例并发症，这一概率降至78%；当并发症数量达到8例或以上时，这一概率降至76%。如果前一次分娩是通过剖宫产进行的，那么随着并发症数量的增加，下一次自然分娩的概率也会随之增加。当没有并发症时，下一个婴儿是自然分娩的概率是76%（因为自然分娩更为常见）；当出现3例并发症时，概率升至78%；当出现8例或以上的剖宫产并发症时，下一个婴儿是自然分娩的概率达到80%。

虽然启发式的影响相对较小，只有几个百分点，但这并不意味着医生在工作时没有受到认知偏差的影响。大多数情况下，产科医生基本能够保持在客观的心态下进行接生，并且确定分娩方式的决定因素是产妇和胎儿本身的临床情况，而不是认知偏差的影响。然而，这样的研究结论仍然能够提示我们，至少有时医生会将因为上一位产妇而产生的心理负担带到下一位产妇身上，并受到“赢留输变”启发式的影响。如果没有这样的干扰，我们就不会看到自然分娩率受之前的并发症数量的影响而发生变化。因此，一些产妇的分娩方式可能会因为前一位产妇分娩过程中是否出现并发症而发生变化。

在接下来的分析中，辛格深入评估了这种思维方式所产生的具体影响。她发现，在那些因上述原因而改变分娩方式的产妇中，住院时间延长、出院后需要额外复诊的概率略有上升。最令人担忧的是，产妇和胎儿的死亡率也呈现出一定的增加趋势。这种“赢留输变”启发式在医生身上产生了一定程度的影响，并进一步对患者的护理产生了更为显著的影响。她的研究表明，每年出生的360多万名婴儿中，有数千名婴儿的护理受到了前一位产妇分娩情况的影响，其中部分临床处理的改变甚至带来了毁灭性的后果。

• • •

许多研究都在聚焦近期经验对医生做出临床决策的影响，辛格对剖宫产手术的研究在这一方面具有重大价值。另一项具有代表性的研究是 2006 年针对加拿大医生的调查，哈佛大学的卫生政策研究员尼泰什·乔杜里及其团队对安大略省心房颤动患者的健康记录进行了深度分析。心房颤动是一种常见的慢性心律失常，其患者因血栓在心脏形成并流向大脑而面临更高的脑卒中风险。为预防脑卒中，医生通常会考虑对这类患者进行抗凝药物治疗。然而，抗凝剂虽然确实降低了脑卒中的风险，但同时也增加了出血的风险。这意味着，对部分患者来说，出血（如脑部或胃肠道出血）的风险可能超过了预防脑卒中的潜在益处。尽管存在为决策提供支持的研究和指南，但在权衡抗凝治疗的风险和益处时，医生的个人判断和主观偏见可能会产生影响，这仍然是一个具有挑战性的问题。

研究人员利用年龄在 66 岁及以上的心房颤动患者的数据，确定了约 1 200 名医生。这些医生治疗过的患者要么在服用抗凝剂（这项研究中的抗凝剂是华法林）期间出现了严重的出血，要么在未服用抗凝剂的情况下出现了脑卒中。也就是说，这些心房颤动患者身上出现了抗凝或不抗凝决策导致的“并发症”。研究人员的假设是，在治疗过一名出现了抗凝并发症（即出血）或未抗凝并发症（即脑卒中）的患者后，医生在面对接下来的患者时更有可能采用另一种治疗策略。听起来很熟悉吧？这又是“赢留输变”这一启发式在作祟。

研究人员记录了每位医生治疗出血或脑卒中并发症患者的文书记录，包括患者的住院日期，并观察了住院前后 90 天的情况。如果医生的治疗经验影响了未来的决策，那么他们在并发症出现前后开具抗凝剂的比例就会有所不同。由于一名患者出现并发症的时间相对于医生治疗的其他患者而言是随机的，所以这里就产生了一个自然实验：医生在治疗并发症患者前治疗的这组患者是之后治疗的那组患者的对照组。前者的情况可以告诉我们，如果医生最近没有治疗过脑卒中并发症患者，他们会如何开具抗凝药物处方。为了验证这一假设，研究人员再次比较了患者的特征，如慢性疾病及其出血或脑卒中的基线风险，结果发现两组患者的情况相似。

你能猜出他们得出的结果吗？

医生在处理过服用抗凝剂期间出现出血并发症的患者后，对于类似的心房颤动患者，他们更有可能不再开具抗凝剂处方——这种影响至少会持续一年。这意味着，对部分目前正在使用抗凝剂的患者来说，如果医生为他们做临床决策之前治疗过有出血并发症的患者，他们可能就不会获得抗凝药物治疗。为验证这是否与抗凝剂的特性相关，研究人员对一种常见降压药的处方率进行了研究，结果发现，与预期相符，这种与出血无关的降压药处方率在医生治疗过有与抗凝剂相关的并发症患者后并未发生改变。

有趣的是，研究者在相反的情况下观察到了不同的结果。

（给予抗凝剂是为了预防脑卒中，但可能增加心房颤动患者的出血风险。不给予抗凝剂可以避免出血风险，但心房颤动患者可能出现脑卒中。）具体来说，他们发现未接受抗凝药物治疗的心房颤动患者后来出现了脑卒中这一最令人担忧的并发症，而医生在处理脑卒中这一并发症前后开出的抗凝剂处方率并无显著差异。

也就是说，当患者在积极治疗（服用抗凝剂）的过程中出现并发症（出血）时，研究人员观察到了医生在处理这些并发症前后行为的变化；但当患者因为未服用抗凝剂而出现并发症（脑卒中）时，研究人员却并未观察到医生在处理这些并发症前后的行为有明显变化。为什么会有这种差异？

仅凭数据很难确定，但我们可以猜测这可能与医生对积极治疗和不作处理两种行为所导致并发症的不同态度有关。回顾第 6 章中关于医生和足球守门员渴望有所作为的讨论，他们可能认为在患者出现并发症的情况下，与不作处理时相比，自己在选择积极治疗时对患者负有更大的责任，因此他们可能会在未来改变自己的行为。

换句话说，医生可能会更担心他们的治疗行为所带来的不良后果，而不是他们不作为的后果。但正如我们所见，这两种方式都可能导致患者受到严重的伤害。

另一个关于医生的决策如何受到他们近期经历影响的例子，来自一类很少直接接触病人的医生——病理科医生。这些医生主要负责对从病人身上提取的组织、液体和其他样本进行检查和分析，以帮助诊断病情。他们是解决疑难杂症的关键人物，无论是内科医生还是外科医生，都经常需要根据病理科医生对病人活体组织检查结果的解读[①]来对复杂或难以确定的病情做出诊断。通过在显微镜下观察细胞、组织，或使用先进的实验室检测技术，病理科医生能够为医生提供至关重要的诊断信息。在充满未知的临床环境中，他们被誉为“真相的源泉”，因此也被称为“医生的医生”。

人们很容易认为，在显微镜下观察组织和细胞可以做到避免主观偏见——病理科医生每次报告活检结果时，就像分辨棒球中的好球和坏球一样简单。但是解读病理片子的过程并不像人们想象的那么客观。医生之间并不总能达成一致意见，一个病理科医生眼中的“好球”可能在另一个医生看来是“坏球”。因此，“第二诊疗意见”在病理学领域非常常见，特别是在高风险的情况下。

我们选择这个棒球比喻是有原因的。棒球裁判也是人，同样可能受到认知偏差的影响。在最近的一项研究中，经济学家丹尼尔·陈（图卢兹大学）、托比亚斯·莫斯科维茨（耶鲁大学）和凯利·舒（耶鲁大学）发现，本垒裁判在判定投球落在打击区内（好球）还是打击区外（坏球）时，很有可能会受到前一个投球的影响。研究人员利用美国职业棒球大联盟比赛期间生成的投球位置数据（这些数据可以精确到厘米），分析了来自 12 564 场比赛，由 127 名不同裁判判定的 150 万个投球。他们发现，对

① 活检是指从体内取出一小块器官样本（例如皮肤、肝脏、肺、肾脏），并由专家（通常是病理科医生）在显微镜下进行检查。

于同一位置的投球，裁判的判定会受到前一个投球的影响。如果前一个投球被判定为坏球，裁判更有可能将该投球判定为好球；反之，如果前一个投球被判定为好球，裁判更有可能将该投球判定为坏球。这种效应在投球靠近打击区边缘时更为明显，也就是说，裁判对于这些区域的投球的判定有更大的不确定性。换句话说，裁判偏向于根据之前的投球来“平衡”坏球和好球的判定。[①]

那么，病理科医生的工作是否也会受到这种认知偏差的影响呢？近期患者的经历会影响医生对未来患者的临床处理，但病理科医生并不需要像棒球裁判那样“公平公正”地判定病理结果是对疾病“有利”还是对病人“有利”。他们只需要通过检查组织、细胞和其他样本，找到患有疾病的证据或没有疾病的证据，从而做出准确的诊断。

为了了解近期经历对病理科医生判断的影响，我们这次将采用随机对照试验的方式，而非以往常用的自然实验。在 2022 年一项独特的研究中，由加州大学洛杉矶分校医生兼教授乔安·埃

① 棒球裁判会表现出一种被称为“赌徒谬误”的偏见，即错误地认为不相关的事件（如两次投球或两次掷硬币）之间存在关联。以硬币投掷为例，若连续 5 次投出正面，那么下一次掷出正面的概率是多少？答案当然是 50%。但许多人可能会错误地认为下次投掷出现反面的概率更高，这正是基于赌徒谬误得出的结论，认为投掷结果“应该”会有所平衡。棒球裁判也可能有类似的下意识冲动，认为如果他们是比赛中“公平”的仲裁者，那么对投手有利的判罚应该与对击球手有利的判罚持平。赌场便利用了这种心理倾向，在轮盘赌桌上显示近期的轮盘历史，尽管历史结果对未来结果没有影响，但若近期几轮均为红色，玩家可能会倾向于在黑色上押大注。当然，无论玩家选择什么颜色下注，赌场始终占有优势，它们这么做只为促使玩家下注并加大赌注。

尔默领导的研究团队，通过观察病理科医生在提供第二诊疗意见前先看第一诊疗意见的常规做法，来寻找偏见的证据。他们试图弄明白一位病理科医生对皮肤活检的解释如何影响另一位病理科医生对同一样本的解释。简单来说，他们关注的是“第一诊疗意见”如何影响对同一活检样本的“第二诊疗意见”。

棒球裁判可能会根据之前的投球情况主动纠正自己的错误，而研究人员则想要探讨在提出第二诊疗意见时，病理科医生会如何回应先前提出第一诊疗意见的同行。

在这项试验中，149 名皮肤病理科医生（专门从事皮肤组织样本解读的病理科医生）随机获得了 18 份与黑色素瘤有关的皮肤活检样本（病理科医生在诊断黑色素瘤时可能会遇到困难，因此此类活检样本经常会被送出去征求第二意见）。每位病理科医生需要对每份样本的疾病严重程度进行分级，以确定黑色素瘤的侵袭程度。这些测量结果被记录为他们的第一诊疗意见。

随后，研究人员等待了一到两年，确保病理科医生们完全忘记了这些病理切片及他们先前做出的诊断。接着，他们再次向这些医生提供了完全相同的 18 张病理切片，但并未告知其目的。然而，在第二阶段中，部分切片会附有另一位病理科医生的“第一诊疗意见”。在这种情况下，参与者需要再次对病理切片进行诊断，即提供第二诊疗意见。

然而，研究人员对第一诊疗意见进行了干预。在第二阶段，研究人员根据病理科医生在第一阶段对每张切片的初步分级，随机生成了一种“第一诊疗意见”，这种意见中疾病的严重程度比他们初步诊断的结果更严重或更轻微。

因此，第一阶段的病理科医生在第二阶段成了他们自己的对照组，我们可以观察到如果没有接触不同的第一诊疗意见，他们会如何解读同一张病理切片。如果病理科医生对切片的解读前后存在任何差异，那么这种差异就可以合理地归因于研究人员提供的第一诊疗意见所带来的偏见。

研究人员发现了怎样的结果呢？当病理科医生在第二阶段看到的第一诊疗意见比他们在第一阶段做出的第一诊疗意见更严重时，他们倾向于给出更严重的诊断。相较于第一阶段，他们在第二阶段对同一张切片做出严重程度更高的分级判断的可能性增加了 58%。当他们在第二阶段看到的第一诊疗意见没有他们在第一阶段做出的第一诊疗意见那么严重时，他们倾向于给出更轻的诊断意见。相较于第一阶段，第二阶段对同一张切片做出严重程度更低的分级判断的可能性增加了 38%。也就是说，无论在哪种情况下，病理科医生们都倾向于遵循随机“第一诊疗意见”，而不是他们原本的想法。此外，这种与第一诊疗意见一致的偏向往往会使病理科医生偏离“正确”的诊断（这里每张切片的“正确诊断”是由一组专家的共识决定的，具有较高的可信度）。也就是说，他们在第一次诊断时往往是正确的，但在第二次诊断时却被“另一位病理科医生”的第一诊疗意见所左右，做出了错误的诊断。可以说，棒球裁判的偏见可能会平衡他们之前的判罚，而病理科医生则更倾向于强化先前的意见。

这就是所谓的“锚定偏差”的一个例子。这种现象之所以被称为锚定偏差，是因为一旦在寻找答案的过程中有了起点，我们就会像船锚一样，倾向于靠近这个起点。这种现象不仅存在于医生提供第二诊疗意见的过程中，也存在于电影观众在阅读影评人的评论后对电影的判断中。它与“证真偏差”密切相关，即我们倾向于优先考虑符合我们最初结论的新信息，而忽视与之相反的信息。

无论病理科医生是否意识到了这一点，当拿起切片并看到第一诊疗意见时，他们在显微镜下的观察便不是从零开始了。第一诊疗意见成了一个锚点，会影响他们对观察结果的一切解读。

• • •

那么，新的问题又来了：我们应该如何应对这一切呢？

首先，我们应该明白，人类积累的经验有助于我们识别同一类型的事件并预测未来的走向，这也是导致认知偏差产生的原因之一。虽然近期的经历可能会对临床决策产生影响，但医生有效开展工作的基础是多年积累的经验（详见第 9 章）。心理捷径的形成主要是因为它们能帮助医生快速找到正确的方法。医生如果不依赖模式识别的快速思考方式，就不可能像现在这样有效地照顾到众多病人。①

① 如果医生不依赖模式识别的快速思考方式，我们也无法利用这些偏差和启发式来研究自然实验，进而回答那些原本难以回答的问题。左位偏差为我们提供了在约 80 岁的人群中研究冠状动脉搭桥术风险和益处的机会，而代表性启发式则帮助我们在约 18 岁的人群中估计不必要的阿片类药物处方的影响。

虽然认知偏差和启发式思维可能会导致医生做出错误的判断，对病人造成伤害，甚至在某些情况下导致病人死亡，但是完全消除认知偏差是不现实的，因为大脑产生认知偏差的机理是根深蒂固的。而且，我们所提供的医疗服务在很大程度上都依赖于这样的认知模式。

因此，我们需要明确设置何种类型的防护方式，可以防止患者因认知偏差而受到伤害，同时又能利用心理捷径为临床工作带来益处。当然，要实现这一点并不容易。目前，我们尚未掌握足够的方法来大规模消除认知偏差的不良影响。其中一个重要原因是，我们直到最近才真正认识到这种偏差对医生和患者造成了怎样的影响。

我们的首要任务应该是尽可能地帮助医生克服认知偏差，使他们能够在诊疗过程中意识到已知的认知偏差及其潜在影响。目前，医学院和住院医师培训项目中已经越来越多地涵盖了与认知偏差、认知偏差对患者造成的风险以及缓解认知偏差的策略等相关内容的培训。

例如，我（克里斯）在波士顿医学中心担任住院医师期间，每周都会参加一个名为“临床推理练习”（Clinical Reasoning Exercise，简称 C-REX，而 rex 也可以被用来指代霸王龙，所以我们会议提醒邮件的图标就是恐龙）的教学活动。这个小组活动的宗旨不在于探讨各类疾病的治疗进展或罕见病管理的复杂细节（这些内容会在其他教学环节中涉及），而是聚焦于我们作为医生在照顾病人、诊断病情和制订治疗方案时的思维方式。我们的目标是提升医生的元认知，即对自己思维过程的理解，这样我们就能更清晰地意识到认知偏差和其他思维过程对医疗实践的影响。我们如果能预见偏差的出现，就能更好地避免掉入其造成的陷阱。

避免认知偏差的方法之一正是采用这样的“认知强迫策略”，即鼓励医生花一点儿时间重新评估自己的临床思路。正如达尔豪西大学急诊科医生、患者安全专家帕特·克罗斯凯里所述：“认知强迫策略是一种特殊的去伪存真技术，它增加了决策制定的自我监控，旨在防止医生陷入模式识别的惯性思维，因为有时这种惯性识别极有可能导致临床失误。这一策略要求临床医生有意识地运用元认知步骤，并在认知上强制对备选方案进行必要的充分思考。”换句话说，当医生面临临床决策时，认知强迫策略要求他们积极考虑其他的行动方案，在有明确证据否定其他可能性时再拒绝其他方案，而不是一开始就由于固有的认知模型而偏向于选择某一种诊疗思路。这种策略虽然耗时较多，但其目的恰恰是绕过我们一直在讨论的心理捷径类型。

让我们通过一个实例来解释认知强迫策略在实践中的应用。比如，一位老年患者因为不明原因摔倒，来到急诊科。该患者对摔倒的记忆模糊不清，但右腿疼痛难忍，同时手腕、鼻子和脸颊均有受伤迹象，这些都可能是摔倒导致的后果。X 线检查结果显示患者髋骨骨折，但手腕和脸部未发现骨折。骨科医生已对该患者进行了初步诊断，并计划第二天在手术室对患者进行骨折固定手术。在这种情况下，负责照顾这名患者的医生的主要任务是进一步评估伤情、控制疼痛，并为第二天的手术做好准备。

然而，当医生采用认知强迫策略时，他会意识到尽管患者的外伤需要立即关注和处理，但伤口、鲜血和疼痛往往会吸引整个护理团队的注意力，让他们忽视其他重要的事情。医生可能会私下思考或与团队讨论："让我们回头看一下！对于每位摔倒的患者，我们都应该探究其摔倒的原因。这位老年患者是否因为血压下降而短暂地失去了知觉，或者是否因为心脏病发作或心律失常而跌倒？"通过强迫自己思考其他可能性和深层次解释，医生能够将大脑从"快车道"上移开，避免因认知偏差和启发式思维而快速做出判断，取而代之的是让大脑漫步于"风景线"，这样更容易对病情进行深入的思考。例如，在这种情况下，花些时间进一步检查心电图可能会发现导致摔倒的异常心律，而这也是需要治疗的关键。

模拟训练是医生了解认知偏差和启发式思维的另一个重要方式，因为它允许我们在不伤害病人的情况下犯错并改正错误。在接受医疗培训期间，每位医学生都经历了许多模拟训练，并且大多数医生都会定期参与模拟训练以维持某些技能的认证资质（例如处理心脏停搏的急救资质）。优质的模拟训练通常涉及高科技的人体模型、训练有素的演员（扮演病人）、实时数据（如生命体征数据）、真实的病房和医疗设备，以及尽可能地贴近真实的生活环境。模拟结束后，医生需要进行详尽的汇报总结，与队友和观察员一起回顾案例，仔细审视自己的决策和行动，思考如何能够做得更好。

在一项针对32名住院麻醉科医生（这些医生已经完成了医学院的学业，目前正在接受住院医师培训，以成为麻醉科医生）的研究中，参与者通过一系列录像模拟了麻醉科医生在常见紧急情况下的反应，如过敏反应、肺栓塞和呼吸管放置困难等。这些情况都是紧急情况，需要迅速做出决策。与此同时，专业观察者对这些模拟中出现的9种常见认知偏差进行了监测。举例来说，观察者在62%的模拟中观察到了锚定偏差，80%的模拟中存在过早结论偏差（类似于锚定偏差，即在获取全部信息之前就下诊断结论的倾向），以及在68%的模拟中发现了沉没成本偏差（即使有证据表明某行动是错误的，也倾向于继续采取该行动，因为已经投入了资源）。研究结果表明，认知偏差在模拟中普遍存在，尽管参与者清楚地知道自己的行为正在被观察监测着。这种模拟是医生在安全环境中了解自身认知偏差的一种有效方式。

虽然教育和培训可以增强人们对认知偏差的意识，但它们的作用也仅限于此。其他工具（其中一些我们之前已经讨论过）同样可以起到帮助作用。例如，手术暂停的目的是让手术团队的大脑短暂离开"快车道"模式，以便重新审视患者信息和手术计划，确保对正确的病人进行正确的手术。

基于研究的指南和其他辅助决策的工具，有时被称为临床决策支持系统，也能够在医学决策中发挥关键的辅助作用。以风险计算器为例，它是一种有效的方法，有助于规避我们在CABG左位偏差研究中提到的启发式思维。美国外科医生学会提供的在线风险计算器可以运用数百万患者的数据，预测手术后可能出现不良后果的概率。这个工具能够估算多种手术的风险，避免受到人为的左位偏差的影响。它会把患者的年龄看作数轴上一个个连续的数值点，而不是简单地将患者划分为“70多岁”或“80多岁”这样的范畴。初级保健医生也可以在由美国心脏病学会提供的这类在线风险计算器的帮助下，判断患者是否能够通过服用他汀类药物获益，从而帮患者降低胆固醇水平并预防心脏病发作。

电子健康记录中的其他数字工具能够实时监控与患者相关的数据，有助于避免认知错误。例如，数字提示可以提醒医生和护士注意中心管或导尿管是否已放置太久，需要及时拔除以避免感染，这种提醒功能可以有效避免因人为疏忽而引起的错误。此外，我们还可以为特定疾病的病人创建医嘱集，作为检查清单，提醒我们注意病人护理中容易被忽视的方面。例如，为心力衰竭病人创建的医嘱集可能会提示医生开具血管紧张素转化酶抑制剂（ACEI，一种常见的降压药）。更复杂的算法可以对数据进行扫描，提醒医生是否漏诊了需要及时治疗但很容易被忽视的严重疾病，如脓毒症。

尽管这些数字工具原则上不像我们人类那样容易受认知偏差影响，但需要牢记的是，它们的程序是由人类编写的。算法可能会冷静地计算数字，但算法设计者可能在不自觉中在天平上加了一些权重。举例来说，如果我们设置了一个电子警报，提醒急诊医生40岁以上的病人有心脏病发作的风险，可能会出现怎样的情况呢？这样的提醒很可能导致医生检查 40 岁患者心脏病发作的频率远高于检查 39 岁患者的频率，进而产生甚至加剧左位偏差。[①]

此外，如果手术风险计算器在预测风险时未考虑吸烟状况这一在许多健康结果上都具有意义的因素，那么它就不能准确地为吸烟者和非吸烟者分配不同的风险权重（我们在前文提到的计算器都充分考虑了这一点）。如果算法预测所依据的数百万患者中不包括特定人群，那么其预测结果在不同人群中也会不准确。以脓毒症检测算法为例，如果该算法基于一家拥有上千张病床的大型城市医院的患者数据，那么在一家只有 60 张病床的小型乡村医院，其准确性可能会大幅降低。

虽然还有许多其他策略可以避免我们受到未涉及的认知偏差和启发式思维的不利影响，但并没有一种万全之策。大多数策略都存在缺点或局限性：它们可能会在实际床边应用中耗费过多时间，或者容易受到其他无关偏见的影响。随着我们对认知偏差在日常医疗护理中作用的认识不断加深，我们必须在不引入新问题的前提下持续寻找方法来减轻它们可能造成的伤害。

在当前情况下，这就意味着医生和患者需要认识到在治疗过程中可能会出现认知偏差。只要愿意花些时间反思这一可能性，就能够显著减轻潜在的不良影响。

在前面的讨论中，我们主要关注了各种认知偏差，但显然还

① 如果现在已有医院采用了这种导致医生对 40 岁和 39 岁人群区别对待的提醒措施，这些措施很可能已产生了前述研究的结果。

有许多其他类型的偏差未被提及。那么，基于性别、种族或其他个人特征的偏差又是如何影响医生和医疗服务的呢？在接下来的章节中，我们将深入探讨这些类型的偏差是如何以一些不易察觉的方式产生影响的。

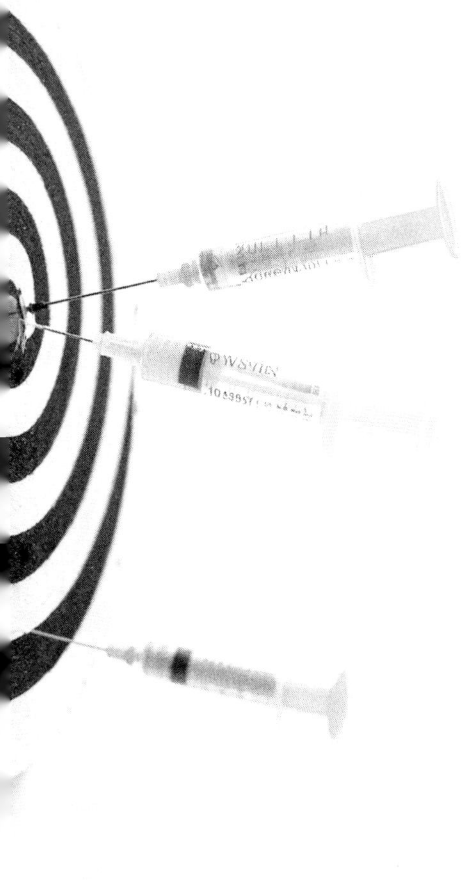

第 9 章

好医生是怎样的？

早在学生时代，密歇根大学的医学教授埃利奥特·塔珀就对电视上的医生形象产生了浓厚的兴趣。他注意到现代影视剧中呈现的医生形象与几十年前似乎有所不同。出于对这种差异的好奇，他观看了许多医学类的电视节目。在课程学习、实验室解剖工作或医院轮转工作之余，他会专心观看并深入研究这些影视剧。他的研究始于 20 世纪 50 年代出品的《医生》(*Medic*)，可以说这是电视上第一部受欢迎的医学剧。随着时间的推移，他的鉴赏范围扩展到了《维尔比医生》、《急诊室的故事》、《实习医生风云》、《豪斯医生》和《实习医生格蕾》等。当时正值 21 世纪初期，流媒体服务尚未崭露头角，这也意味着他必须亲自前往图书馆的媒体室观看《陆军野战医院》，并通过邮寄方式向网飞索取《波城杏话》的 DVD（数字通用光盘）。

他曾在一篇文章中记录了自己的观察成果，但在发表时遇到了阻碍。“当我将论文提交到杂志社时，同行评议的意见是：‘埃利奥特·塔珀显然算不上什么历史学家。'" 塔珀在 12 年后回忆道，"我偶尔会因此自嘲。" 尽管他并不是历史学家，但无论是过去还是现在，很少有年轻医生能像他一样广泛地接触并研究电视上的医生形象。

在 2010 年，塔珀写道："现在电视上播放的都是得到医学协会认可的作品，这些作品中的医生好像永远不会犯错。" 马库斯·维尔比医生是20世纪70年代一部广受欢迎的电视剧的主角，他可能是这种现象的最佳示例。这是一位非常敬业且从未让病人失望的家庭医生。① 但这种医生的超人形象是站不住脚的，它与病人在真实生活中碰到的医生大不一样。塔珀指出，现实中的医生同样会受到时间和自身人性弱点的限制。

患者和医生都在努力平衡电视上的期望与现实生活中的实际情况。1985 年，《纽约时报》发表了一篇题为《医生的形象问题——过于完美》的文章，指出这种脱节已经非常严重，以至于医疗事故保险公司创造了一个名为"马库斯·维尔比综合征"的术语。马库斯·维尔比这个虚构人物凭借其几乎完美的临床敏锐度和对现代先进医疗技术的掌握，为人们设定了一个任何真实医生都无法达到的完美标准。

---

① 《维尔比医生》这部电视剧及维尔比医生这个角色一直是备受批评的对象，甚至在该剧最初播出时也是如此。例如，该剧对同性恋的描述在播出期间就受到了广泛的批评。1974 年，美国广播公司（ABC）在全美的多家分台因有观众抗议而拒绝播出其中一集。尽管如此，马库斯·维尔比还是被许多观看过该剧的病人深深记住了。如今，将自己的医生与马库斯·维尔比相提并论通常被认为是一种恭维。

保险公司认为，许多现实生活中的医生并没有意识到这一问题的严重性。《泰晤士报》曾报道：“许多医生都在强化‘马库斯·维尔比综合征’，以一种让人安心、永远自信的态度来安抚病人，让他们相信没有什么可担忧的。”然而，一旦出现问题，病人往往会感到震惊，并选择提起医疗事故诉讼。对此，美国医学协会表示赞同，一位官员在接受采访时说：“我们在病人面前表现得过于自信。医生必须努力调整病人的期望值，必须更坦诚地让他们知道，医疗行为都是有可能会出错的。要做到这一点，需要公众态度的巨大转变。”

随着时间的推移，屏幕上的医生形象越来越贴近现实。他们的缺陷、复杂性和不完美的判断力——他们的人性——成为其角色的显著特征（比如《豪斯医生》）。由于电视剧的戏剧性需求往往高于准确性，研究发现，《急诊室的故事》、《杏林先锋》和《实习医生格蕾》等剧集更偏向于展现戏剧性的病症，剧中这些病症的死亡率是现实生活中的近9倍。塔珀总结道：“医疗剧的火爆代表了人们对医学、医生的技艺和性格的持续迷恋。”

一些医生在观看医疗主题的影视剧时可能会感到困扰，因为这些作品可能存在一定的不准确性，容易让人分心，或者缺乏足够的娱乐性，无法让医生从忙碌的工作中暂时解脱出来。然而，我们中的许多人都必须承认，观看医疗类电视剧是促使我们踏入医学事业的重要原因之一。

让克里斯印象最深刻的影视剧医生形象是《星际迷航：航海家号》中的“紧急医疗全息程序”（Emergency Medical Hologram），

它通常被人们称为“医生”。这个虚拟的医疗助手是一个智能计算机程序，外观和行为与人类相似，由演员罗伯特·皮卡多扮演。它的主要任务是在“航海家”号星际飞船上发生大规模伤亡事件时为人们提供紧急医疗援助。当“旅行者”号被放逐到银河系的另一端，没有其他医护人员时，这个虚拟医生就成了船上唯一的医疗服务提供者。它的程序中包含了丰富的医学知识和专业技术，甚至超过了许多人类医生。然而，作为一个计算机程序，它的沟通技巧和同情心却不如真正的医生。在剧中，医生和船员们在穿越银河系的旅途中相互学习。船员们向医生传授了关于如何更好地理解和关心病人的真谛，而医生也学到了如何更好地与病人和船员们建立人际关系。

我们希望，阅读到这里，你已经认识到医生也是普通人。如果我们还没有让你信服，或许是因为你最喜欢的电视剧中的医生角色已经为你树立了过于完美的形象。

• • •

在本书中，我们深入探讨了医生作为普通人的一面，以及这一特质如何使他们存在缺陷，容易犯错，并受到偏见的影响。当然，人性也是我们职业中的重要因素。人性让我们能够与患者进行真挚的沟通，帮助他们了解自己的健康状况，并采取措施改善他们的生活。正是因为人性，我们才能将病人视为一个有价值观、感情、希望和恐惧的完整的人来对待和治疗，而不仅仅是我们治疗时所针对的细胞、组织和器官的总和。这也让我们坚信，医生这一职业不会像《星际迷航：航海家号》中的人工智能那样很快被取代。

1927 年，哈佛大学医学院教授弗朗西斯·皮博迪在波士顿市立医院给医学生写了一篇著名的文章。这篇文章中的许多评述放在如今，也与一个世纪前一样极具现实意义，其中写道：

在过去的 30 年里，科学与医学的关系取得了惊人的进步，现代医生需要掌握大量的科学资料。因此，学校也越来越关注这一阶段的教育问题。然而，当专注于教授新知识并形成严密知识体系的艰巨任务时，学校很容易忽视这样一个事实：应用科学原理诊断和治疗疾病只是医学实践的一个有限方面。最广义的医学实践包括医生与其病人的整个关系。它是一门艺术，在越来越大的程度上以医学为基础，但其中仍有许多内容不属于任何科学的范畴。医学艺术和医学科学不是对立的，而是相互补充的。

尽管每位医生在获得医学资格证书时都经过了标准化的科学培训并接受了相关测试，但我们与患者建立联系和护理患者的方式，正如皮博迪所描述的那样，是医学艺术的重要组成部分。这种方式由许多因素决定，其中包括医生的教育背景、先天优势、个性和独特视角。

如果我们的医疗质量取决于我们如何运用医学的科学和艺术，那么肯定会有一些人比其他人表现得“更好”。我们之所以在“更好”这个词上加上引号，是因为尽管有些杂志会公布所谓的“顶级医生”榜单，但并没有公认的方法来认定一个医生比另一个医生表现得更好。[①]不同亚专科的医生之间有时也会赞同或反对彼此的临床意见。

不过，确实存在一些客观的衡量尺度，能够让我们判定某位医生相较于另一位医生“更优秀”。举例来说，急诊科医生需要在短时间内或者频繁地做出准确的诊断，这是他们相较于同行所必须展现的优势；外科医生则需要通过降低特定手术的并发症发生率来展现他们的专业度；而初级保健医生则需要展现出他们更高的管理能力，确保更高比例的糖尿病患者得到良好的照顾。只要我们选择正确的衡量标准，并且能够明确界定“好”、“坏”和“一般”的含义，我们就能够从数据中看出一些规律，帮助我们辨别医生所提供的医疗服务的质量高低。

当《英国医学杂志》向读者提出“好医生是怎样的，如何才能成为一名好医生”的问题时，杂志社收到了来自24个国家的医生、护士、病人和其他人的上百封来信。这些来信中提到了几个核心观点。首先，医疗训练并不代表一切。除了掌握最新的科学和技术，医生还需要具备更多素质。正如弗朗西斯·皮博迪在1927年所写的那样，医生需要具备的不仅仅是技能和知识，还有对患者的关心和理解。其次，医生与病人、护士和团队成员的沟

① 对于你看到的任何“顶级医生”名单，你都应当持怀疑态度。这些名单往往只是执业医生的付费广告。一位非医学专业出身的ProPublica公司的记者发现，只要花钱自己也能被列为“顶级医生”。

通方式对于合作和推进病人护理至关重要。好医生必须具备同情心和同理心，关心病人在检查室之外的生活，并能够代表病人发声。此外，好医生还需要能够坦然面对不确定性以及可能伴随着不确定性出现的情绪。他们必须保持谦逊，愿意听取其他观点，承认自己的错误，接受自己的局限性，并在不了解情况时保持坦诚。

尽管我们都在努力，但大多数医生都很难完全符合上述或其他定义中的“好医生”标准。我们在某个领域可能表现出色，但在另一个领域却可能有所欠缺。很多重要的素质很难通过教学传授，而是需要时间和经历来慢慢学习。因此，《英国医学杂志》的来信者对于如何成为好医生并没有绝对的发言权。他们的观点主要是，我们能够做到的，就是发掘并培养具有合适天赋的医学生，而非仅仅关注他们的考试成绩。

• • •

要讨论“怎样才能成为一名好医生”这一问题，或许我们可以从这样一个基本问题出发：如果医生需要有多年的经验才能磨炼出高超的技术，那么这是否意味着年长的医生必然比年轻的医生更优秀？

我们如果不考虑住院实习这一初始阶段，仅从能够独立工作的年轻医生和年长医生的对比来看，就会形成两种相互对立的观点。一种观点认为，医生通过实践积累经验，因此拥有数十年实战经验的资深医生应该比刚接受完培训的年轻医生更具优势。另一种观点则认为，由于住院医师培训是根据医学研究的最新进展展开的，刚完成培训不久的年轻医生应该比年长的医生更加熟悉最新的治疗方法和技术，因此能够为病人提供更好的治疗服务（对年长的医生来说，如果无法跟上不断扩展的研究领域也是可以理解的，特别是在如今每年都有超过 100 万篇生物医学研究文章发表的情况下，想要时时刻刻掌握当前领域的最前沿技术非常具有挑战性）。

在 2017 年的一项研究中，巴普、加州大学洛杉矶分校研究员津川友介以及哈佛大学的约瑟夫·纽豪斯、艾伦·扎斯拉夫斯基和丹尼尔·布卢门撒尔对内科医生的年龄作用进行了研究。这些医生被称为住院医生，因为他们主要负责治疗住院病人，特别是因一些常见的急性病（如严重感染、器官衰竭、心脏病等）住院的患者。

除了能够获取大量数据，研究住院医生还有另一个好处。一般而言，在医疗服务中，患者选择医生的标准通常包括床边态度、专业能力、反应速度以及一些难以准确描述的因素。因此，病情较为严重的患者可能更倾向于在门诊选择经验丰富的医生，认为他们能够提供更加有效的治疗。然而，如果这种情况发生，我们也可能会得出错误的结论，即年长、经验丰富的医生对患者的治疗效果更差。实际上，这可能是因为这些医生所治疗的患者一开始就面临更大的治疗风险。

然而，住院病人的住院医生并非由患者自行选择，而是由当时值班表决定。这些值班医生通常被分配到医院的不同部门，每次值班可能长达一到两周。由于专注于住院治疗工作，住院医生很快能够掌握大量该领域的知识。这与门诊治疗是完全不同的。

对我们研究人员来说，这样能够非常方便地创建一系列自然实验。住院病人被随机分配给住院医生，也就是说，患者由谁治疗完全取决于入院时哪个住院医生正好在值班。①只要我们有足够多的患者来代表各种不同的住院条件，那么由不同住院医生照顾的患者之间就可以相互作为对照。在这种情况下，患者之间的任何差异都可以归因于住院医生之间的差异。

利用医疗保险数据库中 65 岁以上患者的信息以及包含医生年龄的医生数据库，我们确定了 2011—2013 年间由约 1.9 万名不同住院医生管理的约 73.7 万例非选择性住院患者。我们将这些患者根据接诊医生的年龄分为 4 组，分别为 40 岁以下、40~49 岁、50~59 岁、60 岁及以上。

第一步，（读到这里你应该也能猜到我们首先需要做什么了）我们需要比较 4 组病人的特征。如果住院病人是随机分配给医生的，那么无论医生的年龄如何，各组的情况应该是相似的。事实也正是如此，在性别、年龄、种族、慢性病患病率和医疗补助资格（代表社会经济地位）方面，这几组患者的情况基本相同。因此，我们有理由认为，他们可以互为对照。

各组住院医生的情况则有很大不同。年龄较大的医生在完成

---

① 在巴普获得住院医师资格后的最初几年，他常常从周四晚上 7 点工作到周五早上 7 点，这创造了一个自然实验，我们可以用它来衡量一位特定的医生 / 经济学家对病人的治疗效果如何。

住院医师培训后显然拥有更多年的工作经验，40 岁以下的医生在完成培训后平均拥有 4.9 年的工作经验，而 60 岁及以上的医生则平均拥有 28.6 年的工作经验。此外，年龄较大的医生中男性比例也更高，40 岁以下的医生中男性占比 61 %，而 60 岁及以上的医生中男性占比 84%。这也反映了近几十年来医疗行业中性别构成的变化。同时，各组医生治疗的病人数量也存在差异。40 岁以下和 60 岁及以上的医生治疗的病人数量往往少于中间年龄组的医生。数据并没有告诉我们造成这些差异的原因，有可能是因为年轻的医生正在接受更多的培训或忙于照顾家庭，而年长的医生临近退休，所以这两组医生在医院的工作班次都比较少。但无论如何，我们已经拥有了一个有效的自然实验。

到目前为止，我们只完成了一半的工作。要回答年长医生是否比年轻医生更优秀的问题，我们需要明确在哪些方面他们更优秀。换句话说，我们需要确定一个衡量标准。对这些病情严重到需要住院的患者来说，衡量住院医生水平的一个明显标准就是患者死亡率。无论医生是谁，都会有一定比例的住院患者存活或死亡。医生的临床判断、决策和技术能力对患者来说可能就是决定生死的因素。因此，我们可以将患者死亡率作为衡量医生能力的一个标准。

因此，下一步是对比 4 个不同组别的死亡率，尤其是 30 天死亡率。在考虑了患者和医生某些特征差异的统计模型中，[①] 我

① 为了研究年龄对患者的影响，我们必须考虑其他可能影响结果的变量，如性别（后文将详细介绍）。由于年龄较大的医生更可能是男性，我们需要对性别进行控制，以避免因男女住院医生之间的差异而产生偏差。

们对比了同一家医院中不同年龄医生治疗患者的结果，[①] 发现医生年龄越大，患者的死亡率越高。具体来说，40 岁以下医生组的患者死亡率为 10.8%，40~49 岁医生组的患者死亡率为 11.1%，50~59 岁医生组的患者死亡率为 11.3%，60 岁及以上医生组的患者死亡率为 12.1%。也就是说，研究结果表明，如果由 60 岁及以上的医生治疗 1 000 位患者，那么在他们的治疗下死亡的患者中，有 13 名如果由 40 岁以下的医生治疗就可以幸存下来。

为了确保这些死亡率差异是由医生年龄差异而非其他因素造成的，我们进行了一系列额外的分析。首先，年龄较大的医生可能更倾向于治疗本身死亡风险就较高的患者，因此我们剔除了因患癌症而住院的患者或已知处于生命末期且出院后接受临终关怀的患者，重新进行了分析，以防止年龄较大的医生对这些患者采取不同的护理方式，进而造成结果上的差异。其次，我们还对 65~75 岁的患者进行了重新分析，因为相较于年纪更大的患者来说，这个年龄段的患者死亡风险一般较小。此外，我们还使用 60 天和 90 天的死亡率重复了实验，以防更长期的结果可能有所不同。然而，无论我们如何调整分析方法，不同年龄医生组之间的患者死亡率模式始终保持不变。

---

① 进行这样的“院内”分析非常重要。虽然我们假设患者是在医院内部随机分配给医生的，但我们无法确保患者是随机分配到不同医院的。实际上，我们知道真实情况也不是完全随机的，具有某些特征的患者往往更倾向于在特定的医院接受治疗。因此，为了避免因患者选择医院而产生的偏差，我们将这些患者与在同一医院接受治疗的其他患者进行了比较。

医生年龄与患者死亡率之间的关系似乎确凿无疑。与经验丰富的医生相比，年轻医生的治疗效果更好。我们不得不好奇：为什么会出现这样的现象呢?

有两种可能的解释。一种可能是存在真正的年龄效应，即随着年龄的增长，医生的执业方式会发生改变，从而导致患者死亡率升高。年长的医生可能因为过于相信自己的经验，出现锚定偏差，从而错过罕见病的诊断。另一种更有可能的情况是，年长医生和年轻医生在某些方面的做法有所不同，这仅仅是因为他们接受培训的时间不同。如果年长医生接受的培训与年轻医生相同，他们也会这样做，反之亦然。医生在医疗培训期间会接触到当代医学思想，这些思想在他们的脑海中根深蒂固。因此，年轻医生掌握的临床知识会更加与时俱进。如果年长的医生没有跟上研究和技术的最新进展，或者没有遵循最新的指导方针，那么他们提供的医疗服务就可能不如年轻的医生。

数据只能告诉我们不同年龄段的医生治疗效果有哪些区别，却不能回答为什么会有这些区别，这个问题我们很难给出明确的答案。不过，我们还是能找到一些线索的。

医生保持与时俱进的方法之一就是不断地诊治病人。病人带着某项诊断来就诊，可能会促使医生查看针对该病症的最新研究、指南或建议。年长的医生的患者死亡率之所以较高，并不是因为他们的年龄本身，而是因为之前所提到的——他们日常接诊的病人数量相对较少。

为了确定是否存在这种情况，我们再次进行了数据分析，但这次是根据年龄和病例量来对医生进行分组。我们发现，“低诊疗量”医生（在任何一年中接诊患者数量都较少的医生）中年龄较大的医生的患者死亡率仍然较高。而对“中诊疗量”的医生来说，这种模式则不那么明显。最后，在“高诊疗量”医生中，这种模式完全消失了，各年龄段医生的患者死亡率基本相似。

对于这样的结果，我们的解读是，总体而言，年长医生的患者死亡率高于年轻医生，但医生年龄、病例量和患者死亡率之间似乎存在某种关系。实际上，只要医生接诊的病人数量足够多，医生的年龄就与他们提供的医疗服务无关。然而，当他们接诊的患者数量不够多时，相比之下，年轻同行的表现似乎更好。

这是否意味着，总的来说，年轻医生比年长医生“更好”？这项研究表明，如果“更好”的定义是住院医生经手患者的30天死亡率更低，那么我们不得不说，是的，年轻医生的平均水平要比年长医生的平均水平更高。

韦恩州立大学医学院院长、资深医生杰克·索贝尔对研究结果进行了深入反思。他认为：“随着医生年龄的增长，那些工作量大的医生的技能或专业知识并没有退步。对于中低诊疗量的医生，他们可能只是经手的患者数量不够多，因此不需要持续学习以跟上最新的医学进展；也可能是这些医生的知识水平本身就比较低，导致他们诊治的患者数量较少。其中的因果关系尚不明确。并不是说60岁及以上的医生临床技能退化了，他们只是对新方法不太熟悉。这正是年轻医生的优势所在，他们有更多机会接触新技术和了解新药物。”

尽管中低诊疗量的年长医生平均患者死亡率较高，但这并不意味着没有优秀的年长医生或糟糕的年轻医生。有些医生的整体水平可能低于平均水平，但在特定疾病诊疗或特定患者群体照护方面却拥有超出平均水平的实力。患者和研究人员很难准确判断每位医生的实际能力。

对年长医生而言，为了减轻病例量少带来的不利影响，一个有效的方法是通过阅读医学期刊、参加继续教育（部分这类活动是为了持续获得委员会的认证）以及指导年轻医生（常常可实现相互学习）来不断更新知识。杰克·索贝尔每天都会阅读医学期刊，并时常与学生分享知识，从而保持敏锐的洞察力。他表示："我恰好热衷于保持与时俱进，但这种情况并不普遍。"

在这些研究中，我们尝试使用客观的标准来衡量医生的表现，这样的标准是令人信服的确凿数字。然而，除了客观的绩效衡量标准，也存在主观的医生绩效评估标准，即我们对自己或其他医生相对于同行的优秀程度的评估。这些主观评估容易受到认知偏差的影响。当与他人比较时，人类往往会过分强调自己的技能，并可能贬低他人的技能，这是锚定偏差的一种表现，即我们倾向于锚定自己的技能水平，并基于他人的相对实力来评价他们。[①] 这种"高于平均水平的效应"也被称为"乌比冈湖效应"，这一名称来源于加里森·基洛的广播节目《草原家庭伴侣》

---

① 同样地，面对困难的事物，我们往往会觉得自己"低于平均水平"，因为我们忘记了，如果这件事对我们来说有难度，那么对其他人来说可能也有同样的难度。实际上，平均水平可能比我们想象的要低。

（*A Prairie Home Companion*）中描述的小镇，节目中提到“所有的女人都很强壮，所有的男人都很英俊，所有的孩子都高于平均水平”。

如果问一群医生，他们在治疗肺炎这种住院医生常见的“简单”疾病方面是否优于平均水平，根据乌比冈湖效应，大多数医生都会认为自己“高于平均水平”。这意味着，很多实际表现低于平均水平的医生可能在提供低质量的医疗服务时，仍然自信地认为自己是最好的医生之一。

• • •

到目前为止，我们主要讨论了住院医生，即专注于住院病人诊断和治疗的内科医生。然而，外科医生除诊断技能外，还需要依赖经验、肌肉记忆和技术能力。那么，对外科医生来说，情况又如何？随着时间的推移，外科医生是否会因为经验的积累而表现得更出色？如果是这样，年长的外科医生是否就是最佳选择？或者，年轻的外科医生由于接受最新技术培训的时间更短、身体状况更接近巅峰，是否能为病人带来更好的治疗效果？

我们（巴普，津川友介，哈佛大学的同事约翰·奥拉夫、丹尼尔·布卢门撒尔和托马斯·蔡，加州大学旧金山分校的外科医生温塔·梅赫松，以及阿希什·杰哈）试图通过一项类似的研究找出答案。这次，我们调查了约 90 万名有医保数据的患者，他们接受了约 4.6 万名不同年龄的外科医生实施的普通非选择性大手术（例如，紧急髋骨骨折手术或胆囊手术）。我们之所以选择非选择性手术，是因为在遇到紧急或突发问题时，患者并没有选择外科医生的权力。就像住院时的情况一样，他们最终会被随机分配给当班的外科医生。

和之前的研究一样，我们将患者根据其接诊外科医生的年龄分为 4 组：40 岁以下、40~49 岁、50~59 岁以及 60 岁及以上。各组患者的基本情况相似。然后，我们也同样使用了一个综合考虑了患者差异的统计模型，比较了同一医院内不同年龄外科医生治疗患者的结果，计算出了调整后的术后 30 天死亡率。

猜猜结果如何？

与住院医生不同，外科医生的水平似乎随着年龄的增长逐渐提高。随着年龄的增长，外科医生的患者死亡率略有下降，并且在统计学上这种下降是显著的。具体来说，40 岁以下的外科医生的患者死亡率为 6.6%，40~49 岁的外科医生的患者死亡率为 6.5%，50~59 岁的外科医生的患者死亡率为 6.4%，而 60 岁及以上的外科医生的患者死亡率为 6.3%。①

就像之前分析住院医生一样，我们根据外科医生的手术量将其分为不同的组别，并重复进行分析。这次我们发现，在高手术量和中等手术量的外科医生中，患者死亡率随着手术量的增加而下

① 你可能已经注意到，外科医生的患者术后死亡率要明显低于住院医生的住院患者。这主要是由于病情严重且术后死亡风险高的患者一开始就不太可能选择做手术。而且，这类患者往往会选择风险较低的治疗方案。因此，在考虑进行紧急手术时，外科医生通常只会选择对那些身体条件良好且足以承受手术风险的患者。

降。然而，在低手术量的外科医生中，我们并未发现这种关系。

显然，住院医生和外科医生的情况有所不同。随着住院医生年龄的增长，他们的平均水平似乎越来越“差”，除非他们接诊的病人数量足够多。然而，对外科医生来说，随着年龄的增长，他们的平均水平似乎越来越“好”，除非他们接诊的病人数量较少。

这是为什么呢？住院医生和外科医生都是医生，但他们的职责和工作内容存在显著的差异。一般来说，住院医生的主要任务是预防、诊断和治疗急性和慢性医疗问题。为了做好这项工作，他们需要具备广泛的工作知识，包括各种疾病机制和最佳治疗方法。而外科医生则主要负责对病人进行外科手术评估，为他们认为能够从手术中获益的病人进行手术，并在术后恢复期间对病人进行护理。虽然有些医生可能会对这些简化的定义提出异议，例如内科医生也会负责实施手术，外科医生也会负责诊断和治疗疾病，但每项工作的重点必然是完全不同的。

对住院医生来说，可能出现这样一种情况，他们的经验在增长，但他们对最新医疗知识的了解没有随之增长，而后者的重要性日益超过了前者。如果仅凭经验就能提高医疗质量，我们预期低工作量的住院医生会随着年龄的增长而进步，但其进步的速度会比高工作量的住院医生慢，因为他们接诊的病人数量会随着时间推移而减少。工作量大的住院医生能够随着年龄的增长保持他们的技能，而工作量小的住院医生似乎会丧失这些技能。因此，如果掌握最新医学进展是决定住院医生医疗质量的最重要因素，那么这就能够解释上述现象。此外，对内科医生来说，药物是他们的主要工具，而由于新药物的开发速度相对较快，所以接诊大量病人是跟上时代步伐的好方法。

但外科医生的情况有所不同。他们的许多技能都是在手术室中通过反复实践磨炼出来的。在狭窄的空间和复杂的解剖环境中，外科医生通过建立肌肉记忆来精进技术。他们会在技术问题发生之前进行预测，并根据以往的经验制订相应的计划。因此，外科医生的住院实习期通常比内科医生长几年，[①]这是为了确保他们在手术室有足够的经验来培养自己的技能。为了完成普通外科住院医师培训，外科医生必须参与至少 850 例大型手术，其中必须有 85 例胆囊和胆道系统手术。虽然这乍一听起来很多，但对一位外科医生的整个职业生涯来说，他们可能要面对大量不同特征、不同解剖情况和临床情况的病人，85 例手术仅能代表其中的一小部分。因此，提高胆囊手术技能的最好方法就是多做胆囊手术。

综上所述，我们可以直观地认为，只要外科医生持续参与手术，他们的技术水平就会随着年龄的增长而提高。随着时间的推移，他们将掌握更多技术技能，学会如何最大程度地避免并发症，并选择最佳手术策略。显然，技术技能对手术效果至关

---

① 普通外科住院医师的培训通常为 5 年，而普通内科住院医师的培训为 3 年。专科外科医生和内科医生会根据其所涉及的领域再接受额外几年的培训。此外，研究通常是这种额外培训的一个重要组成部分。以克里斯为例，他在完成内科住院医师培训后，又花了 3 年时间进行肺部疾病和重症监护医学方面的研究。

重要。

我们综合研究了住院医生和外科医生的整体情况，发现了年龄并不是一个可以轻易被忽视的因素。年龄对医生的表现具有重要影响，但也不能单独作为评估标准，还需综合考虑其他因素。

遇到新医生时，作为患者，我们该如何沟通交流呢？如果我们关心治疗的质量，那么在涉及医生年龄的问题时，真正值得关注的问题并不是“你多大了”或者“你有多少年的从业经验”。我们应该问的是：“你是否有丰富的经验来诊治像我这样的患者”或者“你是如何跟进这一领域的最新学术研究的”。

• • •

在患者死亡率的研究中，我们有意忽略了外科医生的一个重要特征：性别。在 45 826 名外科医生中，女性仅占 10.1%。在 40 岁以下的医生中，女性占 20.1%。而在 60 岁及以上的医生中，女性仅占 3.1%。总体而言，男性外科医生和女性外科医生的患者死亡率没有差异。我们还观察到，手术量越大与死亡率越低之间的关联在男女外科医生身上同样存在。①

与许多其他职业一样，医学界长期以来一直以男性为主导。

---

① 值得关注的是，一项在加拿大安大略省针对约 10 万名患者的小型研究显示，女性外科医生进行的择期手术死亡率低于男性外科医生，而在急诊手术中，外科医生的性别差异并不明显。这项研究结果来自沃利斯等人所发表的论文《男性和女性外科医生治疗的患者术后结果比较》。

这种局面背后存在多种原因，但并不都是为了给患者提供最佳治疗。尽管过去几十年里，已有更多女性进入了医学领域，[①] 但令人感到遗憾的是，关于女性是否“适合这份工作”的偏见至今仍在患者和医生之间明显或隐晦地存在。

明显的偏见可能表现为骚扰、刻板印象和不平等对待，这种对女医生的有害和不当行为现在仍时常发生。此外，还存在隐性偏见。一项相关研究发现，医疗工作者普遍将男性与事业联系在一起，而将女性与家庭联系在一起。外科医生则将男性与外科专业联系在一起，而将女性与家庭医学专业联系在一起。这种情况并不出人意料，因为外科领域普遍存在“男性俱乐部”的观念。

一项关于转诊的研究发现，男医生更倾向于将需要手术的病例转诊给其他男医生，而更愿意将不需要手术的病例转诊给女医生。不列颠哥伦比亚大学经济学家希瑟·萨森斯的研究还发现，相较于男性外科医生，如果女性外科医生经手的患者术后不幸去世，其他医生会更加不情愿将患者转诊给她。而且在同样出色的外科医生中，男性也比女性更容易从同行那里获得患者转诊。

换句话说，当患者出现不良预后时，与男性外科医生相比，女性外科医生会受到同行更严厉的“惩罚”；而在患者预后良好

① 尽管美国医学院早在 19 世纪 40 年代就开始招收女学生，但到 1950 年时，仍然只有 6% 的医生是女性。1972 年《教育修正案》第九条禁止医学院歧视女性，大幅增加了女性入学人数。到 2007 年，28.3% 的医生是女性，这一数字在 2019 年增加到 36.3%，同年，女性首次占医学院学生的一半，为 50.5%。见尼尔森和沃伦的文章《为女医生而战》，以及博伊尔的文章《国家医生劳动力的发展》。

时，她们获得的“奖励”也相对较少。实际上，无论男性还是女性外科医生，都可能面临手术预后不佳的风险。然而，当男性外科医生经手的手术出现不良事件时，转诊医生更可能将其视为“业务成本”，而女性外科医生的类似表现则可能被视为专业水平不足。

女医生也面临着其他行业中职业女性普遍遭遇的不平等现象。她们的薪酬普遍低于男性同行，据估计，女医生整个职业生涯的收入平均比男医生少 200 万美元。[①] 除此之外，女医生在追求事业的同时，往往还需承担更多的家庭和家务责任，与男医生的配偶相比，女医生的配偶更有可能全职工作。这种情况在新冠感染疫情期间尤为突出，由于医生和家长的责任显著增加，有子女的女医生表示她们承受了更大的压力，考虑离职或减少工作时间的比例也更高。

尼基·斯坦普是一名澳大利亚的胸外科医生。在与那些想要成为医生的年轻女孩们交谈时，她分享了自己的看法。她认为要告诉一个充满雄心壮志的孩子未来可能会面临各种性别偏见，是非常艰难的。在《华盛顿邮报》上，斯坦普写道：“我们一直在鼓励孩子们相信自己能够做任何事情，但我担心这样的说法可能会误导她们，因为我们从未向她们展示在这一职业道路上将会遇

---

① 对男女医生之间的一系列差异进行统计调整后，我们发现，诸如医生专业、每周工作时长以及患者数量等变量，都无法完全解释薪资上的性别差异。即使在考虑了年龄、经验、专业、教员级别以及研究和患者护理工作产出的衡量标准后，公立医学院校学术型医生的薪资中的性别差异依然存在。简而言之，并不是女性选择的生活方式导致了她们获得较低的薪资，而是对于同样的工作，女性获得了较低的薪资。

到何种困难。我们从未告诉孩子们，身为一名女性外科医生，在这个男性主导领域中的工作生活究竟是怎样的。”

医学界对女性存在的偏见累积效应导致了一系列问题。斯坦普指出，根据美国医学院协会的数据，截至2019年，女性在医学院申请者中占比51%，但只占医学院毕业生的48%、住院医师培训毕业生的46%、医学院教师的41%、医学院教授的25%、医学院院长的18%。事实证明，不提拔具有相同或更好资质的学术型女医生的情况很普遍。

如果我们观察正在接受住院医师培训的年轻医生，就能预见该领域未来的性别构成。2019年，女性在妇产科、儿科和家庭医学住院医师培训中的占比分别为83%、71%和54%。然而，在普通外科和内科（及其亚专科）住院医师中，女性比例仅为41%。在急诊科住院医师中，女性占比为36%。在一些外科亚专科中，女性所占比例甚至更小，例如在神经外科中占比为18%，在骨科中占比为15%。

可以说，尽管医学界在反抗性别偏见方面取得了一定进展，但仍有很大的进步空间。性别偏见的作用有些可以衡量，有些却更加隐晦。针对外科医生的研究显示，男性外科医生和女性外科医生在重要的术后死亡率等方面并没有明显差异。那么内科医生呢？我们知道，内科医生的工作内容与外科医生有很大的不同。除了技术技能，内科医生还需要具备诊断和治疗技能、与病人和其他医疗服务提供者沟通以及做出复杂决策的能力。那么，不同性别的住院医生是否同样优秀？

在另一项研究中，我们（巴普、津川友介、阿希什·杰哈、约翰·奥拉夫、丹尼尔·布卢门撒尔和哈佛大学内科医生兼政策研究员何塞·菲格罗亚）按照普通内科医生[①]的性别进行分组，对住院的医疗保险受保人进行了调查。除了观察30天死亡率，我们还关注了再入院率。再入院率，即出院后30天内再次入院的比例，是衡量医疗质量的另一个常用指标。因为患者30天内再次入院治疗往往意味着护理不力或住院期间出现了差错。[②]

在针对150多万例住院病例的研究中，我们发现了58 000多名不同医生的记录，其中女医生占比为32.1%。女医生平均比男医生年轻5岁左右。

总体而言，在老年医保患者中，有11.3%在住院30天内死亡。通过统计模型调整患者和医生的差异后，我们发现女性内科医生的患者死亡率为11.1%，而男性内科医生的患者死亡率为11.5%。在再入院率方面，女性内科医生的患者再入院率为15.0%，而男性内科医生的患者再入院率则为15.6%。

这些差异虽然看似微小，但实际上具有深远的意义。从长远的角度来看，每年有超过1 000万的老年医保患者因各种医疗状况而住院。根据我们的研究，如果男性内科医生的表现能达到女性同行的水平，那么每年将能够避免约32 000名住院患者的死亡。

---

① 在门诊和住院部都会接诊病人的内科医生或住院医生。

② 虽然一些再入院的情况是可以预防的，并且可能是由医疗差错引起的，但是无论患者在其初次入院期间得到多么良好的医疗服务，仍然会出现许多再入院的情况。

为了更全面地了解我们所观察到的现象，我们进一步进行了几项分析。首先，我们专门针对住院医生进行了重新评估，因为住院医生只负责住院部的患者，而普通内科医生需要同时处理住院和门诊患者。然而，结果依然一致：女性住院医生的患者死亡率低于男性住院医生的患者死亡率。

接下来，我们对特定病症进行了深入研究。结果显示，在治疗脓毒症、肺炎、肾衰竭和心律失常时，女性内科医生的患者死亡率低于男性。然而，对于其他病症，如心力衰竭、尿路感染、慢性阻塞性肺病恶化以及胃肠出血，男女内科医生的患者死亡率之间并没有明显差异。

利用数据库中的诊断结果，我们将患者按病情严重程度分为5组，以观察男女内科医生之间的差异是否与患者的总体死亡风险高低有关。结果发现：无论病人的病情如何，女性内科医生的患者死亡率和再入院率都较低。

因此，从研究结果看，在由内科医生治疗的住院患者的死亡率和再入院率方面，平均而言，女医生表现比男医生更出色。虽然这一模式并不适用于每一位患者，但这些差异足以表明，从宏观角度看，女性内科医生在诊治患者方面采取了与男性不同且有益于患者的方式。

• • •

过去几十年来的研究显示，女性内科医生与男性内科医生相比，更能为患者提供医疗指南推荐的护理，比如在糖尿病、心力衰竭、健康饮食和体重管理等方面。一项研究还发现，女性初级保健医生经手的患者之后较少需要紧急护理或住院治疗，不过这并不一定意味着整体死亡率或医疗费用的降低。

我们不禁好奇：女医生究竟做了哪些男医生没有做的事情？要回答这个问题并不容易，因为很难精确衡量医生在和患者一对一互动中的细微差异。然而，不断发展的科学研究为我们揭示了一些线索，让我们对诊室内和患者床边的真实情况能够有了更深入的理解。

首先，女医生似乎在与患者沟通上花费了更多的时间。一项研究使用了 2017 年的电子健康记录数据，涉及超过 2 400 万次初级保健就诊次数。结果显示，女性初级保健医生平均接诊次数比男性同事少 10.8%。然而，在一年中，女医生在病人身上花费的总时间却更多，这意味着她们每次接诊病人的时间更长。①

此外，医生和患者之间的互动方式也存在差异。女医生通常会花费更多的时间与患者建立合作关系，关注患者的情绪，并为患者提供健康生活方面的建议。与男医生的患者相比，女医生的患者会更积极地参与自身的健康护理和健康决策。虽然建立伙伴关系与死亡率之间的联系可能并不明显，但医患之间的信任和相互理解是促使患者采取健康行为的关键因素，例如服用新药、接

① 在美国，医生通常根据他们诊治的患者数量获得报酬，这种制度激励医生尽可能多地接诊患者，从而减少了他们为每位患者花费的时间。如果女医生愿意花更多时间与患者相处，这可能就是医生收入存在性别差异的原因之一。

受乳房 X 线检查或减肥。

解读这些研究的挑战在于如何正确处理这些信息。如果女性内科医生通常花费更多时间与患者相处，并最终导致较低的死亡率，那么是否可以让男性内科医生也花费更多时间与患者相处，从而产生相同的结果？另外，如果女性内科医生在患者身上花费的时间减少，那么她们的患者死亡率结果是否会变差？

自然实验（截至目前）所能提供的信息有限，但我们所了解到的并不仅仅局限于医生所花费的时间。一项针对产科医生产前检查工作的小型研究表明，男性产科医生在孕妇身上花费的时间更多，他们更注重确保自己理解孕妇的身体情况，并对孕妇表现出了更多的关心。

尽管如此，孕妇们还是对女性产科医生的满意度更高。虽然女性产科医生与孕妇相处的时间相对较少，但在就诊过程中，她们更注重与孕妇进行情感交流。

对孕妇来说，拥有一个性别与自己相同的医生可能有着一些重要但难以准确测量的好处。即使部分女医生没有怀孕的亲身经历，她们也似乎能够更好地理解孕妇所经历的一切。关于性别一致性（医生和患者性别相同）的研究还发现，在医学的其他领域，性别一致性可能也发挥着一定作用。在安大略省进行的一项覆盖 21 种不同手术的大型研究中，患者与医生的性别一致性与降低死亡率和并发症风险有关，这在女性患者中的表现更明显。此外，性别一致性还有助于提升多种疾病的医疗质量，包括慢性疾病管理、预防保健以及急性心脏病发作的护理。

实际上，我们并未完全了解男医生和女医生在照顾患者方面的所有差异。但我们已经了解到女医生面临着一系列男医生未曾经历的挑战，而有证据表明，在许多情况下，她们为患者带来了更好的治疗效果。因此，解决医学中的性别不平等问题显得尤为迫切。

• • •

截至 2018 年，尽管非裔在美国人口中占比约为 14%，但无论是男性还是女性，非裔医生仅占医疗团队总数的 5%。而西班牙裔或拉丁裔背景的美国人占总人口的约 19%，但在医生中仅占 5.8%。为什么我们现在要提出这个问题呢？除了实现行业内部的公平（这一目标本身就很有价值），医生团队中的不平等对患者有什么样的影响？种族和族裔多样性是否能够带来更优质的患者护理？

在 2017 年，哈佛大学经济学家兼医生玛塞拉·阿尔桑、医生欧文·加里克和经济学家格兰特·格拉齐亚尼在加利福尼亚州奥克兰招募了 637 名非裔男性，以研究就诊医生的种族背景是否会影响他们寻求预防医疗的决策。研究结果非常显著。与其他种族背景的医生相比，当一名非裔男性遇到一名非裔医生时，他更有可能接受与体重管理有关的服务，概率提高了 27%；更有可能接受糖尿病筛查，概率提高了 49%；更有可能接受高胆固醇筛查，概率提高了 71%。尽管该研究的焦点是预防服务，但被随机分配到非裔医生的非裔男性也更有可能向医生提出其他与健康无关的问题。

另一项随机试验要求 107 名非裔患者和 131 名白人患者观看一段模拟心脏病患者的视频（类似于我们在关于医学会议的章节中讲述的罗伯塔的故事）。研究参与者从患者的角度观看了患者与医生之间的讨论。在视频中，医生向患者解释了冠状动脉疾病，并建议病人接受 CABG（我们之前讨论过的高风险开胸手术，旨在恢复心脏血流）。与观看由白人医生主刀的相同场景的非裔参与者相比，被随机分配观看由非裔医生主刀的视频的非裔参与者更有可能认为 CABG 是必要的，也更有可能表示自己如果是患者，也会接受这样的手术。然而，无论医生是非裔还是白人，参与研究的白人对 CABG 的看法都是一样的。

语言和文化同样重要。这一点在一项涉及 1 605 名糖尿病患者的自然实验中表现得尤为明显。该研究主要关注这些母语是西班牙语的患者在糖尿病治疗过程中更换医生的行为。这种更换医生的行为在糖尿病控制指标（如血糖水平）方面可以被认为是随机事件。他们发现，当患者从只说英语的医生换成会说西班牙语的医生（大多数是西班牙裔）时，相比于从只说英语的医生换成另一位只说英语的医生，他们更有可能在血糖控制和胆固醇水平方面有所改善。

这些研究结果与数十年来的调查一致，即少数种族和族裔背景的患者与医生的沟通往往不如白人患者，而与有相似背景的医生交流则有助于最大程度地减少少数群体所面临的差异。类似的研究结果使很多人认为，如果医生能够专注于提高与不同背景患者的沟通技巧，那么患者将能够从中受益。这在一定程度上可能是正确的，但再多的培训也无法替代共同的背景或共同的经历。以男性妇产科医生为例，尽管他们在沟通方面表现出色，但他们的满意度得分却低于女性同行。

我们都倾向于认为自己是和蔼可亲的医生，能够轻松地与有各种背景的病人沟通。多年的培训和实践也确实增强了我们的沟通技巧。然而，我们始终无法完全摆脱自身的背景和经历，只能以某种固有的方式看待我们周围的人、与其互动并解读其言行。

在 2020 年的一期《新英格兰医学杂志》上，哈佛大学的神经外科医生兼生命伦理学家特雷莎·威廉姆森分享了一个故事，讲述了她的双种族背景如何帮助她与一名头部遭受致命枪伤的年轻黑人患者的家人建立了联系。当她被叫到患者床边时，一组白人医生正在努力指导患者家属对患者进行护理，因为这将是患者生命的最后时刻。她与患者家属分享了自己对患者预后的看法，以及今后可能采取的护理方案，并在几天后再次来到患者家中，帮助同事与患者家属进行沟通。

威廉姆森写道："我仿佛成了医患沟通的桥梁。为什么我能与患者和家属建立这种程度的信任，而我的白人同事没能做到呢？是因为我的肤色吗？我相信，在这个患者身上，我看到了一个我熟悉的人、一个我熟悉的故事……我看到了他，他的家人也明白这一点。"

不断发展的研究表明，拥有共同的背景可以为建立良好的医患关系提供最重要的要素之一，即信任。“很难找到像我这样的医生，与具有相似背景的家庭沟通患者的护理事项，”威廉姆森补充道，“即使在拥有相似背景的情况下，其他系统性因素或个人因素也可能阻碍信任的建立……总之，增强信任感是一项具有挑战性的任务。但近些年我们也能从新闻中看到很多相关活动——这反映了美国社会也开始更加关注非裔美国人的生活。”

只有建立在信任的基础上，良好的医疗保健关系才能得以稳固。如果你对医生缺乏信任，你愿意每天服用他们建议服用的药物吗？你愿意做他们建议的不舒服的乳房X线检查或结肠镜检查吗？在昏迷数小时后，你愿意让一个不被你信任的医生拿着手术刀靠近你吗？

患者走进医院时，通常已经对医生抱有一定程度的信任。大多数患者认为医生会认真对待工作，并真诚地想要帮助他们。然而，对患者来说，前往门诊或急诊科所需的信任程度，远低于听从医生建议（特别是需要做出重大生活改变的建议）所需的信任程度。

一项对巴尔的摩401名患者的调查研究发现，那些对医生及医疗保健系统高度不信任的患者更有可能不听从医嘱、不遵循针对慢性疾病的随访要求以及不按照处方取药。当不信任度高的患者需要医疗服务时，他们仍会寻求医疗帮助，但更有可能拖延采取治疗措施的时间。另一项涵盖了704名非西班牙裔黑人成年人、711名西班牙裔成年人和913名非西班牙裔白人成年人的调查研究发现，黑人和西班牙裔患者报告不信任医护人员的可能性明显更高。不信任度高的患者也更有可能报告称在医疗保健系统中因种族问题而受到歧视。当被问及“你是否曾因种族或族裔而受到医护人员的评头论足或区别对待”时，30% 的黑人患者和 11% 的西班牙裔患者回答“是”，相比之下，白人患者中这一比例仅为 3%。

许多少数族裔患者对医疗系统的不信任源于美国历史上一系列可耻的种族歧视事件。比如臭名昭著的塔斯基吉梅毒研究，当时美国政府的医生用欺骗的手段对几百名黑人进行了人体实验。这种不信任所导致的健康和医疗保健方面的明显不平等可以用一个数据来概括：2020 年，美国黑人出生时的期望寿命估计要比美国白人少 6 年左右。研究人员正在积极研究这种不信任在医疗系统中的表现形式及其对患者健康的影响，这些研究成果可能会惠及所有患者。虽然我们仍在继续加深对这些复杂问题的理解，但现有的证据表明，多元化的医生队伍更适合为多元化的患者提供医疗服务。

• • •

到目前为止，我们探讨了医生作为个体所固有的特质，如年龄、性别、社会背景，这些特质似乎会对医生的行医方式产生一定的影响。然而，许多患者在寻找“最好的”医生时，可能不会特别关注这些个人特征，而会更在意医生的培训背景和专业经验。患者可能会想知道，这位医生是否毕业于名牌医学院？他们是否在顶级医院接受过住院医师或研究员的培训？

从逻辑上讲，如果一所医学院或医院比另一所更优秀，那么在这所医学院或医院接受培训的医生通常也会更优秀。这是因为享有盛誉的医学院有更多的申请者，它们有特权，可以选择只接受最优秀的学生。同时，指导这些未来医生的教师团队也是特别出色的教育者，掌握着更多的资源。

但这些都是猜测。我们想准确地知道，“更好”的学校是否真的能够培养出更好的医生？

让我们再来聊聊研究住院医生质量的自然实验。我们（巴普、津川友介、丹尼尔·布卢门撒尔、阿希什·杰哈和约翰·奥拉夫）采用了与之前类似的方法，对大约 100 万名因急症住院的医疗保险患者进行了调查，3 万多名不同的住院医生为这些患者提供了诊疗服务。这一次，我们同时调查了这些医生毕业的医学院和《美国新闻与世界报道》对这些学校的排名。《美国新闻与世界报道》以两种不同的方式对医学院进行排名：一种是考虑医学院的资金和生产力的“研究排名”，另一种是考虑毕业生从事初级医疗专科（家庭医学、儿科和内科）人数的“临床排名”。

我们采用了与先前类似的方法，根据《美国新闻与世界报道》的医学院排名[①]，将患者划分成 5 个不同的组。这些组分别是由毕业于排名前 10、11~20、21~30、31~40 以及 41 及以后的

① 我们调查了 2011—2015 年间住院的患者，并采用了 2002 年《美国新闻与世界报道》的医学院排名数据。这些排名在过去多年中变化不大。我们的目的是利用这么多医生就读医学院时或相近时期的排名数据。

医学院的医生治疗的患者。在 5 个组里，我们再次统计了患者的 30 天死亡率。在基础特征上，各组患者之间不存在显著的差异。同时，通过统计手段，我们消除了毕业于顶尖医学院的医生更有可能在更好的医院实践而引入的数据偏差，比较了同一医院中不同医生经手的患者结果。那么，我们发现了怎样的结果呢？

无论是根据“研究排名”还是“临床排名”进行分组，各组由毕业于不同排名医学院的医生诊治的患者 30 天死亡率均无显著差异。

为什么会这样？虽然数据并不能给我们答案，但我们不难想到一些潜在的解释。有时候，即使一个人在知名学府接受过教育（他可能会经常提及这一点），在实际工作中其教育背景的优势也无法被充分发挥出来。在商业或艺术领域，有些人可能没有接受过正规教育和培训，却能够取得杰出的成就。

当然，有资格参与这项研究的医生必须通过一些重要的关卡。他们必须完成医学院的学业，接受住院医师的培训，并通过执业医师考试。如果这些入门标准足够严格，那么医学教育中的微小差别将变得微不足道——至少在以上这些教育差异与患者治疗结果相关的方面是如此。

值得注意的是，医学院的排名方法也存在争议。《美国新闻与世界报道》目前的排名系统包括医学院的声誉、住院医师培训项目主任对毕业生质量的评价、平均标准化考试成绩、毕业生的大学成绩等。这些指标并不一定能准确反映医学教育的质量，而且容易产生一系列偏见。然而，只要这些排名能够对患者、医学生和医生产生影响，它们就会对医疗服务产生一定的影响。

• • •

当然，并不是所有在美国行医的医生都毕业于被《美国新闻与世界报道》列入排名的美国医学院。据估计，截至 2016 年，有 29.1% 的美国医生不是在美国出生的，其中 6.9% 不是美国公民。移民到美国的医生在行医之前要经历比美国医学院毕业生更多的关卡。首先，他们需要花时间熟悉复杂的美国医疗系统。其次，他们即使在原籍国完成了住院医师培训项目并获得了执业资格，也必须在北美完成另一个住院医师培训项目。他们必须通过与美国受训医生相同的执业资格考试，还要通过额外的英语水平测试，而且还需要申请所在州的执业资格，许多州对培训和经验有更高的要求。这意味着，虽然大多数移民医生的病人从未听说过这些医生就读的医学院，但移民医生往往拥有多年的培训经历和经验，超过了一般美国医学院毕业生的水平。

考虑到这种情况在美国医疗保健系统中普遍存在，我们不禁要问，国际学校毕业的医生如何与美国学校毕业的医生竞争？

我们（巴普、津川友介、约翰·奥拉夫和阿希什·杰哈）调查了约 4.4 万名内科医生治疗的约 120 万例医疗保险住院病例，其中 44.3% 的医生是国际医学院毕业生（后文中的国内毕业生指的是美国国内毕业生）。通过使用与之前类似的统计模型，我们发现国际毕业生的患者 30 天死亡率为 11.2%，而国内毕业生的患者 30 天死亡率为 11.6%。0.4 个百分点的绝对差异与男女内科医生之间的差异大致相同。换句话说，如果国内毕业生的治疗效果与国际毕业生相似，那么每年住院的医保病例中的死亡病例可能会减少数千例。

为什么在国外接受培训的内科医生的患者 30 天死亡率会比国内毕业生低？实际上，许多在国外学习的内科医生会经历两次住院医师培训—— 一次在本国，另一次在美国，因此他们能够获得额外的经验和指导。更重要的是，由于国际医学毕业生的签证数量有限，住院医师培训项目只能从世界各地挑选最优秀的申请者。因此，国际毕业生通常具有更高的学术水平和更强的实践能力。此外，由于签证身份可能取决于他们的就业情况，国际毕业生可能会更加努力地工作，以紧跟最新的发展动态并达到更高的水平。

• • •

现在你已经了解了上述关于医生特征的研究，我们来做个小练习。想象一下，你因为肺炎住进了医院，即将第一次见到你的主管医生。你希望哪位医生来为你诊治呢？

你希望你的医生是 50 多岁、满头白发的人，还是 30 多岁、刚规培完没几年的人呢？

你更愿意看到一个男医生还是一个女医生？

如果你们有共同的社会背景，你会更信任你的医生吗？

你会更希望你的医生毕业于哈佛大学医学院吗？或至少是毕业于一所美国的医学院？还是觉得培训证书并不重要？

实际上，当我们回答这些问题时，答案往往与之前的数据并不完全一致。正如《英国医学杂志》收到的众多读者来信所显示的，我们大多数人都期望能够遇到一位知识丰富、富有同情心、善于沟通并且值得信赖的医生来为我们提供医疗服务。然而，在查看网上的医生简介时，我们往往无法获得这些关键信息。因此，我们不可避免地会带着一些先入为主的观念来理解什么是好医生。这些观念可能源于我们的成长经历、文化背景、个人经验、偏见，甚至是我们从电视上看到的医生形象。

我们的直觉可能会引导我们找到最适合自己的医生。然而，这些研究表明，有时候直觉也会误导我们。当然，我们并不是要建议患者在就医时要求将男医生替换为女医生，将年轻医生替换为年长医生，或者将国内毕业的医生替换为接受过国际培训的医生。但我们希望本章的研究能够为你提供有益的见解，也希望这些研究能够让你在遇到新医生时更加关注对方留给你的微妙印象。

本章中，我们已经提出了很多与医生相关的变量，比如年龄、性别、种族等。但有一个领域我们还没有涉足，而在当今这个分裂的世界中，这一领域正变得越来越突出。在下一章中，我们将探讨现代美国生活中最敏感的话题之一：政治。

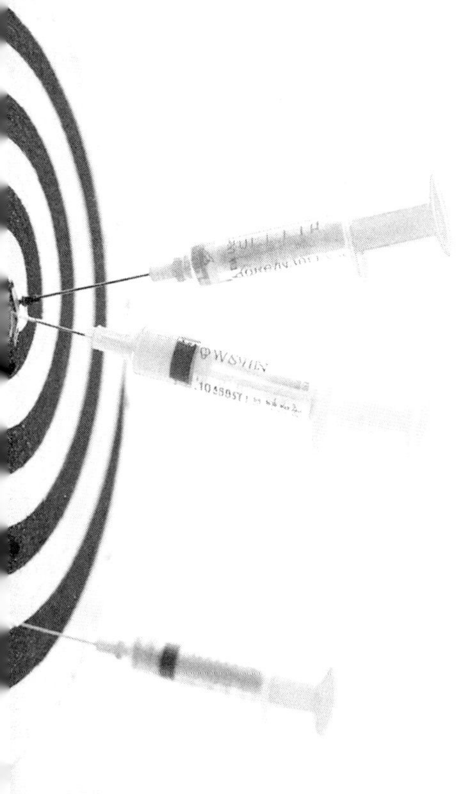

第 10 章

病床边的影响力

1981 年 3 月 30 日，“白宫电话的语气明显与我们日常接到的通知不同，”乔治·华盛顿大学医院急诊科的一名工作人员回忆道，“对方声称总统的车队正在前往医院的路上。”

就在这个电话前不久，罗纳德·里根遭到枪击。特勤局特工紧急将总统塞进他的豪华轿车，然后火速赶往医院，同时还有另外三名伤员：白宫新闻秘书詹姆斯·布雷迪、警官托马斯·德拉汉蒂和特勤局特工蒂姆·麦卡锡，麦卡锡用自己的身体为总统挡住了子弹。

在豪华轿车里，特勤局特工杰瑞·帕尔几分钟前曾跳到里根身上，以便进一步保护他。他试图用手在总统身上寻找伤口。“总统说我跳到他身上伤了他的肋骨，所以我告诉司机去白宫，那里最安全。”帕尔回忆道，“过了不久，差不多有 10~15 秒的时间，他开始咳出一点儿血……我一看到血，就知道总统的肺部有伤，所以我又告诉司机去乔治·华盛顿大学医院。”

里根在 1982 年的纪录片《拯救总统》中回忆说：“我知道自己被击中了，但那一瞬却毫无感觉，直到后来我开始感到疼痛，这种感觉的迟滞我永远无法忘记。我原本以为，如果被枪击中，应该会立刻有痛感……我记得我走进急诊室的时候，甚至不知道自己已经中枪。后来我才从报道中了解到，我当时的情况远比自己能感受到的更为严重。”

虽然他是在有自主意识的情况下进入了急诊室，但在告诉医护人员“自己感觉好像无法呼吸”后不久，里根就突然倒地。他被抬到创伤处理区，很快被医院工作人员包围。他的私人医生站在床边，监测他脚上的脉搏。当一名护士开始进行创伤处理，剥去总统身上的衣物时，他声称自己感到呼吸急促和胸口疼痛。与此同时，其他医护人员已经在他的手臂上建立了静脉通路。他的皮肤开始变得苍白。

医院的广播系统紧急召集了一大批外科医生赶往急诊室，其中许多是年轻的住院医师。他们从头到脚仔细检查了里根的身体。在听诊他的肺部时，医生注意到左侧呼吸音有所减弱，这意味着空气无法正常进出肺部。于是，他们在总统的左腋窝处发现了一个小而狭长的伤口，很有可能就是子弹射入的地方。他的左胸腔充满了血液，压缩了肺部。所以外科医生快速在总统的胸部插入了一根引流管，排出了 1.3 升的血液，并同时进行输血以弥补失血。

在这一切发生的过程中，医疗团队也在着手处理其他三名受害者。詹姆斯·布雷迪头部遭受了严重的枪伤，被紧急送往了手术室。蒂姆·麦卡锡中弹的地方疑似是在腹部，他也迅速接受了探查性手术。第三位受害者托马斯·德拉汉蒂则被送往华盛顿医院中心，在那里，他也接受了紧急手术（在同时存在多名伤员的情况下，将受害者分散到不同医院是为了避免急诊科不堪重负、延误治疗）。

回到总统的病床旁，一位名叫本杰明·亚伦的胸外科医生赶了过来。他眼看着血液持续从胸管中流出，明确表示子弹不仅导致了肺部塌陷，而且严重损伤了患者的肺部和胸部血管。因此，总统也需要进行紧急手术。

里根躺在病床上被推着走过走廊，进入手术室，妻子南希陪伴在他身边。“亲爱的，我竟然忘了躲避。”他轻声告诉她。特勤人员跟随在后，他们笨拙地穿上手术服和戴上外科口罩，以确保手术的无菌环境（其中一名特工最初光着脚，后来被告知要穿上鞋子）。

尽管在美国的急诊室，医护人员对治疗枪伤已经司空见惯，但在手术室里为总统进行手术，无疑是一次非同寻常的经历。当亚伦和医疗团队的其他工作人员为里根准备手术并将他移至手术台时，总统似乎感受到了房间里的紧张气氛。在被麻醉之前不久，他从手术台上抬起头来。

“请告诉我你们都是共和党人吧。”他对手术团队说。

听到这话，医护人员都笑了。外科医生约瑟夫·乔达诺是民主党人，当时正在评估总统的腹部伤情，他回答道：“今天，我们都是共和党人，总统先生。”

幸运的是，里根的手术非常成功。外科医生成功地处理了他的伤口，并且确认没有其他重要的身体组织受伤。此次刺杀的其他三名受害者也幸存下来，但不幸的是，其中两人成了残疾人，无法再继续他们原来的工作。新闻秘书布雷迪的脑部创伤导致他终身瘫痪。2014 年，73 岁的布雷迪因为创伤的并发症去世了。

罗纳德·里根以其幽默感闻名，在紧张的手术室里，他的俏皮话无疑为医生们缓解了紧张的气氛。但每个笑话背后都有其真实含义，这次也不例外。这让我们不禁思考：医生的政治立场是否会对他们提供的医疗服务产生影响？

• • •

美国的医疗体系深受政治影响，这是不争的事实。在华盛顿，共和党与民主党在支付医疗费用、平衡患者和医疗机构利益等问题上经常产生分歧。更不用说那些涉及健康问题的敏感议题，如枪支管制、堕胎等，都与政治息息相关。在当前的政治环境下，人们很难想象几十年前堕胎和临终关怀还不被广泛关注和讨论的时代。

所以，对患者甚至是美国总统来说，质疑医生的观点是否会影响他们的医疗护理并非不合情理。抛开实际的医疗实践问题不谈，患者往往倾向于选择与自己信仰和价值观相符的医生，这是完全可以理解的。医生通常不会在诊室里公开表达自己的政治立场，但你可能会惊讶地发现，这些与政治相关的观点还是会在不经意间频繁地表现出来。有些患者甚至会直接询问医生的政治信仰。（相信我，这种情况并不少见。）

我们首先需要探讨两个关键问题：医生群体在政治方面的参与程度有多大？这些政治因素是否会影响他们对患者的治疗方式？

第一个问题很好回答：医生确实经常参与政治活动。美国医学协会、州医学协会以及专科协会等医师团体，均会定期在各州和地方层面上提出或支持某些政策。与普通民众相似，医生群体也会为政治运动和事业捐款。据公开数据显示，从 1991 年到 2012 年，医生的竞选捐款增加了约 8.5 倍，从 2 000 万美元[①] 增加至 1.89 亿美元。在此期间，为竞选捐款的医生比例也从 2.6% 上升到 9.4%——这一趋势与总人口捐款的增长趋势相似。在历史上，大部分医生倾向于支持共和党，但这一趋势正在减弱。在 20 世纪 90 年代，大部分给政治运动捐款的医生都选择支持共和党，但到了 2012 年，支持民主党的医生开始占更大比例。此外，从事某些专科（特别是高收入的外科专科）的医生比内科专科医生和儿科医生更倾向于支持共和党。

2016 年的一项研究探讨了医生的政治信仰是否会影响其对待患者的方式。该研究由塔夫茨大学的政治学家艾坦·赫希和耶鲁大学的精神病学家马修·戈登伯格开展，他们要求大约 230 名分属民主党和共和党的初级保健医生阅读一些模拟患者病例，并

---

① 已根据通货膨胀情况调整为 2012 年的美元价值。

评估患者所呈现的各种医疗问题的“严重性”。研究人员特意将政治性和非政治性问题都纳入其中。例如，一个病例涉及无关政治立场的烟草使用问题，一位患者“承认从 18 岁开始每周吸 15~20 支香烟（每天 2~3 支）”。而另一个具有政治色彩的例子则是一位“承认在过去 5 年内进行了两次选择性堕胎”的患者,“她否认有任何与这些手术相关的身体不适或并发症，目前没有怀孕”。如果政治因素会影响医生的判断，我们应该看到他们对有政治色彩的问题的“严重性”的看法存在差异，而对非政治性问题的看法则没有差异。

研究结果与预期相符，确实发现了政治信仰对医生处理方式的影响。共和党医生认为有堕胎史和曾使用娱乐性大麻的患者所面临的医疗问题更为严重；而民主党医生则对家中有枪支的患者给出了更严重的医疗评估。在非争议性问题上，如吸烟、酗酒、肥胖和抑郁等，两组医生的看法则并无太大差异。

不仅如此，这种差异还体现在医生给出的医疗建议上。共和党医生更倾向于劝说那些有过堕胎史的患者避免再次堕胎，并会强调堕胎对心理健康的影响。对于那些使用大麻的患者，共和党医生也倾向于建议他们戒除这种行为，并会详细说明吸食大麻的健康和法律风险。

上述研究结果虽然揭示了医生在政治信仰上的差异，但无法明确这些差异是如何转化为实际护理上的区别的。罗切斯特大学的经济学家伊莱恩·希尔、堪萨斯大学的戴维·斯勒斯基和唐娜·金瑟利用罗马天主教会在避孕问题上的既定观点进行了一项自然实验，研究了 1998—2013 年间医院所有权在天主教和非天主教实体之间发生变化时的情况。他们发现，医院转为天主教组织所有后，输卵管结扎术（俗称“女性结扎”）的比例下降了。当医院从天主教所有者手中转到非天主教所有者手中时，输卵管结扎率却上升了。综合这些数据，他们估计医院归天主教实体所有与输卵管结扎手术减少 31% 有关。

这是一项对机构信仰的研究，而不是对医生个人信仰的研究。许多妇女完全有可能最终在其他非天主教医疗机构做输卵管结扎手术。不过，综合考虑到我们在前几章中观察到的患者和医生行为，这一研究结果提供了一个有说服力的证据，即除患者之外的他人的信仰和价值观也有可能会影响患者的医疗选择。

我们可以看出，医生群体的政治参与程度可能与常人无异，甚至更为显著，而且政治因素也似乎在他们的医疗服务中发挥着作用。在明确了这些基本观点后，让我们来进一步探讨下一个问题：医生的个人政治观点会如何影响他们诊治的患者？

• • •

在过去的几十年里，医疗保健领域鲜有话题能像临终关怀这样受到全美的瞩目。特丽·夏沃的故事，无疑将这一话题推向了全美讨论的焦点。

1990 年，年仅 26 岁的夏沃在佛罗里达州的家中突发心脏停搏，由于脑部供血不足导致的严重脑损伤，她从此陷入持续的植物人状态。因为有些患者能够从这样的损伤中恢复过来，所以夏沃的家人和医生还是竭尽全力为她争取最佳的治疗机会，希望她能够幸运地康复。遗憾的是，几个月过去了，夏沃的情况并未出现显著的改善。头部扫描显示她的脑组织严重受损，电生理测试也显示高级脑活动已经消失。专家们认为，她康复的机会渺茫。

10 年后，情况依然如此，夏沃依靠营养管维持着生命。她的丈夫坚信，如果能够表达自己的意愿，她一定不愿意继续这样的生活。他请求拔掉营养管。然而，夏沃的父母在佛罗里达州法院的一系列诉讼中坚决反对，在法院和上诉法院听取了双方的证词后，人工营养供给又持续了数年。最终，夏沃的父母得到了共和党立法者和州长杰布·布什的支持，他试图干预诉讼。但佛罗里达州法院最终还是裁决，应该拔掉夏沃的营养管并允许她死亡。

在佛罗里达州的所有法律途径都已用尽后，夏沃的故事引发了全美政界和公众的关注。小布什总统发表了与共和党在堕胎问题上长期立场一致的讲话，认为他们应该“站在生命的一边”，因此要竭尽全力让夏沃活下去。国会中的共和党人也努力阻止拔掉夏沃的营养管。随后的几个月里，媒体进行了大量报道，但这些报道往往脱离了夏沃病情的医学现实。

最终，法院做出了最后的裁决。2005 年，在夏沃初次脑损伤 15 年后，她的营养管被永久拔除。两周后，她离开了人世。尸检显示，她的脑部受到大面积损伤。她的体重仅为同龄女性预期体重的一半。夏沃的案例在政治、法律和学术界引发了激烈的争论。对医学界人士而言，有一点是明确的：死亡也无法摆脱政治的影响。[①]

• • •

有时，对于重病患者，我们可以找到直接的最佳的治疗方案。然而，在其他情况下，特别是在患者生命的最后阶段，评估他们的剩余寿命以及如何进行后续治疗可能会变得复杂且困难。当然，患者的个人意愿至关重要：一些患者可能更倾向于采取更具侵入性的措施来延长寿命，而另一些患者则更注重剩余生命的舒适度和质量。在这样的情境下，由于没有明确的“正确”选择，我们不禁要问：医生对于临终护理的个人观点是否会影响他

---

① 临终问题也曾因其他事件而引起广泛的政治讨论。20 世纪 90 年代，密歇根州医生杰克·凯沃基安曾协助数十名重病患者结束了自己的生命。有一次，他将自己为一名肌萎缩侧索硬化（ALS，俗称“渐冻症”）患者注射致命针剂、执行安乐死的过程录了下来，并通过《60 分钟》节目向全美播放，意在引起公众重视。但他后来被判犯了杀人罪，并被监禁。（参见哥伦比亚广播公司的《60 分钟档案——与杰克·凯沃基安医生的访谈》）。2009 年，共和党前副总统候选人萨拉·佩林将奥巴马总统提出的医疗保健计划中的一项条款误解为由政府设立“死亡小组”，该小组将决定哪些患者可以获得治疗，哪些不可以。实际上，这项条款旨在扩大医保覆盖范围，允许医疗保险支付医生与患者讨论临终问题的费用。实际上“死亡小组”根本从未被提出，也从未存在过。然而，公众因为“死亡小组”这样的假新闻而产生了巨大恐慌，奥巴马不得不出面进行回应：“有人认为，我竞选公职或国会议员是为了能够到处拔掉老奶奶的呼吸管。我是说，当你开始提出这种论点时，那纯粹是在误导人。”参见戈尼亚的文章《奥巴马一直在与假新闻作斗争》。

们所提供的治疗方式？

在一项针对医生和患者的调查研究中，哈佛大学的经济学家戴维·卡特勒和阿里尔·斯特恩，以及达特茅斯大学的经济学家乔纳森·斯金纳和医生戴维·温伯格，就临终护理的问题进行了探讨，旨在明确哪些治疗措施是基于医疗需要、患者意愿或医生个人观点而实施的。在排除了其他诸如地区治疗模式等影响因素后，他们估算出，对医疗保险患者而言，在生命的最后两年中，有35%的医疗费用花在了医生认为有益但尚未证实其效果的治疗上。换言之，很大一部分临终护理措施似乎反映出了医生的个人偏好。

然而，这些偏好具有普遍性，很可能反映了临终护理整体上的不确定性。该研究并未深入探讨一个更具体的问题：医生的政治倾向如何影响他们所提供的治疗。

我们（巴普、安德鲁·奥伦斯基、斯坦福大学政治学家亚当·博尼卡、纽约大学政治学家霍华德·罗森塔尔，以及康奈尔大学医生兼卫生政策研究员德鲁夫·库拉尔）认为，或许存在一种方法能够解答这个问题。具体来说，我们想要探究的是，当医生分别隶属于民主党和共和党时，他们为临终患者提供的医疗护理是否有所不同。如果特丽·夏沃的案例仍具有代表性，那么与民主党医生相比，共和党医生是否会像小布什总统所说的那样“尊重生命”，为晚期患者提供更积极的护理？

与前几章的研究类似，我们利用了患者在医院就诊并由值班住院医生接诊的自然情境，从而排除了患者主动选择特定医生的影响。通过医疗保险数据，我们筛选出那些在医院或出院后几个月内死亡的患者（即病情较严重的患者），然后根据为他们提供医疗服务的医生所属的党派对他们进行分组。

至于如何确定医生的政治倾向，医疗保险数据并未提供此类信息。但我们能够获取到为医保患者提供服务和护理的医生的身份[①]。由于美国公开了个人对政治竞选的捐款记录，我们得以识别出那些热衷于政治，并向民主党或共和党候选人捐款的医生。[②]

为了探究民主党医生和共和党医生在患者临终护理方面的差异，我们重点关注了几个关键指标，包括患者在重症监护室的停留时间、对器官功能衰竭采取的强化治疗手段（如心肺复苏、插管、透析和人工营养）、临终护理的总费用和患者转入临终关怀的频率。临终关怀的重点是让患者感到舒适，而非治疗潜在疾病。

经过筛选，我们确定了大约 1 500 名民主党医生和 770 名共和党医生，以及超过 23 000 名未捐款的医生。这些医生在 2008—2012 年间（即特丽·夏沃过世后的几年）治疗的患者是我们的研究对象。这些患者群体的特征相似，这验证了我们的自然实验的有效性。但值得注意的是，医生之间存在一些差异：共

① 用于研究的医疗保险数据包含医生的具体身份信息，但不包括患者的具体身份信息。

② 尽管数据是公开的，但整合这些数据绝非易事。与意识形态、政治资金和选举有关的数据库（DIME 数据库）是由该研究的作者之一亚当·博尼卡创建的，他将其用于研究目的。详情请参见博尼卡的文章《意识形态、政治资金和选举数据库》。

和党医生的平均年龄较大，且男性比例更高。

在统计模型中，我们处理了患者和医生的特征差异，并对比了在同一医院工作的民主党医生、共和党医生和未捐款医生的治疗效果。结果发现，这三组医生在临终护理的强度上并无显著差异：无论是护理成本、重症监护室使用率、机械通气、人工营养，还是临终关怀方面，均无显著区别。

因此，至少在医学与政治交叉的这一特定领域，我们可以明确地得出结论：医生的政治立场似乎并未对住院患者在生命末期的护理产生影响。

换言之，正如罗纳德·里根的外科医生所言，医生的政治观点可能并不是决定性因素。

• • •

在本书的最后一章，你可能会好奇，在这么多关于随机事件和隐藏原因的讨论中，新冠病毒又扮演了怎样的角色呢？对一本关于医生、患者和医疗保健的书来说，我们到目前为止似乎还没有深入探讨这个 21 世纪迄今为止最大的全球健康危机。

你的质疑是合理的。遗憾的是，许多关于新冠病毒感染疫情期间公共卫生行为的基本驱动因素仍然没有被充分了解。但科学家们已经开展了大量相关调查和研究，这些研究结果以让人意想不到的方式揭示了我们疑惑的问题的答案：面对这样一种在理论上可控制的疾病，为什么美国还是有那么多的同胞丧生？

自疫情初期以来，公共卫生的“政治化”一直饱受诟病，各方纷纷就全美各地政治官员的决策相互指责。然而，这种说辞具有误导性。事实上，公共卫生实践本质上就带有政治色彩。它需要由民选政治家领导的政府向广大民众普及紧迫的健康问题，同时兼顾他们各异的立场和价值观。诚然，它包含科学因素，但同样需要我们对政策的潜在成本与预期效益进行权衡。此外，还必须考虑民众对政府领导人的选择将如何影响他们对政府所做取舍的评价和反应。换言之，这就是政治！

确实，在某些令人难忘的场合（委婉地说），一些知名民选官员针对新冠病毒及其应对措施发表了错误的言论。抛开阴谋论和错误信息不谈，大多数政治辩论的重点并不在于疫情的基本事实，而在于作为一个国家，我们应该如何妥善处理疫情与其他社会领域之间的关系。待在家里不工作确实可以减少病毒传播，但也会带来明显的负面经济影响。关闭学校虽然可以降低病毒传播风险，但可能会对孩子们的教育和社交发展造成不良影响。强制接种疫苗能够提高接种率，减轻病毒造成的危害，但同时也限制了个人对自己身体要接受什么、不接受什么的选择权。

换句话说，我们需要在下面这些问题上划清界限：需要保持多少社交距离？企业应该停业多久？我们如何平衡戴口罩对公众健康的益处和给公民带来的不便？

随着新冠病毒感染疫情在 2020 年初暴发并迅速蔓延，政客们开始形成对立阵营。民主党人倾向于强调减少新冠病毒的直接危害，而不是保持现代生活的常态。而共和党人则倾向于支持保持正常生活，反对可能减少病毒传播和直接健康影响的干预措施。这些争论以各种形式在电视、报纸和社交媒体上持续发酵。

相较于其他健康议题（如堕胎和枪支管制），人们在新冠病毒政策上的分歧或多或少地与支持这些政策的政治人物的观点相吻合。皮尤研究中心估算，在 2020 年 4 月，有 47% 的共和党人表示新型冠状病毒“被夸大了”，而只有 14% 的民主党人持相同观点。在同一月份，有 38% 的共和党人表示公共卫生官员“在新冠感染疫情暴发方面极大或略微地夸大了风险”，而只有 11% 的民主党人持相同观点。

然而，人们的行为并不总是符合他们在民意调查中的回答，甚至并不总是反映出他们内心深处的信仰。正如我们所见，影响我们健康的行为可能受到我们无法控制甚至了解的因素的驱使。因此，就算民主党人和共和党人对疫情的严重性持有不同的观点，他们的行为又是否真实反映了各自的观点呢？

在 2020 年的一项研究中，我们（巴普，兰德公司经济学家克里斯托弗·惠利、乔纳森·坎托，以及数据科学家梅根·佩拉）利用疫苗上市之前的数据，深入研究了政治倾向与公众在新冠病毒方面的行为之间的关系。当时，卫生官员强烈反对举行社交聚集活动，因为这些活动有可能加剧病毒的传播。我们想知道，民主党地区的人们是否真的比共和党地区的人们更倾向于避免这类活动，且这种倾向是否有助于他们成功地预防新冠病毒感染？

首先，我们需要深入探讨的问题是，人们是否真正地保持了社交距离。这一问题并不简单，因为仅仅依赖问卷调查得出的结果可能并不准确。我们需要观察人们的实际行为，而不仅仅是依赖他们的口头回复。有些公司会通过收集手机定位数据来观察人们移动模式的改变。然而，这些数据并不能揭示人们在特定地点所进行的具体活动，比如是在购物还是与朋友一起享用鸡尾酒。更为关键的是，这些数据与疫情的影响并无直接关联。

即使有了这些数据，我们也必须能够解释其他行为上的差异。例如，如果那些选择不保持社交距离的人也做不到戴好口罩或勤洗手，我们就无法具体梳理出保持社交距离的效果。

为了找到一项自然实验，我们需要找到一个时间随机且可靠的大型社交聚会。随后，我们可以观察民主党地区和共和党地区公民之间的差异，并假设这两个群体之间没有明显的物质差异。在此基础上，我们可以假设这种聚会后新冠病毒感染率的差异仅仅与他们的政治立场有关。

为了找到这样一个随机事件，我们再次将目光投向了始终可靠的自然实验来源：生日。或者，更具体地说，生日聚会。

虽然生日聚会的时间选择并非完全随机，通常会安排在周末进行，但因为它们通常在某人出生日期附近举行，所以在时间上具有一定随机性。据推测，在疫苗上市前参加生日聚会的人，相较于未参加者，更可能在接下来的几周内感染新冠病毒。通过商业保险索赔数据，我们可以追踪同一保险计划下的家庭成员的生日信息，进而判断他们可能在何时举行生日聚会。此外，我们还可以观察家庭成员是否以及何时被诊断出感染新冠病毒。

如果在新冠病毒感染疫情的初期，倾向于支持民主党的家庭更有可能遵循减少社交聚集的建议（正如他们的政治主张所强调的那样），那么我们预计倾向于民主党的家庭在生日后的两周内的新冠病毒感染率将低于倾向于共和党的家庭。之所以强调生日后的两周内这一时间段，是因为两周的时间足够病毒在人体潜伏并导致感染。

因此，在考虑了所有上述因素之后，我们对 2020 年 1 月 1 日至 11 月 8 日期间 290 万户家庭的 650 多万人进行了研究，并测量了家庭成员在生日前后几周内的新冠病毒感染率①。我们以几种不同的方式分析了数据，但数据的总体趋势非常明显：某些家庭在庆祝生日后，新冠病毒感染率会增加。

那么，究竟是哪些家庭会出现这种情况呢？

首先，我们考虑了美国各地新冠病毒传播最严重的县，这些地方通常会出现更多与生日聚会相关的病毒传播事件。在新冠病毒传播量排名前 10% 的县，如果一个家庭在前两周内有成员过生日，那么这个家庭的新冠病毒感染确诊率比前两周没有成员过生日的家庭高出 31%。然而，在新冠病毒传播水平最低的县，家庭之间并没有明显的差异。不过，这也是符合常理的。因为如果病毒数量本来就很有限，那么生日聚会就不太可能增加病毒传播的风险。

在研究生日聚会与新冠病毒传播的关系时，我们发现：在家庭中，儿童的生日与新冠病毒感染率之间的关联最为显著。在病毒传播量较高的地区，儿童生日的影响力几乎是成人的三倍。这

① 由于保险索赔数据中仅显示经过诊断的感染病例，所以我们可能只能检测到中度或重度的新冠病毒感染病例，即病情严重到需要就医的病例。

表明，孩子们的生日聚会更容易成为病毒传播的场合。尽管有些成年人也会庆祝生日，但一般来说，孩子们的生日会被视为值得庆祝的日子，而许多成年人的生日可能相对低调地度过，即使在没有疫情的时期也是如此。

最后，我们最感兴趣的是：在倾向于支持共和党（在2016年总统选举中投票给唐纳德·特朗普）的县和倾向于支持民主党（投票给希拉里·克林顿）的县之间，生日聚会效应是否存在差异。我们发现了一个最令人惊讶的结论：不同县的生日聚会效应没有显著差异。无论倾向于支持哪个政党，效果都是一样的。

在关于疫情应对措施的讨论中，人们普遍认为共和党和民主党之间存在明显的分歧，导致双方在口罩令、学校停课、企业停业或疫苗接种等问题上难以达成共识。然而，本研究的结果提供了一些安慰。研究结果表明，当涉及美国人最重视的家庭时，政党之间的差异似乎消失了。

• • •

在疫情初期，医生们常常陷入左右为难的境地。一方面，一些患者对新冠病毒的感染感到极度担忧，几乎避免外出；另一方面，有些人认为人们过分夸大了病毒的严重性（尽管这些人也可能因感染新冠病毒而呼吸困难，需要住院治疗）。在信息有限的情况下，我们治疗患者的目标是最大限度地发挥治疗的潜在益处，同时尽量减少潜在的危害。

医学专家们很早就认识到，新冠病毒对肺部造成的损害主要源于人体的炎症反应，有时这种炎症反应非常剧烈，甚至会损害肺部本身的健康组织。尽管早期对于皮质类固醇药物（如地塞米松和泼尼松）在治疗由其他病毒引起的肺炎时的效果尚不明确，但由于缺乏明确的治疗方案，这些药物被视为对抗新冠病毒的潜在有效手段。2020 年，英国进行的一项具有里程碑意义的随机试验表明，地塞米松在治疗重症新冠肺炎方面具有降低死亡率的效果，这使其成为早期治疗重症新冠肺炎的重要药物。

当然，皮质类固醇并不是唯一的早期治疗方法。羟氯喹常用于治疗疟疾和自身免疫性疾病（如狼疮），而伊维菌素则用于治疗寄生虫感染。在疫情暴发的初期，这两种药物也被视为潜在的治疗手段。然而，需要注意的是，这两种药物此前并未用于治疗病毒感染。

在 SARS-CoV-1（使 21 世纪初暴发的严重急性呼吸系统综合征的致病病毒）出现之后，一些研究指出羟氯喹类药物在实验室条件下可以阻止病毒从一个细胞传播到另一个细胞。由于这种药物相对常见且易于获取，所以在缺乏其他有效治疗手段的情况下，对于严重感染新冠病毒、生命垂危的患者，尝试使用羟氯喹似乎是一个合理的选择。

因此，在等待新数据的同时，美国食品药品监督管理局给予了羟氯喹紧急使用授权。不少医生，包括我们自己，开始用它治疗新冠病毒感染重症住院患者。但后续研究显示，羟氯喹对新冠病毒感染重症患者无效，甚至可能产生心脏方面的副作用。所以大多数医生随即停止了这种治疗方式。

同时，2020 年 6 月发表的一项研究报告显示，伊维菌素在实验室中对新冠病毒表现出一定的活性。由于这种药物在正常剂量下被认为是安全的，一些医生开始尝试将其用于治疗新冠患者，希望能在实际应用中达到实验室中的效果。然而，与羟氯喹一样，伊维菌素对新冠病毒感染的治疗效果并不明显，甚至可能引发问题，尤其是在大剂量使用时。美国食品药品监督管理局从未批准用伊维菌素治疗新冠病毒感染，主流的医疗指南也一直不建议使用这种药物。

这两种药物在理论上应该逐渐退出新冠病毒感染治疗舞台，但实际情况却并非如此。2020 年 11 月发布的一项研究（该研究目前已被撤回），与同年 12 月一位医生的国会证词相结合，再次激发了人们对伊维菌素的兴趣，这位医生的观点与更普遍的医学界观点相悖。至于羟氯喹，唐纳德·特朗普总统极力推荐将其用于治疗新冠病毒感染，尽管越来越多的证据表明其无效且可能有害（导致美国食品药品监督管理局撤销其紧急使用授权）。“羟氯喹得到了巨大的理论支持，”特朗普说，“但从政治角度看，它是有害的，因为我支持它。”

考虑到公众的争议和疑问，新冠病毒感染者及其家属向医生咨询这些治疗方法是十分常见的。然而，尽管有大量证据表明这些治疗方法可能无效，仍有一些研究持相反观点。此外，从整体情况来看，这些药物的副作用似乎并不严重。因此，尽管在医学界大多数医生已经不再推荐这些药物，仍有一些医生选择继续使用它们。

鉴于这些治疗涉及的政治分歧，我们（巴普、迈克尔·巴内特、阿提夫·梅罗特拉和哈佛大学研究生马雷玛·盖伊）想知道，这些处方药的超说明书应用是否因患者的政治倾向而有所不同。是不是共和党人比民主党人更有可能服用这些药物？

在2019年1月至2020年12月（疫苗大规模推出之前）期间，我们利用约1 850万成年人的门诊医保就诊数据，研究了羟氯喹和伊维菌素每周的新处方数量。2019年的数据为我们提供了这些药物在没有疫情时的使用情况，作为基准线，它们可以帮助我们判断随着2020年新冠病毒的蔓延，这些药物的使用量是否出现了显著增长。同时，我们还关注了用于治疗与羟氯喹和伊维菌素相同病症的其他药物的处方率。这些药物是我们的反事实参照对象。如果随着羟氯喹和伊维菌素使用量的增加，这些药物的使用量保持稳定，这就表明关于新冠病毒（而非与寄生虫或疟疾有关的其他病毒）的争议正在影响这些药物的使用。

正如预期的那样，羟氯喹的处方量在2020年3月美国食品药品监督管理局授权紧急使用之前一直相当稳定，但使用量在政策宣布后急剧增加。等到2020年6月，该药的紧急使用授权被撤销之后，处方量相应下降。出人意料的是，在2020年12月羟氯喹被证明无效后，羟氯喹的处方量反而再次增加，甚至超过了4月的水平。

在疫情暴发之前，伊维菌素的使用量一直保持稳定。在一项表明伊维菌素可能具有抗病毒作用的研究发表后，其使用量略有上升。随后，在 12 月，随着那项现已被撤回的研究和国会证词的发布，伊维菌素的使用量急剧增加。与此同时，对照组药物的使用情况却一直保持稳定。

持续关注这些新闻的人应该已经可以预见上述的研究结果。现在我们想具体看看政治倾向是如何影响这些药物的使用情况的。在 2020 年的选举中，那些共和党选票比例较高的县是否比共和党选票比例较低的县更多地使用这些药物？

简而言之，答案是肯定的。在 2020 年 6 月之前，倾向于支持共和党和倾向于支持民主党的县市中这两种药物使用的趋势是相似的。但在美国食品药品监督管理局撤销了对羟氯喹的紧急使用授权之后，共和党选票占多数的县的羟氯喹处方量激增，达到了 2019 年基线处方量的 146%。相比之下，共和党选票占少数的县在同一时期处方量的增长幅度则非常小。

伊维菌素的使用也呈现了类似的趋势。在2020年12月之前，各县的趋势基本一致。然而，随后所有县的伊维菌素处方量都有所上升，但在共和党选票较多的县，增长幅度尤为显著，处方量飙升至 2019 年基线处方量的 964%。

根据上述结果，我们可以明确以下几点：首先，尽管医学界主流观点反对使用羟氯喹和伊维菌素这两种处方药治疗新冠病毒感染，但仍有一些医生认为它们值得一试。[①] 至于使用这些处方

① 在羟氯喹的使用方面，医生开的是门诊处方，而不是住院病人的处方。美国食品药品监督管理局仅授权在重症患者住院治疗中使用羟氯喹，这意味着这些门诊处方是在授权范围之外开具的。

药的原因是医生的强烈建议还是患者的主动要求，或者是两者兼而有之，我们的研究无法给出确切答案。其次，在之前的生日聚会效应研究中，我们发现民主党人和共和党人在违反社交距离规定上的行为并没有太大差异。然而，在羟氯喹和伊维菌素的使用上，共和党人却坚定地支持并贯彻了他们的政治立场。最后，值得注意的是，在主流医学界一致建议不要使用这些药物之后，两个党派间才出现了分歧。民主党人抵制使用这些药物的信息让共和党人增加了对这些药物的使用。

尽管我们的研究提供了富有启发性的信息，但其局限性不容忽视：它只关注了这些县的患者整体，而未能深入具体的个体层面。出于对个人隐私保护的考虑，我们很难将一个人的政治倾向与他们的健康行为和健康结果联系起来。

不过虽然研究难度很大，但并非不可能实现。在 2022 年发表的一项研究中，耶鲁大学的雅各布·华莱士、保罗·戈德史密斯·平克汉姆和贾森·施瓦茨三位研究人员利用俄亥俄州和佛罗里达州的公开数据，将个人的政治倾向与最严重的健康结果——死亡联系起来。他们利用公共选民登记和死亡记录，观察在特定政党注册投票的人在疫情期间的死亡情况。他们以 2019 年的数据为基准和对照，来计算如果没有新冠病毒，2020 年和 2021 年每个月和每个县预期的死亡人数。[①] 这样，对于超过基准的死亡

① 研究人员通过对比 2019 年和 2018 年的数据，将 2018 年作为“对照年份”，以确定 2019 年是不是一个无大流行病的典型年份。经过分析，他们发现 2019 年和 2018 年的死亡率没有明显差异。

人群，我们便可以令人信服地将其死因归结于新冠病毒感染。[①]

首先，他们研究了佛罗里达州和俄亥俄州的总体超额死亡率。不出所料，他们发现 2020 年和 2021 年的死亡人数比之前几年要多，因为当时新冠病毒造成了成千上万人的死亡。随后，他们根据选民档案中的政党登记情况，将人群分为两组。当他们使用统计模型比较同龄、同县的注册民主党人和注册共和党人的死亡率时，结果出现了明显的差异。

在 2020 年和 2021 年的前几个月，也就是疫苗还没有普及到成年人群的时候，民主党人和共和党人的超额死亡率是相似的。然而，在 2021 年春季，新冠病毒疫苗开始普及到成年人群后，情况出现了变化。研究人员发现，从 2021 年 4 月到 12 月，共和党人的超额死亡率明显高于民主党人，高出了 153%。考虑到这一变化的时间点，不难猜测背后的原因。这可能是因为疫苗接种率在两党之间存在差异，在这些州，民主党人比共和党人更倾向于接种疫苗。我们都知道，疫苗是预防因感染新冠病毒而死亡的最有效手段，因此，疫苗接种率的差异可能导致超额死亡率的差异，这样的结果并不出人意料。

正如我们在第 3 章讨论流感疫苗时所提到的，疫苗犹豫的根本原因很复杂，但通常可以归结为三个因素：盲目自信、缺乏信

---

① 超额死亡可能代表由大流行病导致的各种死亡，包括直接由新冠病毒引起的死亡（这很可能是超额死亡的主要原因），以及间接由新冠病毒引起的死亡（例如，由大流行病带来的压力或由新冠病毒感染疫情导致的医疗延误而引起的心脏病发作）。

任和易获得性较差。一项在 2020 年对美国居民进行反复调查的研究表明，共和党人普遍认为新冠病毒的威胁相对较低，与民主党人存在差异（这是否称得上“盲目自信”可能取决于你的政治立场）。此外，人们对政府、公共卫生官员、媒体、疫苗制造商和科学界的不信任程度也存在差异——比如，尽管有科学证据表明羟氯喹和伊维菌素无效，但仍有一些民众坚持使用这些药物，这体现了人们对公共宣传的不信任。

这项研究向我们揭示了另一层面的真相。当过于关注疫苗接种后各政党间的差异时，我们很容易忽视一个事实：在接种疫苗前，民主党人和共和党人的超额死亡率是大体相当的。这一发现颇令人意外。2020 年 6 月皮尤研究中心的民意调查显示，共和党人比民主党人更有可能“无心理负担”地去杂货店（87% 对 73%）、拜访家人（88% 对 68%）、理发（72% 对 37%）、在餐馆吃饭（65% 对 28%）、参加室内体育赛事或音乐会（40% 对 11%），或参加拥挤的聚会（31% 对 8%）。同样在这份民意调查中，71% 的共和党人表示，在公共场所或大部分时间应该戴口罩，而民主党人的这一比例为 86%。

为何在疫苗接种前，这种差距并未体现在新冠病毒的感染率和死亡率上呢？这暗示了两种可能的情况：要么是我们在疫苗出现前用于抗击疫情的主要手段——保持社交距离和佩戴口罩——并不如我们想象的那么有效；要么是共和党和民主党在言论和实际行动之间存在差异，也就是说，他们的实际行动与他们宣称的理念并不相符。

• • •

作为医生，在疫苗被广泛推广后，看到仍有许多未接种疫苗的患者深受新冠病毒感染之苦，甚至因之而失去生命，我们深感痛心。许多患者向我们坦言，他们低估了病毒的危害性，以为它仅仅是普通感冒。克里斯身处抗击新冠病毒一线，他总是寻找合适时机向患者宣传疫苗的重要性，以预防患者及其家人遭遇类似的严重情况。面对病毒造成的现实，一些未接种疫苗的患者和他们的家人最终意识到了疫苗的重要性，并决定及时接种，以保护自己和家人的生命安全。

这让我们开始思考：如果那些不愿意接种疫苗的人通过直接或间接经验更加了解一种疾病的危害，他们是否更有可能选择接种疫苗？人们之所以会有拒绝接种疫苗的“盲目自信”，可能只是因为他们没有充分认识到疾病的危害。如果人们看到自己的亲人深受疾病折磨，这会激发他们接种疫苗的意愿吗？

我们（克里斯、巴普、吴宰旻、安德烈·齐默尔曼和我们强大的研究分析师查尔斯·布雷）决定不关注在数据方面尚无定论的新冠病毒疫苗，而是选择研究另一种政治色彩浓厚的疫苗。我们希望通过这种方式，从近代历史中汲取经验，深入了解亲身经历疾病会在疫苗接种决策中产生怎样的重要影响。

我们研究了人乳头瘤病毒，它也被称为 HPV。HPV 疫苗能够抵御多种性传播病毒，这些病毒会导致宫颈癌和生殖器疣。然而，在 2006 年获得批准后，这种疫苗逐渐成为“政治议题”。一些宗教和保守团体认为，采用这种疫苗会促使人们更频繁地进行性行为（这个观念后来被证实是错误的）。[①]尽管 HPV 和新冠病毒是非常不同的疾病，但它们所面临的相似环境和决策过程产生了很好的对比效果，也使 HPV 疫苗值得我们深入研究。

由于 HPV 会导致宫颈癌，我们想知道那些自己患过宫颈癌或有过宫颈癌“恐慌”（做过宫颈活检）的母亲，是否比没有这些经历的母亲更有可能让孩子接种 HPV 疫苗。我们利用医疗保险数据库中约 75 万名儿童及其父母的数据，将这些儿童分为三组：母亲被诊断为患宫颈癌的儿童（约 1 000 名）、母亲有过宫颈癌“恐慌”但未被诊断为患宫颈癌的儿童（约 3.8 万名），以及父母既没有癌症也没有患癌风险的儿童（作为对照组，约 71.8 万名）。随后，我们对这些孩子进行了追踪随访，观察他们是否接种了 HPV 疫苗。根据美国疾病控制与预防中心的医疗建议，所有孩子都应从 11 岁开始接种两剂 HPV 疫苗。

尽管有相关建议，但我们发现只有 54% 的孩子在 16 岁生日前接种过一剂 HPV 疫苗。研究结果显示，无论母亲是否曾被诊断患有宫颈癌或有过宫颈癌“恐慌”，孩子们的疫苗接种率都没有明显差异。那些亲身经历过 HPV 危害的母亲，并没有比其他

---

① 2015 年，巴普与南加州大学的经济学家达纳·戈德曼和塞斯·西伯里进行了一项研究，发现接种了 HPV 疫苗的女性青少年与同龄未接种疫苗的女性青少年在性传播感染率上并无差异。这表明，接种 HPV 疫苗不太可能引发不安全的性行为。详细研究可参阅杰纳、戈德曼和西伯里的文章《青少年女性接种 HPV 疫苗后性传播感染的发生率》。

母亲更愿意让孩子接种疫苗。

这个结果出乎意料，我们做了进一步的分析，看看是否有什么遗漏。考虑到最严重的后果是患宫颈癌，只有女性会受到影响，男孩和女孩之间是否存在接种差异？但我们没有发现任何区别。接种一剂HPV疫苗的孩子和接种两剂HPV疫苗的孩子之间，是否存在差异？母亲的经历是否会鼓励他们完成整个接种过程？然而，答案仍然是没有任何区别。

我们还检查了患宫颈癌或有过宫颈癌恐慌的母亲是否对疫苗接种持与对照组不同的态度。如果是这样，我们可能会发现她们的孩子在接种脑膜炎疫苗和破伤风疫苗方面存在差异。但分析结果仍然没有任何差异，这进一步表明，母亲感染 HPV 的经历并没有促使她们让孩子接种疫苗。

这背后的原因是什么呢？一位患过严重疾病的母亲难道不会努力避免孩子重蹈覆辙吗？这些母亲难道不明白 HPV 与宫颈癌的关联吗？

我们的研究显示，个人经历在疫苗接种行为上并未产生显著影响，至少在 HPV 疫苗方面是这样的。即使母亲曾患过宫颈癌，这一经历也未能促使其更积极地让孩子接种相关疫苗。

那么，这与新冠病毒疫苗接种决定背后的逻辑有何关联呢？即使家庭成员因新冠病毒感染住院，可能也并不会像我们猜测的那样促使人们更积极地接种疫苗。这一发现与倾向于共和党和倾向于民主党的县的数据相吻合。在疫苗接种率较低的县新冠病毒感染导致大量患者死亡，但疫苗接种率并未因此突然增加。亲身经历病毒的危害或许并不像我们之前认为的那样能改变人们的想法。这可能意味着，我们的疫苗接种决定更多地受到一系列社会因素的驱动，而不是单一事件的影响，即便是事关生死的事件。

如果一次惊险的濒死体验都不能改变人们在新冠病毒疫苗接种上的态度，那究竟什么能改变呢？在美国，老年人群受到新冠病毒感染重症威胁的风险最大，他们的疫苗接种率也相当高——截至 2021 年 4 月，美国 65 岁以上的成年人中，约 80% 已经接种了第一剂疫苗。这表明，人们对自身风险的认知可能起到了关键作用。此外，激励计划，如仅限已接种疫苗者参与的彩票抽奖，确实鼓励了一些原本不会接种的人去接种，但这似乎并未对整体的疫苗接种率产生显著影响。然而，诸如“不接种就解雇”等负面激励措施似乎效果显著。这种措施帮助像联合航空和我们所在的医院等机构完成了近乎全体职工的疫苗接种。总的来说，相较于正面激励的“胡萝卜”，“大棒”似乎更能有效地促使人们接种疫苗。

• • •

虽然我们常认为政治在公共卫生中起着负面作用，政客可能会出于政治目的引导患者做出偏离医生推荐的道路的选择，但这种观点过于片面。政客和官员不仅在政府应对公共卫生危机方面发挥着关键作用，而且也具备深厚的专业知识，比如，如何赢得公众信任、了解并迎合选民价值观。政治和公共卫生紧密相连，不应被割裂。在新冠病毒感染疫情期间，我们看到了党派间的分歧，但也应看到二者合作的可能。现在的问题是如何实现这种合作。

公共卫生政策应以客观数据和科学研究为依据。虽然确定健康的干预方式（如戴口罩、接种疫苗、戒烟、合理饮食等）并不难，但如何让不同的人群切实执行这些行为是关键。为了成功实施干预，我们不仅需要创新，还需要确保其实施。为此，我们必须更深入地了解人们的行为动机，比如不参加生日聚会或接种疫苗的动机，并认识到不同人群之间动机的差异。虽然我们作为医生和公共卫生专家，可能认为自己知道健康行为背后的动机，但群众的真实行为总是出乎意料。在医院工作时经常与患者交流，了解他们为何做出某些健康行为，可以让我们大开眼界，并对这门科学保持敬畏。

在面对新冠病毒感染疫情时，每个人的应对方式都不尽相同，这常常导致我们陷入分歧，过于笼统地评价各个群体，却忽视了我们共同的经历。确实，有些人本可以采取更多措施来帮助周遭的邻居和社区，也有一些人尽管采取了所有预防措施，却仍然遭受了痛苦，最终死亡。无论我们个人的选择如何，我们都在这场疫情中付出了代价，做出了牺牲，失去了一些重要的东西或亲人、朋友，我们的生活被彻底颠覆了。

从政治两极化的角度来看待这场疫情确实有些奇怪，但回顾过去几年的经历，我们对美国公共卫生的未来还是持谨慎乐观的态度。让我们稍微回顾一下疫情期间的数据：超过 90% 的美国成年人愿意付出时间和精力并承担风险，接种至少一种新冠病毒疫苗。相比之下，只有约 70% 的成年人接种了最新的破伤风疫苗，而流感疫苗的接种率更是少得可怜。这表明，尽管我们在抗疫行为上存在分歧，但无论政治立场如何，大多数人都接种了新冠病毒疫苗。事实上，除接种疫苗外，很难再找到其他大众意见如此一致的事情了。不过，我们还是发现了一个问题：更多的美国人（高达93%）对国会缺乏信心。

我们将新冠病毒感染疫情的公共卫生应对策略称为“成功的失败”，这个概念灵感来自宇航员詹姆斯·洛弗尔。洛弗尔是阿波罗13号飞船的指挥官，原计划执行登月任务。然而，在离地球20万英里的地方，飞船上的一个氧气罐突然爆炸，导致任务无法完成，同时三名宇航员的生命安全也受到威胁。尽管任务失败了，但通过美国国家航空航天局的智慧和努力，宇航员们得以成功返回地球。

洛弗尔认为这次失败是“成功的失败”，因为虽然任务未能完成，但每个人都安全返回。

面对如此多的因感染新冠病毒而死亡的病例，显然，我们在疫情中拯救生命的宏大使命已经失败。在我们撰写本书时，已有超过100万美国人因这种病毒而丧生。这些死亡中有许多本是不必要的，而我们的社会将在未来几十年为此付出代价。然而，尽管整体形势堪忧，新冠病毒疫苗却取得了巨大的成功。成功的原因不仅仅在于其采用了新技术，研发速度快，更在于这种高效的方法已经深入美国人的日常生活中。它所挽救的生命可能比我们了解到的还要多。

从这个角度看，这确实是一次“成功的失败”。

• • •

在本书的开篇部分，我们就告诉大家，随机事件无时无刻不在改变着我们的生活轨迹。通过深入探索统计学概念和医学领域的自然实验，我们希望你能更加了解随机性在健康维护和医学实践中的重要影响。同时，我们探讨了无意识的偏见和命运的随机性是如何左右医生思维并影响患者行为的，也提出了复杂的医疗保健系统中有待改进的地方。

然而，无论是在本书中还是在研究工作中，我们所探讨的仅仅是冰山一角。随着数据量的不断增长和数字解析工具的日益丰富，只要我们能够恰当地利用这些资源，它们就将为我们揭示出更多关于健康的秘密，并为改善所有人的健康状况提供帮助。

举个例子来说，在 2021 年 2 月，得克萨斯州遭遇了一场寒流，该州因此而大面积断电。新闻报道称，数百名得克萨斯人被诊断为一氧化碳中毒，因为人们在断电期间使用便携式发电机，而这种设备会让一氧化碳在通风不良的区域累积。我们（克里斯、巴普、吴宰旻、麻省理工学院经济学家迈克尔·基尔尼，以及查尔斯·布雷）受到启发，提出了一个问题：这种近乎随机的断电会增加多少一氧化碳中毒的风险？我们利用美国能源部关于美国重大断电事件的数据和一个全国性的保险索赔数据库，发现对于持续时间超过 48 小时的断电，一氧化碳中毒的风险会比基准高出 9.3 倍；对儿童来说，这一风险更是比基准高出 13.5 倍。我们受到了一个新闻报道的启发，找到了一种量化此类事件风险的方法。这样的信息对于改善公共卫生具有重要意义，因为随着电网的老化，此类事件和此类风险会变得越来越常见。

再举一个例子，医院里一直有传言说，镇上举办摩托车拉力赛的时候，器官移植团队应该做好准备。他们的想法是，如果数十万摩托车手突然聚集在某个地方，就很可能会发生更多致命的交通事故，因此会有更多的器官捐献者。这一传言是真的吗？摩托车拉力赛期间会有更多的器官捐献者吗？这确实是一个奇怪的问题，几乎无法通过传统方法进行研究。然而，由于摩托车拉力赛的时间与器官移植都是随机事件，我们恰好有机会进行一次自然实验来解答这个问题。

我们（克里斯、巴普、哈佛大学的外科医生和政策研究员戴维·克龙、戴尔医学院的移植外科医生乔尔·阿德勒，以及查尔斯·布雷）利用国家器官移植登记处的数据，研究了在美国大型摩托车拉力赛期间，是否真的存在器官捐献激增的现象。我们发现，实际情况确实如此。通过观察因机动车碰撞而成为器官捐献者的案例以及器官移植接受者，我们发现，与大型摩托车拉力赛前后 4 周相比，一个地区的器官捐献者数量增加了 21%，接受器官移植的患者数量增加了 26%。这相当于每两次大型摩托车拉力赛，大约会增加 1 名捐献者和 6 名移植接受者。① 此外，我

① 一个器官捐献者可以将其主要器官捐献给多名受赠者，但每位受赠者必须具备足够的健康状况以接受移植。一名捐献者可以捐献两个肾脏、一个可以分割给两名患者的肝脏、一个心脏和两个肺。其他器官如胰腺和肠道也可以进行移植，同时，其他身体组织也可以捐赠，它们将被用于医学用途。

们还发现，在自行车周期间，因非机动车碰撞原因死亡的捐献者数量并没有增加，这也证实了我们的发现。

你可能会问，这真的重要吗？与能够改善数百万人生活的降压药或癌症疗法相比，几例由摩托车拉力赛引发的捐献案例似乎微不足道。然而，器官捐献和移植系统每天都在拯救生命，这得益于一个复杂的移植团队网络和一套精心设计的程序。就像我们在第 5 章中讨论的马拉松研究一样，对这些比赛的研究不仅具有内在价值，而且对于推动移植领域的改进也具有重要意义。这是在众多无谓的悲剧发生后，我们为挽救更多生命迈出的关键一步。

并非我们所有的想法都能成功，实际上，我们的大多数想法都是失败的。在50个想法中，可能只有20个值得我们深入研究。在这 20 个中，只有少数几个能让我们有信心，确信我们的研究结果真实地反映了某些潜在现象（因为我们有能力进行各种支持性分析，这些分析在本书中都有所涉及）。我们愿意将本书中分享的研究视为未经雕琢的璞玉——这些想法最终成了我们眼中有价值的研究，并为我们提供了关于患者、医生和整个医疗保健系统的一些宝贵洞见。

通过共同探究数十次的自然实验，并深入了解实验环境，我们期望读者能更清晰地认识到随机事件如何影响我们的健康。就在此刻，诸多因素（如时间、出生日期、性别、种族、邮政编码和政党等）都在潜移默化地影响着你和你的医生。至少，我们希望你已经深刻理解了生活的各个方面是如何相互影响的，这种影响常常出乎意料，却意义深远。你可能会开始像我们一样看待这个世界：一个充满探索机会的领域，一个个隐藏在日常生活中的自然实验，正等待着被揭示。

你甚至也可以构思一两个巧妙的自然实验。我们非常欢迎并期待你的想法。谁知道呢？也许我们下一项研究的合作伙伴就是你。

阿努帕姆 · 杰纳和克里斯托弗 · 沃舍姆

2023 年 1 月

致　谢

翻阅图书时，我常常首先阅读致谢部分，因为它就像一扇窗，让我窥见作家的生活点滴，而这些故事在书中未必能一一呈现。我也希望在此能为你打开这扇窗。

我要衷心感谢生命中那些给予我力量与启迪的人。首先是我的妻子妮娜·卡普尔，她不仅是我生活中不可或缺的伴侣，还是一位杰出的医生。自我们相识于芝加哥的那一天起，她就给予了我宝贵的友谊、深沉的爱和许多明智的建议，成了我人生道路上的指引灯塔。我们的孩子安尼卡和艾登，拥有纯真无邪的好奇心和热情洋溢的生活态度。他们让我重新认识到生活中最简单却也最珍贵的乐趣，也教会我，许多事情其实没有看上去那么重要。我的母亲特里普蒂·杰纳，她在50多年前来到这个国家，在一个与现在截然不同的时代接受医学培训，她将一生奉献给了家庭、患者以及美丽的医学艺术。我的父亲普鲁教会我乐观面对生活的智慧，让我明白笑声是治愈一切的良药。他对我的工作始终保持着浓厚的兴趣，有时甚至超过了我自己。

在研究过程中，我有幸得到了众多研究助理和合作者的鼎力相助。他们人数众多，无法在这里一一列出，但每个人的贡献都不可或缺。他们无私地分享知识，耐心解答我的问题，并包容我的奇思妙想，比如那种关于名为克里斯托弗的医生更可能成为心内科医生、名为丹尼尔的医生更可能成为皮肤科医生、名为吉娜的医生更可能成为胃肠科医生之类的无稽之谈（事实当然并非如此）。这些宝贵的合作经历使我不断成长和进步。最重要的是，他们中的许多人已成为我亲密的朋友。有一位同事特别值得提及，那就是克里斯托弗·沃舍姆。他曾是我的学生，后来成为我的同事，如今已是我的挚友。本书的诞生离不开他的付出与支持。

我深感自己无比幸运。本书中的许多研究，以及我的许多未在本书中发表的研究，在医学领域都是非常规的。然而，由于得到了合适的人的支持，这些研究才得以完成。芭芭拉·麦克尼尔，这位医疗保健政策的先驱，在哈佛大学给了我第一份工作。她和约瑟夫·纽豪斯等人建立了一个充满智慧的工作和学习环境，让我从那时起在哈佛茁壮成长。还有，我在芝加哥的学术顾问托马斯·菲利普森、戴维·梅尔策和史蒂芬·列维特也向我展示了经济学和医学如何以创造性的、重要的、有时是两者兼具的方式融合在一起。然而，可以说，对我影响最大的人是达纳·戈德曼，我永远无法忘记他的指导和我们之间的友谊，他如今已成为我心中的榜样。

我非常感谢斯蒂芬·杜布纳和播客《魔鬼经济学，M.D.》的全体工作人员，包括我的监制朱莉·坎弗，他们让本书中的许多想法和主题得以展现。主持播客《魔鬼经济学，M.D.》让我感到莫大的快乐和荣幸。通过斯蒂芬，我得以与我在 WME 公司的经纪人杰伊·曼德尔和亚历克斯·凯恩建立联系，他们在我创作初期就为本书的愿景提供了重要的指导。然而，真正让这个愿景成为现实的，是我在双日出版社（Doubleday）的编辑亚尼夫·索哈。同时，我也要特别感谢艾米莉·奥斯特、大卫·爱泼斯坦、卡斯·桑斯坦、史蒂芬·列维特、凯蒂·米尔曼和乔舒亚·安格里斯特，这些令人敬佩的作家非常友善地帮助我们审校了这部作品，并给予了宝贵的反馈意见。

最后，我要向萨昆塔拉·杜加纳、萨布丽娜·丹尼森和伊利斯·菲什金表达我的感激之情。在我创作过程中，他们付出了宝贵的时间、精力，给予了我友谊和支持。没有他们的陪伴和支持，我将无法完成本书的专业创作。

阿努帕姆·杰纳

本书深入探讨了随机事件在医疗健康领域的关键作用，它本身也是一次随机的产物，源自我和杰纳在正确时间点的相遇与碰撞。但这个随机的成功，离不开许多人的鼎力支持。在此，我要表达对他们的衷心感激。

我的妻子艾米丽·沃舍姆多年来一直支持我的临床、科研和写作工作，同时她也是一位杰出的药剂师，致力于关爱癌症儿童。她的爱、友谊、信任、幽默和耐心始终激励着我不断前行。我们的儿子卢克和亚当是我们所能拥有的最宝贵的财富。我的父母，报社记者詹姆斯·沃舍姆和电视新闻制作人唐娜·因塞拉·沃舍姆，他们一直不辞辛劳地为我与我的兄弟亚历克斯提供各种机会，使我们能茁壮成长、开拓视野。在撰写本书的过程中，我的母亲无私地分享了她的专业知识，教会我将复杂的概念与故事变得通俗易懂。而我父亲的也深深地影响了我的写作，虽然他已不在人世，但我希望他能以某种方式读到本书。

在学术之路上，我有幸得到了许多卓越的教育者、同事和合作者的帮助和支持，他们在我成长的关键时刻给予了宝贵的指导，尤其是在波士顿大学和哈佛大学。我深深感谢波士顿大学的戈帕尔·亚达瓦利、托尼·布鲁、丽兹·克林斯和詹姆斯·莫西斯，他们在我学术生涯的起点引领了我。当我表现出对肺科和重症监护科的研究兴趣，并希望做一些与众不同的事情时，哈佛大学的乔萨琳·周、阿莎·阿南代亚、本·梅多夫、凯瑟琳·希伯特、埃里克·施密特、伍迪·韦斯、里奇·施瓦茨斯坦、罗布·哈洛威尔和泰勒·汤普森都给予了我坚定的支持（无论是当初作为同学还是现在作为教职员工）。在工作期间，我与同事拉克什曼·斯瓦米、拉胡尔·甘纳特拉和贾森·马利建立了深厚的友谊，他们一直是我寻求建议和观点的可靠伙伴。

接下来，我想特别提及巴普。他不仅是我的导师、研究合作者、人生导师，更是我的挚友。他的存在，让我重新审视了自己对医学行业的认知。他教会我，创造性地思考和研究是一种宝贵的技能，需要不断地实践、磨炼和分享。对于他给予我的无私的帮助和指导，我非常感激。在本书中，我分享了一些他的智慧和见解，也希望能够通过本书给读者带来启发和思考。

最后，我要感谢 WME 公司的杰伊·曼德尔和亚历克斯·凯恩，他们帮助我们构想出本书更丰富的内涵。同时，我也要感谢双日出版社的亚尼夫·索哈与我们合作，将这一愿景变为现实。

克里斯托弗·沃舍姆

参考文献

Abadie, A., and S. Gay. "The Impact of Presumed Consent Legislation on Cadaveric Organ Donation: A Cross-Country Study." *Journal of Health Economics* 25, no. 4 (July 2006): 599–620.

ABC News. "Timeline: Tracking Trump Alongside Scientific Developments on Hydroxychloroquine." Aug. 8, 2020.

ABIM Foundation. "Our Mission."

Accreditation Council for Graduate Medical Education. "Defined Category Minimum Numbers for General Surgery Residents and Credit Role." May 2019.

Adair, J. G. "The Hawthorne Effect: A Reconsideration of the Methodological Artifact." *Journal of Applied Psychology* 69, no. 2 (1984): 334–45.

Agency for Healthcare Research and Quality. "Patient Safety 101." Sept. 7, 2019.

Allen, M. "I'm a Journalist. Apparently, I'm Also One of America's 'Top Doctors.' " ProPublica, Feb. 28, 2019.

Alsan, M., O. Garrick, and G. Graziani. "Does Diversity Matter for Health? Experimental Evidence from Oakland." *American Economic Review* 109, no. 12 (2019): 4071–111.

American College of Cardiology. "ASCVD Risk Estimator Plus." 2021.

American College of Sports Medicine. "Mass Participation Event Management for the Team Physician: A Consensus Statement." *Medicine and Science in Sports and Exercise* 36, no. 11 (Nov. 2004): 2004–8.

American College of Surgeons National Surgical Quality Improvement Program. "ACS NSQIP Surgical Risk Calculator." 2021.

American Medical Association. "Practicing Medicine in the U.S. as an International Medical Graduate." Accessed Oct. 3, 2022.

American Nursing Association. "Mission: Achieve Continual Readiness for Joint Commission Surveys." *American Nurse,* accessed Dec. 7, 2022.

American Psychiatric Association. *Diagnostic and Statistical Manual of Mental Disorders (DSM-5).* Washington, D.C.: American Psychiatric Association Publishing, 2013.

Andersen, J. J. "The State of Running 2019." International Institute for Race Medicine, July 16, 2019.

Annas, G. J. " 'Culture of Life' Politics at the Bedside—the Case of Terri Schiavo." *New England Journal of Medicine* 352, no. 16 (2005): 1710–15.

Association of American Medical Colleges. "Diversity in Medicine: Facts and Figures 2019." 2019.

Babington, C. "Frist Defends Remarks on Schiavo Case." *Washington Post,* June 17, 2005.

Baker-Blocker, A. "Winter Weather and Cardiovascular Mortality in Minneapolis–St. Paul." *American Journal of Public Health* 72, no. 3 (March 1982): 261–65.

Balogh, E. P., B. T. Miller, and J. R. Ball. *Improving Diagnosis in Health Care.* Washington, D.C.: National Academies Press, 2015.

Bar-Eli, M., O. H. Azar, I. Ritov, Y. Keidar-Levin, and G. Schein. "Action Bias Among Elite Soccer Goalkeepers: The Case of Penalty Kicks." *Journal of Economic Psychology* 28, no. 5 (2007): 606–21.

Barnett, M. L., M. Gaye, A. B. Jena, and A. Mehrotra. "Association of County-Level Prescriptions for Hydroxychloroquine and Ivermectin with County-Level Political Voting Patterns in the 2020 US Presidential Election." *JAMA Internal Medicine* 182, no. 4 (2022): 452.

Barnett, M. L., A. R. Olenski, and A. B. Jena. "Opioid-Prescribing Patterns of Emergency Physicians and Risk of Long-Term Use." *New England Journal of Medicine* 376, no. 7 (2017): 663–73.

———. "Patient Mortality During Unannounced Accreditation Surveys at US Hospitals." *JAMA Internal Medicine* 177, no. 5 (2017): 693–700.

Barnsley, R.H., A. H. Thompson, and P. E. Barnsley. "Hockey Success and Birthdate: The Relative Age Effect." *Canadian Association for Health, Physical Education, and Recreation* 51, no. 1 (1985): 23–28.

Baron, S., and R. Rinsky. "Health Hazard Evaluation Report: National Football League Players Mortality Study." National Institute for Occupational Safety and Health, Jan. 1994.

Baumhakel, M., U. Muller, and M. Bohm. "Influence of Gender of Physicians and Patients on Guideline-Recommended Treatment of Chronic Heart Failure in a Cross-Sectional Study." *European Journal of Heart Failure* 11, no. 3 (March 2009): 299–303.

Bazargan, M., S. Cobb, and S. Assari. "Discrimination and Medical Mistrust in a Racially and Ethnically Diverse Sample of California Adults." *Annals of Family Medicine* 19, no. 1 (2021): 4–15.

Bebinger, M. "Doctors Try Out Curbside Vaccinations for Kids to Prevent a Competing Pandemic." WBUR, April 24, 2020.

Bell, C. M., and D. A. Redelmeier. "Mortality Among Patients Admitted to Hospitals on Weekends as Compared with Weekdays." *New England Journal of Medicine* 345, no. 9 (2001): 663–68.

Bennett, C. L., A. S. Raja, N. Kapoor, D. Kass, D. M. Blumenthal, N. Gross, and A. M. Mills. "Gender Differences in Faculty Rank Among Academic Emergency Physicians in the United States." *Academic Emergency Medicine* 26, no. 3 (2019): 281–85.

Berthold, H. K., I. Gouni-Berthold, K. P. Bestehorn, M. Bohm, and W. Krone. "Physician Gender Is Associated with the Quality of Type 2 Diabetes Care." *Journal of Internal Medicine* 264, no. 4 (Oct. 2008): 340–50.

Berwick, D. M., and C. K. Cassel. "The NAM and the Quality of Health Care—Inflecting a Field." *New England Journal of Medicine* 383, no. 6 (2020): 505–8.

Black, S. E., P. J. Devereux, and K. G. Salvanes. "Too Young to Leave the Nest? The Effects of School Starting Age." *Review of Economics and Statistics* 93, no. 2 (2011): 455–67.

Bonica, A. "Database on Ideology, Money in Politics, and Elections: Public Version 2.0." Stanford, Calif.: Stanford University Libraries, 2016.

Bonica, A., H. Rosenthal, and D. J. Rothman. "The Political Polarization of Physicians in the United States." *JAMA Internal Medicine* 174, no. 8 (2014): 1308.

Boston University School of Medicine Internal Medicine Residency Program. "Categorical Training Program." Accessed Nov. 2, 2022.

Boyle, P. "Nation's Physician Workforce Evolves: More Women, a Bit Older, and Toward Different Specialties." Association of American Medical Colleges, Feb. 2, 2021.

Brennan, T. A., L. L. Leape, N. M. Laird, L. Hebert, A. R. Localio, A. G. Lawthers, J. P. Newhouse, P. C. Weiler, and H. H. Hiatt. "Incidence of Adverse Events and Negligence in Hospitalized Patients. Results of the Harvard Medical Practice Study I." *New England Journal of Medicine* 324, no. 6 (1991): 370–76.

Brinkley, J. "Physicians Have an Image Problem—It's Too Good." *New York Times,* Feb. 10, 1985, 6E.

Callner, M., dir. *Jerry Seinfeld: I'm Telling You for the Last Time.* Aired Aug. 9, 1998, on HBO.

Caly, L., J. D. Druce, M. G. Catton, D. A. Jans, and K. M. Wagstaff. "The FDA-Approved Drug Ivermectin Inhibits the Replication of SARS-CoV-2 *in Vitro*." *Antiviral Research* 178 (June 2020): 104787.

Casalino, L. P., et al. "US Physician Practices Spend More Than $15.4 Billion Annually to Report Quality Measures." *Health Affairs* 35, no. 3 (2016): 401–6.

CBS. "60 Minutes Archives: An Interview with Dr. Jack Kevorkian."

Centers for Disease Control and Prevention. "COVID Data Tracker," accessed Oct. 11, 2022.

———. "Data and Statistics About ADHD." Updated Dec. 23, 2021.

———. "Faststats: Births and Natality." Updated Sept. 6, 2022.

———. "Faststats: Emergency Department Visits." Updated Sept. 6, 2022.

———. "Flu Vaccination Coverage, United States, 2020–21 Influenza Season." Oct. 7, 2021.

———. "Vaccination Coverage Among Adults." AdultVaxView.

Centers for Medicare and Medicaid Services. "National Health Expenditure Fact Sheet." 2019.
Chapman, G. B., M. Li, H. Colby, and H. Yoon. "Opting In vs. Opting Out of Influenza Vaccination." *JAMA* 304, no. 1 (2010): 43–44.
Chen, D. L., T. J. Moskowitz, and Kelly Shue. "Decision Making Under the Gambler's Fallacy: Evidence from Asylum Judges, Loan Officers, and Baseball Umpires." *Quarterly Journal of Economics* 131, no. 3 (2016): 1181–242.
Choudhry, N. K., et al. "Full Coverage for Preventive Medications After Myocardial Infarction." *New England Journal of Medicine* 365, no. 22 (2011): 2088–97.
Choudhry, N. K., G. M. Anderson, A. Laupacis, D. Ross-Degnan, S. L. Normand, and S. B. Soumerai. "Impact of Adverse Events on Prescribing Warfarin in Patients with Atrial Fibrillation: Matched Pair Analysis." *BMJ* 332, no. 7534 (2006): 141–45.
Clarke, P. M., S. J. Walter, A. Hayen, W. J. Mallon, J. Heijmans, and D. M. Studdert. "Survival of the Fittest: Retrospective Cohort Study of the Longevity of Olympic Medallists in the Modern Era." *BMJ* 345 (2012): e8308.
CNN. " 'More Gray Hair' for President Obama." 2010.
———. "New York City Marathon Fast Facts." 2021.
Cooney, E. "MGH Doctor Urges Safety After Mistake." *Boston Globe,* Nov. 12, 2010.
Cooper-Patrick, L. "Race, Gender, and Partnership in the Patient-Physician Relationship." *JAMA* 282, no. 6 (1999): 583.
Coussens, S. "Behaving Discretely: Heuristic Thinking in the Emergency Department." *SSRN Electronic Journal* (2018).
Crawford, C., L. Dearden, and C. Meghir. "When You Are Born Matters: The Impact of Date of Birth on Child Cognitive Outcomes in England." 2007.
Cron, D. C., C. M. Worsham, J. T. Adler, C. F. Bray, and Anupam B. Jena. "Organ Donation During Major U.S. Motorcycle Rallies." *JAMA Internal Medicine.* In press (2022).
Croskerry, P. "Cognitive Forcing Strategies in Clinical Decisionmaking." *Annals of Emergency Medicine* 41, no. 1 (2003): 110–20.
Croskerry, P., G. Singhal, and S. Mamede. "Cognitive Debiasing 1: Origins of Bias and Theory of Debiasing." *BMJ Quality and Safety* 22, no. S2 (Oct. 2013): ii58—ii64.
———. "Cognitive Debiasing 2: Impediments to and Strategies for Change." *BMJ Quality and Safety* 22, no. S2 (Oct. 2013): ii65—ii72.
C-SPAN. "Former President Obama Campaign Remarks in Gary, Indiana." Nov. 4, 2018.
Cunningham, S. A., K. Mitchell, K. M. Narayan, and S. Yusuf. "Doctors' Strikes and Mortality: A Review." *Social Science and Medicine* 67, no. 11 (Dec. 2008): 1784–88.
Currie, J., and R. Walker. "Traffic Congestion and Infant Health: Evidence from E-ZPass." *American Economic Journal: Applied Economics* 3, no. 1 (2011): 65–90.
Cutler, D., J. S. Skinner, A. D. Stern, and D. Wennberg. "Physician Beliefs and Patient Preferences: A New Look at Regional Variation in Health Care Spending." *American Economic Journal: Economic Policy* 11, no. 1 (Feb. 2019): 192–221.
Cvach, M. "Monitor Alarm Fatigue: An Integrative Review." *Biomedical Instrumentation and Technology* 46, no. 4 (July–Aug. 2012): 268–77.
Dahrouge, S., E. Seale, W. Hogg, G. Russell, J. Younger, E. Muggah, D. Ponka, and J. Mercer. "A Comprehensive Assessment of Family Physician Gender and Quality of Care: A Cross-Sectional Analysis in Ontario, Canada." *Medical Care* 54, no. 3 (March 2016): 277–86.
Dalmacy, D. M., A. Diaz, M. Hyer, and T. M. Pawlik. "Age-Based Left-Digit Bias in the Management of Acute Cholecystitis." *Journal of Gastrointestinal Surgery* 25, no. 12 (Dec. 2021): 3239–41.
Dehaene, S., E. Dupoux, and J. Mehler. "Is Numerical Comparison Digital? Analogical and Symbolic Effects in Two-Digit Number Comparison." *Journal of Experimental Psychology: Human Perception and Performance* 16, no. 3 (1990): 626–41.
Deryugina, T., G. Heutel, N. H. Miller, D. Molitor, and J. Reif. "The Mortality and Medical Costs of Air Pollution: Evidence from Changes in Wind Direction." *American Economic Review* 109, no. 12 (Dec. 2019): 4178–219.
Dhaliwal, G. "A Piece of My Mind. The Mechanics of Reasoning." *JAMA* 306, no. 9 (2011): 918–19.
Dhuey, E., David F., K. Karbownik, and J. Roth. "School Starting Age and Cognitive Development." *Journal of Policy Analysis and Management* 38, no. 3 (2019): 538–78.

Dixon-Roman, E. J., H. T. Everson, and J. J. McArdle. "Race, Poverty, and SAT Scores: Modeling the Influences of Family Income on Black and White High School Students' SAT Performance." *Teachers College Record: The Voice of Scholarship in Education* 115, no. 4 (2013): 1–33.

Doctor, J. N., A. Nguyen, R. Lev, J. Lucas, T. Knight, H. Zhao, and M. Menchine. "Opioid Prescribing Decreases After Learning of a Patient's Fatal Overdose." *Science* 361, no. 6402 (2018): 588–90.

Donabedian, A. "Evaluating the Quality of Medical Care." *Milbank Memorial Fund Quarterly* 44, no. 3 (July 1966): S166—S206.

———. *An Introduction to Quality Assurance in Health Care.* Oxford: Oxford University Press, 2002.

Donaldson, M. S., J. M. Corrigan, and L. T. Kohn. *To Err Is Human: Building a Safer Health System.* Washington, D.C.: National Academies Press, 2000.

Dossa, F., D. Zeltzer, R. Sutradhar, A. N. Simpson, and N. N. Baxter. "Sex Differences in the Pattern of Patient Referrals to Male and Female Surgeons." *JAMA Surgery* 157, no. 2 (2022): 95–103.

Eckmanns, T., J. Bessert, M. Behnke, P. Gastmeier, and H. Ruden. "Compliance with Antiseptic Hand Rub Use in Intensive Care Units: The Hawthorne Effect." *Infection Control and Hospital Epidemiology* 27, no. 9 (Sept. 2006): 931–34.

Elder, T. E. "The Importance of Relative Standards in ADHD Diagnoses: Evidence Based on Exact Birth Dates." *Journal of Health Economics* 29, no. 5 (Sept. 2010): 641–56.

Elmore, J. G., et al. "Effect of Prior Diagnoses on Dermatopathologists' Interpretations of Melanocytic Lesions: A Randomized Controlled Trial." *JAMA Dermatology* 158, no. 9 (2022): 1040–47.

Emory Woodruff Health Sciences Center. "CARES Fact Sheet."

Evans, W. N., M. S. Morrill, and S. T. Parente. "Measuring Inappropriate Medical Diagnosis and Treatment in Survey Data: The Case of ADHD Among School-Age Children." *Journal of Health Economics* 29, no. 5 (Sept. 2010): 657–73.

Events Industry Council. *Global Economic Significance of Business Events.* 2018.

Federal Aviation Administration. "FAA TV: The History of CRM." U.S. Department of Transportation, 2012.

Feinstein, A. R. "The 'Chagrin Factor' and Qualitative Decision Analysis." *Archives of Internal Medicine* 145, no. 7 (1985): 1257.

Fine, P. R. "The Saving of the President." 1982.

Fonarow, G. C., et al. "Influence of a Performance-Improvement Initiative on Quality of Care for Patients Hospitalized with Heart Failure: Results of the Organized Program to Initiate Lifesaving Treatment in Hospitalized Patients with Heart Failure (OPTIMIZE-HF)." *Archives of Internal Medicine* 167, no. 14 (2007): 1493–502.

Frakes, M., J. Gruber, and A. B. Jena. "Is Great Information Good Enough? Evidence from Physicians as Patients." *Journal of Health Economics* 75 (2021): 102406.

Freakonomics, M.D. "Bad News—It's Your Surgeon's Birthday." Podcast, episode 36, May 5, 2022.

Freakonomics Radio. "How Many Doctors Does It Take to Start a Healthcare Revolution?" Podcast, episode 202, April 9, 2015.

Fridman, A., R. Gershon, and A. Gneezy. "COVID-19 and Vaccine Hesitancy: A Longitudinal Study." *PLOS One* 16, no. 4 (2021): e0250123.

Furuya, E. Y., A. Dick, E. N. Perencevich, M. Pogorzelska, D. Goldmann, and P. W. Stone. "Central Line Bundle Implementation in US Intensive Care Units and Impact on Bloodstream Infections." *PLOS One* 6, no. 1 (2011): e15452.

Gallup. "Confidence in U.S. Institutions Down; Average at New Low." July 5, 2022.

Ganguli, I., B. Sheridan, J. Gray, M. Chernew, M. B. Rosenthal, and H. Neprash. "Physician Work Hours and the Gender Pay Gap—Evidence from Primary Care." *New England Journal of Medicine* 383, no. 14 (2020): 1349–57.

Gawande, A. "The Checklist." *New Yorker,* Dec. 2, 2007.

———. "Why Boston's Hospitals Were Ready." *New Yorker,* April 17, 2013.

Gilman, M., J. M. Hockenberry, E. K. Adams, A. S. Milstein, I. B. Wilson, and E. R. Becker. "The Financial Effect of Value-Based Purchasing and the Hospital Readmissions Reduction Program on Safety-Net Hospitals in 2014: A Cohort Study." *Annals of Internal Medicine* 163, no. 6 (2015): 427–36.

Glied, S. "The Credibility Revolution in Economics and How It Has Changed Health Policy." *JAMA Health Forum* 2, no. 11 (2021): e214335.

Gonyea, D. "From the Start, Obama Struggled with Fallout from a Kind of Fake News." NPR, Jan. 10, 2017.

Goodstein, L. "Schiavo Case Highlights Catholic-Evangelical Alliance." *New York Times,* March 24, 2005.

Grady, D., and R. F. Redberg. "Less Is More: How Less Health Care Can Result in Better Health." *Archives of Internal Medicine* 170, no. 9 (2010): 749–50.

Grunau, B., et al. "Association of Intra-arrest Transport vs. Continued On-Scene Resuscitation with Survival to Hospital Discharge Among Patients with Out-of-Hospital Cardiac Arrest." *JAMA* 324, no. 11 (2020): 1058–67.

Hasselqvist-Ax, I., et al. "Early Cardiopulmonary Resuscitation in Out-of-Hospital Cardiac Arrest." *New England Journal of Medicine* 372, no. 24 (2015): 2307–15.

Heller, J. "Black Men Untreated in Tuskegee Syphilis Study." Associated Press, July 25, 1972.

Helmreich, R. L., A. C. Merritt, and J. A. Wilhelm. "The Evolution of Crew Resource Management Training in Commercial Aviation." In *Human Error in Aviation,* edited by R. Key Dismukes, 275–88. London: Routledge, 2017.

Helsen, W. F., J. van Winckel, and M. A. Williams. "The Relative Age Effect in Youth Soccer Across Europe." *Journal of Sports Sciences* 23, no. 6 (2007): 629–36.

Hersh, E. D., and M. N. Goldenberg. "Democratic and Republican Physicians Provide Different Care on Politicized Health Issues." *Proceedings of the National Academy of Sciences* 113, no. 42 (2016): 11811–16.

Hetsroni, A. "If You Must Be Hospitalized, Television Is Not the Place: Diagnoses, Survival Rates, and Demographic Characteristics of Patients in TV Hospital Dramas." *Communication Research Reports* 26, no. 4 (2009): 311–22.

Hiatt, H. H., et al. "A Study of Medical Injury and Medical Malpractice." *New England Journal of Medicine* 321, no. 7 (1989): 480–84.

Hill, E. L., D. J. G. Slusky, and D. K. Ginther. "Reproductive Health Care in Catholic-Owned Hospitals." *Journal of Health Economics* 65 (2019): 48–62.

Hillis, L. D., et al. "2011 ACCF/AHA Guideline for Coronary Artery Bypass Graft Surgery: A Report of the American College of Cardiology Foundation/American Heart Association Task Force on Practice Guidelines, Developed in Collaboration with the American Association for Thoracic Surgery, Society of Cardiovascular Anesthesiologists, and Society of Thoracic Surgeons." *Journal of the American College of Cardiology* 58, no. 24 (2011): e123–e210.

Hinrichs, J. V., D. S. Yurko, and J. Hu. "Two-Digit Number Comparison: Use of Place Information." *Journal of Experimental Psychology: Human Perception and Performance* 7, no. 4 (1981): 890–901.

Hughes, A. "5 Facts About U.S. Political Donations." Pew Research Center, May 17, 2017.

Hurwitz, E. S., M. Haber, A. Chang, T. Shope, S. T. Teo, J. S. Giesick, M. M. Ginsberg, and N. J. Cox. "Studies of the 1996–1997 Inactivated Influenza Vaccine Among Children Attending Day Care: Immunologic Response, Protection Against Infection, and Clinical Effectiveness." *Journal of Infectious Diseases* 182, no. 4 (Oct. 2000): 1218–21.

Hurwitz, E. S., M. Haber, A. Chang, T. Shope, S. Teo, M. Ginsberg, N. Waecker, and N. J. Cox. "Effectiveness of Influenza Vaccination of Day Care Children in Reducing Influenza-Related Morbidity Among Household Contacts." *JAMA* 284, no. 13 (2000): 1677–82.

Husain, S. A., K. L. King, and S. Mohan. "Left-Digit Bias and Deceased Donor Kidney Utilization." *Clinical Transplantation* 35, no. 6 (June 2021): e14284.

IHI Multimedia Team. "Like Magic? ('Every System Is Perfectly Designed…')." Institute for Healthcare Improvement, Aug. 21, 2015.

Institute of Medicine. *Crossing the Quality Chasm: A New Health System for the 21st Century.* Washington, D.C.: National Academies Press, 2001.

Jacobson, C. E., C. S. Brown, K. H. Sheetz, and S. A. Waits. "Left Digit Bias in Selection and Acceptance of Deceased Donor Organs." *American Journal of Surgery* 224, no. 4 (2022).

Jaiswal, J., and P. N. Halkitis. "Towards a More Inclusive and Dynamic Understanding of Medical Mistrust Informed by Science." *Behavioral Medicine* 45, no. 2 (2019): 79–85.

James, J. T. "A New, Evidence-Based Estimate of Patient Harms Associated with Hospital Care." *Journal of Patient Safety* 9, no. 3 (Sept. 2013): 122–28.

Jangi, S. "Under the Medical Tent at the Boston Marathon." *New England Journal of Medicine* 368, no. 21 (2013): 1953–55.

Jena, A. B., D. P. Goldman, and S. A. Seabury. "Incidence of Sexually Transmitted Infections After Human Papillomavirus Vaccination Among Adolescent Females." *JAMA Internal Medicine* 175, no. 4 (2015): 617.

Jena, A. B., N. C. Mann, L. N. Wedlund, and A. Olenski. "Delays in Emergency Care and Mortality During Major U.S. Marathons." *New England Journal of Medicine* 376, no. 15 (2017): 1441–50.
Jena, A. B., A. R. Olenski, and D. M. Blumenthal. "Sex Differences in Physician Salary in US Public Medical Schools." *JAMA Internal Medicine* 176, no. 9 (2016): 1294.
Jena, A. B., A. R. Olenski, D. M. Blumenthal, R. W. Yeh, D. P. Goldman, and J. Romley. "Acute Myocardial Infarction Mortality During Dates of National Interventional Cardiology Meetings." *Journal of the American Heart Association* 7, no. 6 (2018): e008230.
Jena, A. B., A. R. Olenski, D. Khullar, A. Bonica, and H. Rosenthal. "Physicians' Political Preferences and the Delivery of End of Life Care in the United States: Retrospective Observational Study." *BMJ* 361 (2018): k1161.
Jena, A. B., V. Prasad, D. P. Goldman, and J. Romley. "Mortality and Treatment Patterns Among Patients Hospitalized with Acute Cardiovascular Conditions During Dates of National Cardiology Meetings." *JAMA Internal Medicine* 175, no. 2 (2015): 237.
Jenkins, L. "Self-Made Man." *Sports Illustrated,* Jan. 31, 2008.
Jerant, A., K. D. Bertakis, J. J. Fenton, and P. Franks. "Gender of Physician as the Usual Source of Care and Patient Health Care Utilization and Mortality." *Journal of the American Board of Family Medicine* 26, no. 2 (2013): 138–48.
Joint Commission. "All Accreditation Programs Survey Activity Guide." 2022.
———. "The Universal Protocol for Preventing Wrong Site, Wrong Procedure, and Wrong Person Surgery." Accessed 2022.
Jolly, S., K. A. Griffith, R. DeCastro, A. Stewart, P. Ubel, and R. Jagsi. "Gender Differences in Time Spent on Parenting and Domestic Responsibilities by High-Achieving Young Physician-Researchers." *Annals of Internal Medicine* 160, no. 5 (2014): 344–53.
Jones, S. R. G. "Was There a Hawthorne Effect?" *American Journal of Sociology* 98, no. 3 (1992): 451–68.
Kaiser Family Foundation. "The Red/Blue Divide in COVID-19 Vaccination Rates." Sept. 14, 2021.
———. "Unvaccinated Adults Are Now More Than Three Times as Likely to Lean Republican Than Democratic." Nov. 16, 2021.
Kalwij, A. "The Effects of Competition Outcomes on Health: Evidence from the Lifespans of U.S. Olympic Medalists." *Economics and Human Biology* 31 (Sept. 2018): 276–86.
Kato, H., A. B. Jena, and Y. Tsugawa. "Patient Mortality After Surgery on the Surgeon's Birthday: Observational Study." *BMJ* 371 (2020): m4381.
Kazda, L., K. Bell, R. Thomas, K. McGeechan, R. Sims, and A. Barratt. "Overdiagnosis of Attention-Deficit/Hyperactivity Disorder in Children and Adolescents." *JAMA Network Open* 4, no. 4 (2021): e215335.
Keeley, E. C., J. A. Boura, and C. L. Grines. "Primary Angioplasty Versus Intravenous Thrombolytic Therapy for Acute Myocardial Infarction: A Quantitative Review of 23 Randomised Trials." *Lancet* 361, no. 9351 (2003): 13–20.
Keillor, G. "The News from Lake Wobegon." Accessed Nov. 12, 2022.
Kelley Blue Book. "What Are Kelley Blue Book Values?" March 7, 2019.
Kim, J. H., et al. "Cardiac Arrest During Long-Distance Running Races." *New England Journal of Medicine* 366, no. 2 (2012): 130–40.
King, J. C., Jr., J. J. Stoddard, M. J. Gaglani, K. A. Moore, L. Magder, E. McClure, J. D. Rubin, J. A. Englund, and K. Neuzil. "Effectiveness of School-Based Influenza Vaccination." *New England Journal of Medicine* 355, no. 24 (2006): 2523–32.
Koplewitz, G., D. M. Blumenthal, N. Gross, T. Hicks, and A. B. Jena. "Golf Habits Among Physicians and Surgeons: Observational Cohort Study." *BMJ* 363 (2018): k4859.
Kostis, W. J., K. Demissie, S. W. Marcella, Y. H. Shao, A. C. Wilson, A. E. Moreyra, and Group Myocardial Infarction Data Acquisition System Study. "Weekend Versus Weekday Admission and Mortality from Myocardial Infarction." *New England Journal of Medicine* 356, no. 11 (2007): 1099–109.
Krabbe, E. E., E. D. Thoutenhoofd, M. Conradi, S. J. Pijl, and L. Batstra. "Birth Month as Predictor of ADHD Medication Use in Dutch School Classes." *European Journal of Special Needs Education* 29, no. 4 (2014): 571–78.
Kruger, J. "Lake Wobegon Be Gone! The 'Below-Average Effect' and the Egocentric Nature of Comparative Ability Judgments." *Journal of Personality and Social Psychology* 77, no. 2 (1999): 221–32.

Lacetera, N., D. G. Pope, and J. R. Sydnor. "Heuristic Thinking and Limited Attention in the Car Market." *American Economic Review* 102, no. 5 (2012): 2206–36.

Landhuis, E. "Scientific Literature: Information Overload." *Nature* 535, no. 7612 (2016): 457–58.

Lau, E. S., S. N. Hayes, A. S. Volgman, K. Lindley, C. J. Pepine, M. J. Wood, and American College of Cardiology Cardiovascular Disease in Women Section. "Does Patient-Physician Gender Concordance Influence Patient Perceptions or Outcomes?" *Journal of the American College of Cardiology* 77, no. 8 (2021): 1135–38.

Lautenberger, D. M., and V. M. Dandar. *The State of Women in Academic Medicine, 2018–2019: Exploring Pathways to Equity.* Washington, D.C.: American Association of Medical Colleges, 2020.

LaVeist, T. A., L. A. Isaac, and K. P. Williams. "Mistrust of Health Care Organizations Is Associated with Underutilization of Health Services." *Health Services Research* 44, no. 6 (Dec. 2009): 2093–105.

Law, A. C., D. Peterson, A. J. Walkey, and N. A. Bosch. "Lottery-Based Incentives and COVID-19 Vaccination Rates in the US." *JAMA Internal Medicine* 182, no. 2 (2022): 235.

Lawton, J. S., et al. "2021 ACC/AHA/SCAI Guideline for Coronary Artery Revascularization: A Report of the American College of Cardiology/American Heart Association Joint Committee on Clinical Practice Guidelines." *Journal of the American College of Cardiology* 79, no. 2 (2022): 197–215.

Layton, T. J., M. L. Barnett, T. R. Hicks, and A. B. Jena. "Attention Deficit-Hyperactivity Disorder and Month of School Enrollment." *New England Journal of Medicine* 379, no. 22 (2018): 2122–30.

Lazar, K. "Threats of Termination Convince Many Hesitant Hospital Workers to Get COVID Vaccine, but Thousands of Holdouts Remain." *Boston Globe,* updated Oct. 15, 2021.

Lerner, E. B., C. D. Newgard, and N. C. Mann. "Effect of the Coronavirus Disease 2019 (COVID-19) Pandemic on the U.S. Emergency Medical Services System: A Preliminary Report." *Academic Emergency Medicine* 27, no. 8 (Aug. 2020): 693–99.

Levitt, S. D., and J. A. List. "Was There Really a Hawthorne Effect at the Hawthorne Plant? An Analysis of the Original Illumination Experiments." *American Economic Journal: Applied Economics* 3, no. 1 (2011): 224–38.

Li, S., and S. Leader. "Economic Burden and Absenteeism from Influenza-Like Illness in Healthy Households with Children (5–17 Years) in the US." *Respiratory Medicine* 101, no. 6 (June 2007): 1244–50.

Lim, W. H., C. Wong, S. R. Jain, C. H. Ng, C. H. Tai, M. K. Devi, D. D. Samarasekera, S. G. Iyer, and C. S. Chong. "The Unspoken Reality of Gender Bias in Surgery: A Qualitative Systematic Review." *PLOS One* 16, no. 2 (2021): e0246420.

Lovell, J. A. " 'Houston, We've Had a Problem': A Crippled Bird Limps Safely Home." In *Apollo Expeditions to the Moon,* edited by E. M. Cortright, 247–63. Washington, D.C.: Scientific and Technical Information Office, National Aeronautics and Space Administration, 1975.

Lucas, J. A. "A History of the Marathon Race—490 B.C. to 1975." *Journal of Sport History* 3, no. 2 (1976): 120–38.

Ly, D. P. "The Influence of the Availability Heuristic on Physicians in the Emergency Department." *Annals of Emergency Medicine* 78, no. 5 (Nov. 2021): 650–57.

MacDonald, N. E., and Sage Working Group on Vaccine Hesitancy. "Vaccine Hesitancy: Definition, Scope, and Determinants." *Vaccine* 33, no. 34 (2015): 4161–64.

Matulevicius, S. A., K. A. Kho, J. Reisch, and H. Yin. "Academic Medicine Faculty Perceptions of Work-Life Balance Before and Since the COVID-19 Pandemic." *JAMA Network Open* 4, no. 6 (2021): e2113539.

McCambridge, J., J. Witton, and D. R. Elbourne. "Systematic Review of the Hawthorne Effect: New Concepts Are Needed to Study Research Participation Effects." *Journal of Clinical Epidemiology* 67, no. 3 (2014): 267–77.

McClellan, M. "Does More Intensive Treatment of Acute Myocardial Infarction in the Elderly Reduce Mortality?" *JAMA* 272, no. 11 (1994): 859.

McNally, B., et al. "Out-of-Hospital Cardiac Arrest Surveillance—Cardiac Arrest Registry to Enhance Survival (CARES), United States, Oct. 1, 2005—Dec. 31, 2010." *Morbidity and Mortality Weekly Report: Surveillance Summaries* 60, no. 8 (2011): 1–19.

McWilliams, J. M. "Professionalism Revealed: Rethinking Quality Improvement in the Wake of a Pandemic." *NEJM Catalyst* 1, no. 5 (2020).

Melucci, A. D., A. Loria, E. Ramsdale, L. K. Temple, F. J. Fleming, and C. T. Aquina. "An Assessment of Left-Digit Bias in the Treatment of Older Patients with Potentially Curable Rectal Cancer." *Surgery* 172, no. 3 (2022).

Merson, L.-O. *Le soldat de Marathon.* Oil on canvas. Private collection, 1869.
Milkman, K. L., et al. "A Citywide Experiment Testing the Impact of Geographically Targeted, High-Pay-Off Vaccine Lotteries." *Nature Human Behaviour,* Sept. 1, 2022.
Mitchell, A., M. Jurkowitz, J. B. Oliphant, and E. Shearer. "How Americans Navigated the News in 2020: A Tumultuous Year in Review: 5. Republicans' Views on COVID-19 Shifted over Course of 2020; Democrats' Hardly Budged." Pew Research Center, Feb. 22, 2021.
Mitchell, P., M. Wynia, R. Golden, B. McNellis, S. Okun, C. E. Webb, V. Rohrbach, and I. Von Kohorn. "Core Principles & Values of Effective Team-Based Health Care." *NAM Perspectives* (Oct. 2012).
Mohammad, M. A., et al. "Association of Weather with Day-to-Day Incidence of Myocardial Infarction: A Swedeheart Nationwide Observational Study." *JAMA Cardiology* 3, no. 11 (2018): 1081–89.
Morrow, R. L., E. J. Garland, J. M. Wright, M. Maclure, S. Taylor, and C. R. Dormuth. "Influence of Relative Age on Diagnosis and Treatment of Attention-Deficit/Hyperactivity Disorder in Children." *CMAJ* 184, no. 7 (2012): 755–62.
NBC News. "United Airlines CEO Discusses Holiday Crowds, Vaccine Mandates, Air Rage." Nov. 23, 2021.
Neprash, H. T., B. Sheridan, A. B. Jena, Y. H. Grad, and M. L. Barnett. "Evidence of Respiratory Infection Transmission Within Physician Offices Could Inform Outpatient Infection Control." *Health Affairs* 40, no. 8 (Aug. 2021): 1321–27.
Nilsson, J., and M. R. Warren. "The Fight for Women Doctors." *Saturday Evening Post,* Jan. 14, 2016.
Nowak, M., and K. Sigmund. "A Strategy of Win-Stay, Lose-Shift That Outperforms Tit-for-Tat in the Prisoner's Dilemma Game." *Nature* 364, no. 6432 (1993): 56–58.
Obermeyer, Z., B. Cohn, M. Wilson, A. B. Jena, and D. M. Cutler. "Early Death After Discharge from Emergency Departments: Analysis of National US Insurance Claims Data." *BMJ* 356 (2017): j239.
O'Connor, J. J. "Pressure Groups Are Increasingly Putting the Heat on TV." *New York Times,* Oct. 6, 1974, D19.
Olenski, A. R., M. V. Abola, and A. B. Jena. "Do Heads of Government Age More Quickly? Observational Study Comparing Mortality Between Elected Leaders and Runners-Up in National Elections of 17 Countries." *BMJ* 351 (2015): h6424.
Olenski, A. R., A. Zimerman, S. Coussens, and A. B. Jena. "Behavioral Heuristics in Coronary-Artery Bypass Graft Surgery." *New England Journal of Medicine* 382, no. 8 (2020): 778–79.
Oliveira, D. F. M., Y. Ma, T. K. Woodruff, and B. Uzzi. "Comparison of National Institutes of Health Grant Amounts to First-Time Male and Female Principal Investigators." *JAMA* 321, no. 9 (2019): 898–900.
Oster, E. *The Family Firm: A Data-Driven Guide to Better Decision Making in the Early School Years.* New York: Penguin Press, 2021.
Park, K. C. "Interview with a Quality Leader: Dr. Ashish Jha." *Journal for Healthcare Quality* 32, no. 5 (Sept. 2010): 10–11.
Parker, M. M., A. Fernández, H. H. Moffet, R. W. Grant, A. Torreblanca, and A. J. Karter. "Association of Patient-Physician Language Concordance and Glycemic Control for Limited–English Proficiency Latinos with Type 2 Diabetes." *JAMA Internal Medicine* 177, no. 3 (2017): 380.
Peabody, F. W. "The Care of the Patient." *Journal of the American Medical Association* 88, no. 12 (1927): 877.
Pekkanen, J. "The Saving of the President." *Washingtonian,* March 10, 2011.
Perlmutter, E. M. "The Pittsburgh Marathon: 'Playing Weather Roulette.' " *Physician and Sportsmedicine* 14, no. 8 (Aug. 1986): 132–38.
Perry, J. E., L. R. Churchill, and H. S. Kirshner. "The Terri Schiavo Case: Legal, Ethical, and Medical Perspectives." *Annals of Internal Medicine* 143, no. 10 (2005): 744–48.
Pew Research Center. "Republicans, Democrats Move Even Further Apart in Coronavirus Concerns." June 25, 2020.
Porter, M. E. "What Is Value in Health Care?" *New England Journal of Medicine* 363, no. 26 (2010): 2477–81.
Prescott, H. C., and T. W. Rice. "Corticosteroids in COVID-19 ARDS." *JAMA* 324, no. 13 (2020): 1292.
Principi, N., S. Esposito, P. Marchisio, R. Gasparini, and P. Crovari. "Socioeconomic Impact of Influenza on Healthy Children and Their Families." *Pediatric Infectious Disease Journal* 22, no. 10 (Oct. 2003): S207–S210.
Pronovost, P., et al. "An Intervention to Decrease Catheter-Related Bloodstream Infections in the ICU." *New England Journal of Medicine* 355, no. 26 (2006): 2725–32.
Putri, W. C. W. S., D. J. Muscatello, M. S. Stockwell, and A. T. Newall. "Economic Burden of Seasonal Influenza

in the United States." *Vaccine* 36, no. 27 (2018): 3960–66.

Racine, E., R. Amaram, M. Seidler, M. Karczewska, and J. Illes. "Media Coverage of the Persistent Vegetative State and End-of-Life Decision-Making." *Neurology* 71, no. 13 (2008): 1027–32.

Ramos, L. V. "The Effects of On-Hold Telephone Music on the Number of Premature Disconnections to a Statewide Protective Services Abuse Hot Line." *Journal of Music Therapy* 30, no. 2 (1993): 119–29.

Reardon, S. "Flawed Ivermectin Preprint Highlights Challenges of COVID Drug Studies." *Nature* 596, no. 7871 (Aug. 2021): 173–74.

Recovery Collaborative Group. "Dexamethasone in Hospitalized Patients with Covid-19." *New England Journal of Medicine* 384, no. 8 (2021): 693–704.

———. "Effect of Hydroxychloroquine in Hospitalized Patients with Covid-19." *New England Journal of Medicine* 383, no. 21 (2020): 2030–40.

Redberg, R. F. "Cardiac Patient Outcomes During National Cardiology Meetings." *JAMA Internal Medicine* 175, no. 2 (Feb. 2015): 245.

Reichert, T. A., N. Sugaya, D. S. Fedson, W. P. Glezen, L. Simonsen, and M. Tashiro. "The Japanese Experience with Vaccinating Schoolchildren Against Influenza." *New England Journal of Medicine* 344, no. 12 (2001): 889–96.

Ring, D. C., J. H. Herndon, and G. S. Meyer. "Case Records of the Massachusetts General Hospital: Case 34-2010: A 65-Year-Old Woman with an Incorrect Operation on the Left Hand." *New England Journal of Medicine* 363, no. 20 (2010): 1950–57.

Ringh, M., et al. "Mobile-Phone Dispatch of Laypersons for CPR in Out-of-Hospital Cardiac Arrest." *New England Journal of Medicine* 372, no. 24 (2015): 2316–25.

Rizo, C. A. "What's a Good Doctor and How Do You Make One?" *BMJ* 325, no. 7366 (2002): 711–11.

Rodwin, B. A., V. P. Bilan, N. B. Merchant, C. G. Steffens, A. A. Grimshaw, L. A. Bastian, and C. G. Gunderson. "Rate of Preventable Mortality in Hospitalized Patients: A Systematic Review and Meta-analysis." *Journal of General Internal Medicine* 35 (July 2020): 2099–106.

Roethlisberger, F. J., and W. J. Dickson. *Management and the Worker: An Account of a Research Program Conducted by the Western Electric Company, Hawthorne Works, Chicago.* With H. A. Wright. Cambridge, Mass.: Harvard University Press, 1939.

Root, A., J. P. Brown, H. J. Forbes, K. Bhaskaran, J. Hayes, L. Smeeth, and I. J. Douglas. "Association of Relative Age in the School Year with Diagnosis of Intellectual Disability, Attention-Deficit/Hyperactivity Disorder, and Depression." *JAMA Pediatrics* 173 (2019).

Rosenbaum, L. "The Less-Is-More Crusade—Are We Overmedicalizing or Oversimplifying?" *New England Journal of Medicine* 377, no. 24 (2017): 2392–97.

———. "Reassessing Quality Assessment—the Flawed System for Fixing a Flawed System." *New England Journal of Medicine* 386, no. 17 (2022): 1663–67.

Rosenberg, E. S., et al. "Association of Treatment with Hydroxychloroquine or Azithromycin with In-Hospital Mortality in Patients with COVID-19 in New York State." *JAMA* 323, no. 24 (2020): 2493.

Roter, D. L., J. A. Hall, and Y. Aoki. "Physician Gender Effects in Medical Communication." *JAMA* 288, no. 6 (2002): 756.

Roter, D. L., M. Lipkin Jr., and A. Korsgaard. "Sex Differences in Patients' and Physicians' Communication During Primary Care Medical Visits." *Medical Care* 29, no. 11 (Nov. 1991): 1083–93.

Rui, P., and K. Kang. *National Hospital Ambulatory Medical Care Survey: 2017 Emergency Department Summary Tables.* National Center for Health Statistics, Centers for Disease Control and Prevention, U.S. Department of Health and Human Services.

Saha, S., and M. C. Beach. "Impact of Physician Race on Patient Decision-Making and Ratings of Physicians: A Randomized Experiment Using Video Vignettes." *Journal of General Internal Medicine* 35, no. 4 (2020): 1084–91.

Salles, A., M. Awad, L. Goldin, K. Krus, J. V. Lee, M. T. Schwabe, and C. K. Lai. "Estimating Implicit and Explicit Gender Bias Among Health Care Professionals and Surgeons." *JAMA Network Open* 2, no. 7 (2019): e196545.

Samuel, L. "Patients Fare Worse with Older Doctors, Study Finds." *Stat,* May 16, 2017.

Sanghavi, P., A. B. Jena, J. P. Newhouse, and A. M. Zaslavsky. "Outcomes After Out-of-Hospital Cardiac Arrest Treated by Basic vs. Advanced Life Support." *JAMA Internal Medicine* 175, no. 2 (Feb. 2015): 196–204.

———. "Outcomes of Basic Versus Advanced Life Support for Out-of-Hospital Medical Emergencies." *Annals of Internal Medicine* 163, no. 9 (2015): 681–90.

Sarsons, H. "Interpreting Signals in the Labor Market: Evidence from Medical Referrals." Working paper, Nov. 28, 2017.

Sasson, C., D. J. Magid, P. Chan, E. D. Root, B. F. McNally, A. L. Kellermann, J. S. Haukoos, and CARES Surveillance Group. "Association of Neighborhood Characteristics with Bystander-Initiated CPR." *New England Journal of Medicine* 367, no. 17 (2012): 1607–15.

Schmidt, H. G., and R. M. Rikers. "How Expertise Develops in Medicine: Knowledge Encapsulation and Illness Script Formation." *Medical Education* 41, no. 12 (Dec. 2007): 1133–39.

Schneider, E. C., A. Shah, M. M. Doty, R. Tikkanen, K. Fields, and R. D. Williams II. *Mirror, Mirror 2021: Reflecting Poorly: Health Care in the U.S. Compared to Other High-Income Countries.* Commonwealth Fund (2021).

Schoenberg, S. "Look Inside the Security Headquarters for the 2019 Boston Marathon." *MassLive,* April 15, 2019.

Self, W. H., et al. "Effect of Hydroxychloroquine on Clinical Status at 14 Days in Hospitalized Patients with COVID-19." *JAMA* 324, no. 21 (2020): 2165.

Senate Homeland Security and Governmental Affairs Committee. "Medical Response to COVID-19." C-SPAN, Dec. 8, 2020.

Shahian, D. M., et al. "Predictors of Long-Term Survival After Coronary Artery Bypass Grafting Surgery: Results from the Society of Thoracic Surgeons Adult Cardiac Surgery Database (the ASCERT Study)." *Circulation* 125, no. 12 (2012): 1491–500.

Shapiro, R. A., and T. Berland. "Noise in the Operating Room." *New England Journal of Medicine* 287, no. 24 (1972): 1236–38.

Shen, M. J., E. B. Peterson, R. Costas-Muñiz, M. H. Hernandez, S. T. Jewell, K. Matsoukas, and C. L. Bylund. "The Effects of Race and Racial Concordance on Patient-Physician Communication: A Systematic Review of the Literature." *Journal of Racial and Ethnic Health Disparities* 5, no. 1 (2018): 117–40.

Shi, Z., M. L. Barnett, A. B. Jena, K. N. Ray, K. P. Fox, and A. Mehrotra. "Association of a Clinician's Antibiotic-Prescribing Rate with Patients' Future Likelihood of Seeking Care and Receipt of Antibiotics." *Clinical Infectious Diseases* 73, no. 7 (2021): e1672—e79.

Siemieniuk, R. A. C., et al. "Drug Treatments for Covid-19: Living Systematic Review and Network Meta-analysis." *BMJ* 370 (2020): m2980.

Singh, M. "Heuristics in the Delivery Room." *Science* 374, no. 6565 (2021): 324–29.

Skipper, C. P., et al. "Hydroxychloroquine in Nonhospitalized Adults with Early COVID-19: A Randomized Trial." *Annals of Internal Medicine* 173, no. 8 (2020): 623–31.

Slater, P. E., and P. Ever-Hadani. "Mortality in Jerusalem During the 1983 Doctors' Strike." *Lancet* 322, no. 8362 (1983): 1306.

Smith, A. W., et al. "U.S. Primary Care Physicians' Diet-, Physical Activity—, and Weight-Related Care of Adult Patients." *American Journal of Preventive Medicine* 41, no. 1 (July 2011): 33–42.

Snow, J. *On the Mode of Communication of Cholera.* London: John Churchill, 1855.

Stamp, N. "I'm a Female Surgeon. I Feel Uncomfortable Telling Girls They Can Be One, Too." *Washington Post,* July 29, 2019.

Stevens, J. P., D. J. Nyweide, S. Maresh, L. A. Hatfield, M. D. Howell, and B. E. Landon. "Comparison of Hospital Resource Use and Outcomes Among Hospitalists, Primary Care Physicians, and Other Generalists." *JAMA Internal Medicine* 177, no. 12 (2017): 1781.

Stiegler, M. P., J. P. Neelankavil, C. Canales, and A. Dhillon. "Cognitive Errors Detected in Anaesthesiology: A Literature Review and Pilot Study." *British Journal of Anaesthesia* 108, no. 2 (Feb. 2012): 229–35.

Stucky, C. H., and M. J. De Jong. "Surgical Team Familiarity: An Integrative Review." *AORN Journal* 113, no. 1 (2021): 64–75.

Swamy, L., C. Worsham, M. J. Bialas, C. Wertz, D. Thornton, A. Breu, and M. Ronan. "The 60-Minute Root Cause Analysis: A Workshop to Engage Interdisciplinary Clinicians in Quality Improvement." *MedEdPORTAL,* Feb. 15, 2018, 10685.

Tapper, E. B. "Doctors on Display: The Evolution of Television's Doctors." *Baylor University Medical Center Proceedings* 23, no. 4 (2010): 393–99.

Temel, J. S., et al. "Early Palliative Care for Patients with Metastatic Non-small-cell Lung Cancer." *New England Journal of Medicine* 363, no. 8 (2010): 733–42.

Thaler, R. H., and C. R. Sunstein. *Nudge: Improving Decisions About Health, Wealth, and Happiness*. New Haven, Conn.: Yale University Press, 2008.
Thomas, M., and V. Morwitz. "Penny Wise and Pound Foolish: The Left-Digit Effect in Price Cognition." *Journal of Consumer Research* 32, no. 1 (2005): 54–64.
Thompson, A. H., R. H. Barnsley, and R. J. Dyck. "A New Factor in Youth Suicide: The Relative Age Effect." *Canadian Journal of Psychiatry* 44, no. 1 (1998): 82–85.
Thompson, A. H., R. H. Barnsley, and G. Stebelsky. " 'Born to Play Ball': The Relative Age Effect and Major League Baseball." *Sociology of Sport Journal* 8, no. 2 (1991): 146–51.
Towers, S., and Z. Feng. "Social Contact Patterns and Control Strategies for Influenza in the Elderly." *Mathematical Biosciences* 240, no. 2 (Dec. 2012): 241–49.
Treisman, R. " 'A Disaster Within a Disaster': Carbon Monoxide Poisoning Cases Are Surging in Texas." NPR, Feb. 18, 2021.
Trump, D. "Remarks by President Trump in a Meeting with U.S. Tech Workers and Signing of an Executive Order on Hiring American." Aug. 3, 2020. U.S. National Archives.
Tsugawa, Y., D. M. Blumenthal, A. K. Jha, E. J. Orav, and A. B. Jena. "Association Between Physician *U.S. News & World Report* Medical School Ranking and Patient Outcomes and Costs of Care: Observational Study." *BMJ* 362 (2018): k3640.
Tsugawa, Y., A. B. Jena, J. F. Figueroa, E. J. Orav, D. M. Blumenthal, and A. K. Jha. "Comparison of Hospital Mortality and Readmission Rates for Medicare Patients Treated by Male vs. Female Physicians." *JAMA Internal Medicine* 177, no. 2 (2017): 206–13.
Tsugawa, Y., A. B. Jena, E. J. Orav, D. M. Blumenthal, T. C. Tsai, W. T. Mehtsun, and A. K. Jha. "Age and Sex of Surgeons and Mortality of Older Surgical Patients: Observational Study." *BMJ* 361 (2018): k1343.
Tsugawa, Y., A. B. Jena, E. J. Orav, and A. K. Jha. "Quality of Care Delivered by General Internists in US Hospitals Who Graduated from Foreign Versus US Medical Schools: Observational Study." *BMJ* 356 (2017): j273.
Tsugawa, Y., J. P. Newhouse, A. M. Zaslavsky, D. M. Blumenthal, and A. B. Jena. "Physician Age and Outcomes in Elderly Patients in Hospital in the US: Observational Study." *BMJ* 357 (2017): j1797.
Tversky, A., and D. Kahneman. "Availability: A Heuristic for Judging Frequency and Probability." *Cognitive Psychology* 5, no. 2 (1973): 207–32.
———. "Judgment Under Uncertainty: Heuristics and Biases." *Science* 185, no. 4157 (1974): 1124–31.
Ulbricht, A., J. Fernandez-Fernandez, A. Mendez-Villanueva, and A. Ferrauti. "The Relative Age Effect and Physical Fitness Characteristics in German Male Tennis Players." *Journal of Sports Science and Medicine* 14, no. 3 (Sept. 2015): 634–42.
Umscheid, C. A., J. Betesh, C. VanZandbergen, A. Hanish, G. Tait, M. E. Mikkelsen, B. French, and B. D. Fuchs. "Development, Implementation, and Impact of an Automated Early Warning and Response System for Sepsis." *Journal of Hospital Medicine* 10, no. 1 (Jan. 2015): 26–31.
U.S. News & World Report. "Methodology: 2023 Best Medical Schools Rankings." March 28, 2022.
U.S. Preventive Services Task Force. "Screening for Colorectal Cancer: US Preventive Services Task Force Recommendation Statement." *JAMA* 325, no. 19 (2021): 1965–77.
———. "Screening for Lung Cancer: US Preventive Services Task Force Recommendation Statement." *JAMA* 325, no. 10 (2021): 962–70.
Venkataramani, A. S., M. Gandhavadi, and A. B. Jena. "Association Between Playing American Football in the National Football League and Long-Term Mortality." *JAMA* 319, no. 8 (2018): 800–806.
Viglianti, E. M., A. L. Oliverio, and L. M. Meeks. "Sexual Harassment and Abuse: When the Patient Is the Perpetrator." *Lancet* 392, no. 10145 (2018): 368–70.
Vincent, M. J., E. Bergeron, S. Benjannet, B. R. Erickson, P. E. Rollin, T. G. Ksiazek, N. G. Seidah, and S. T. Nichol. "Chloroquine Is a Potent Inhibitor of SARS Coronavirus Infection and Spread." *Virology Journal* 2, no. 1 (2005): 69.
Wallace, J., P. Goldsmith-Pinkham, and J. Schwartz. "Excess Death Rates for Republicans and Democrats During the COVID-19 Pandemic." National Bureau of Economic Research, Working Paper 30512, Sept. 2022.
Wallis, C. J. D., et al. "Association of Surgeon-Patient Sex Concordance with Postoperative Outcomes." *JAMA Surgery* 157, no. 2 (2022): 146.
Wallis, C. J. D., B. Ravi, N. Coburn, R. K. Nam, A. S. Detsky, and R. Satkunasivam. "Comparison of Postoperative Outcomes Among Patients Treated by Male and Female Surgeons: A Population Based Matched Cohort Study." *BMJ* 359 (2017): j4366.

Viglianti, E. M., A. L. Oliverio, and L. M. Meeks. "Sexual Harassment and Abuse: When the Patient Is the Perpetrator." *Lancet* 392, no. 10145 (2018): 368–70.

Vincent, M. J., E. Bergeron, S. Benjannet, B. R. Erickson, P. E. Rollin, T. G. Ksiazek, N. G. Seidah, and S. T. Nichol. "Chloroquine Is a Potent Inhibitor of SARS Coronavirus Infection and Spread." *Virology Journal* 2, no. 1 (2005): 69.

Wallace, J., P. Goldsmith-Pinkham, and J. Schwartz. "Excess Death Rates for Republicans and Democrats During the COVID-19 Pandemic." National Bureau of Economic Research, Working Paper 30512, Sept. 2022.

Wallis, C. J. D., et al. "Association of Surgeon-Patient Sex Concordance with Postoperative Outcomes." *JAMA Surgery* 157, no. 2 (2022): 146.

Wallis, C. J. D., B. Ravi, N. Coburn, R. K. Nam, A. S. Detsky, and R. Satkunasivam. "Comparison of Postoperative Outcomes Among Patients Treated by Male and Female Surgeons: A Population Based Matched Cohort Study." *BMJ* 359 (2017): j4366.

Whaley, C. M., J. Cantor, M. Pera, and A. B. Jena. "Assessing the Association Between Social Gatherings and COVID-19 Risk Using Birthdays." *JAMA Internal Medicine* 181, no. 8 (2021): 1090.

Whaley, C. M., T. Koo, V. M. Arora, I. Ganguli, N. Gross, and A. B. Jena. "Female Physicians Earn an Estimated $2 Million Less Than Male Physicians over a Simulated 40-Year Career." *Health Affairs* 40, no. 12 (Dec. 2021): 1856–64.

Wickström, G., and T. Bendix. "Commentary." *Scandinavian Journal of Work, Environment, and Health* 26, no. 4 (2000): 363–67.

Williamson, T. "The Goals of Care—Is There a (Black) Doctor in the House?" *New England Journal of Medicine* 383, no. 6 (2020): e43.

Wolraich, M. L., et al. "Clinical Practice Guideline for the Diagnosis, Evaluation, and Treatment of Attention-Deficit/Hyperactivity Disorder in Children and Adolescents." *Pediatrics* 144, no. 4 (Oct. 2019): e20192528.

Worsham, C. M., and A. B. Jena. "The 'Successful Failures' of Apollo 13 and Covid-19 Vaccination." *Stat,* April 11, 2022.

Worsham, C. M., J. Woo, and A. B. Jena. "Birth Month and Influenza Vaccination in Children." *New England Journal of Medicine* 383, no. 2 (2020): 184–85.

Worsham, C. M., J. Woo, A. B. Jena, and M. L. Barnett. "Adverse Events and Emergency Department Opioid Prescriptions in Adolescents." *Health Affairs* 40, no. 6 (June 2021): 970–78.

Worsham, C. M., J. Woo, M. J. Kearney, C. F. Bray, and A. B. Jena. "Carbon Monoxide Poisoning During Major U.S. Power Outages." *New England Journal of Medicine* 386, no. 2 (2022): 191–92.

Worsham, C. M., J. Woo, A. Zimerman, C. F. Bray, and A. B. Jena. "Association of Maternal Cervical Disease with Human Papillomavirus Vaccination Among Offspring." *JAMA Network Open* 4, no. 12 (2021): e2134566.

Zimerman, A., C. M. Worsham, J. Woo, and A. B. Jena. "The Need for Speed: Observational Study of Physician Driving Behaviors." *BMJ* 367 (2019): l6354.